認定資格取得のための
腹腔鏡下 S状結腸切除術 徹底レクチャー

編著 伊藤雅昭

金原出版株式会社

序文

　手術は技術である。したがって外科医は技術を生業とする職業である。ゆえに外科医は技術を磨かなければいい仕事ができない。しかし僕らが使うことのできる武器は限られている。すなわち右手と左手のみである。過去に手術の匠といわれてきた諸先輩方の手術においてもこの事実が揺らぐことはない。外科医は自らの2本の手を最も効果的に用いることにより最良の手術を創造してきたのだ。

　先人たちが切磋琢磨した手術の歴史は疑いようもなく尊敬すべきものであるが、塗り替えられる運命にある。ダーウィンの「種の保存」にあるように「変化する種のみが生き残ることができる」というある原理にあらがうことはできない。アドラーによればわれわれは日々、現状の性格を変えないように知らずのうちに振る舞っている。自分を守るための潜在的行為であり、変化をよしとしない保守性が備わっている。このような人間の性質はあるものの実は自分の性格を変えることはむずかしい作業ではないらしい。

　1908年のマイルスの手術に始まり、肛門を残すために肛門の外に腸管を引き出すチャレンジをしたプルスルー手術、器械を用いて吻合をつくるDST手技、括約筋へメスを切り込んだISR、昨今の内視鏡手術…、新しいことを始めた先人は例外なく困難に立ち向かっていった人々である。そして変化を恐れない人たちともいえる。

　変化を起こすためには準備が必要である。外科医は技術を基盤に成り立つ生業であるがゆえに、基盤的外科技術を身に付けた人だけが次の変化を求める権利を持つことができる。すなわち外科医にとって外科技術を習得することは「行わなければならない」ことであり、であれば効果的に短時間で習得したほうがよい。そのためには、僕らが20年以上かけて身に付けたものを、次世代にはもっと短い時間で伝えるべきであると思う。

　僕らが長い時間をかけて身に付けたものを短時間で技術伝播できたとしたら、次の世代は残りの時間を使って、新しい変化を起こすための時間に使うことができる。

　しかしもう一つ重要なことは変化を起こすには「きっかけ」が必要であるということ。

　僕は最近大阪での夜の会議に出席するためにボーイング787に乗った。ボーイング787は最近の飛行機である。この機体は窓に手動式の日除けがない。電子カーテンといってボタン式に窓の色が透明色から青色に変化し日光が遮られる斬新な仕組みである。

　そのフライトで隣に座ったのは幼稚園に入園したくらいの男の子だった。羽田から伊丹空港に至るまで絵本を見ながらおとなしく座っていた。

　伊丹空港に着陸し、機内から出ようとしていたところ、僕は窓の色を元に戻すのを忘れていた。

　その時、隣に座った男の子がお母さんに質問をしている声が聞こえた。

　「お母さん、この窓だけ青いよ…、なんでだろう…」

　お母さんはおそらくボーイング787に乗ったことがなかったのだろう。子どもの質問に答えることができないようであった。僕はある種の勇気をもって（といってもそこまでの勇気を奮い起こさなくても大丈夫なくらい僕は年齢を重ねていたようであるが…）子どもに電子カーテンについて話しかけた。

　「これはね、こうすると窓の色が戻るんだよ」

　僕は彼に見せるようにボタンを押した。電子カーテンは解除され、そのうちに青い窓の色は徐々に透明な元のガラスの色に戻っていった。やがてその窓から夕日が再び差し込むようになり、子どもの顔をオレンジ色に映し出した。その彼の顔を見たとき僕は驚いた。こういう種類の表情をしばらく見ていなかった気が

Prologue

した．その子は目を輝かせて僕の顔を恍惚とした表情で見入っていたのである．まるで僕が魔法使いのおじさんであるかのように．

時を同じく，彼のお母さんも「ほんまや…」とつぶやいた．

時を経て40年後——．

新しいボーイング機が開発され，機内の壁面はすべてガラス式になった．日光もすべてワンタッチで遮る新しい技術革新が生まれた．

この開発者は語った．

この発想を生んだ原点は，40年前の魔法使いのおじさんであると．小さいころ見たボーイング787の電子カーテンにびっくりしたあの少年の目の輝きは，40年後の新しい時代の扉を開いた．

後半は僕の妄想である．

ただ，本書を書き終えるに当たりなぜか思い出すエピソードであった．人を変えるきっかけはどこに転がっているかわからない．

本書に書かれていることは腹腔鏡下S状結腸切除術を行うために今僕の頭にあるすべてであるといえる．まったく出し惜しみがないといえる（だろう）．ちょっと出し惜しみしようと勉強会で提案したところレジデントの先生に怒られたりもしたくらいである．僕たちらしくないと．

しかし，逆に言うと僕らの頭の中にあるものがこんなものかと思われるかもしれない．そういう評価がなされたとしたら少しショックではあるが，立ち直って次のチャレンジに進めるだけの予備力はまだある気がする．

本書を世の中に出すに当たり，一番感謝したいのは国立がん研究センター東病院大腸外科の若い医師たちである．多くの時間をこの本のために費やしたと思うが，これも内視鏡手術が上手になるための頭のトレーニングの一環だと後で思い知る，かもしれません．

この企画を売り込み，実現させた西澤祐吏先生をはじめとし，レジデントのリーダーとして下の面倒もみながら僕の時に無謀なリクエストにこたえ続けてくれた横田満先生，合志健一先生，塚田祐一郎先生たちがいなかったら本書の完成はなかったと思う．東病院のこの勉強会の黎明期をともに過ごしたレジデント卒業生たちの功績も忘れることはないでしょう．また，退官間際の忙しい中で「あとがき」の労を引き受けてくださった我が師匠であり，人間国宝（とわれわれの中で呼ばれている）の齋藤典男先生にも心からお礼を申し上げます．40年にわたる外科医人生，お疲れ様でした．

そして僕の無精を大きい心で許してくださり，多くのサポートや応援をいただいた金原出版の鈴木大輔さん，たくさんの時間をかけて編集に携わっていただいた佐藤嘉宏さん，土壇場での連日のビデオ編集にいやな顔一つせずお付き合いくださった増田泰史さん，本当にありがとうございました．鈴木さんがいつも言ってくださった，「本当にすばらしい本になります！ 楽しみです」という予言が現実になりますように．

そして最後になりますが，20年前にこの本を書くための「きっかけ」を僕に与えてくださった，手術の師匠であり，友人でもある小野正人先生に心よりお礼を申し上げます．

「あなたからかけられた魔法は，今でも僕らの中で生き続けています」

いつもより激しい黄砂のため曇り空しか見えなかったこの旅で初めて，淡いけど確かに青い空を機内の窓から見つけた瞬間にこの序文を書き終える．

2015年3月28日
離陸直前の北京空港の機内にて

伊藤雅昭

執筆者一覧

編集

伊藤雅昭

執筆者

伊藤雅昭	国立がん研究センター東病院大腸外科 科長
西澤祐吏	国立がん研究センター東病院大腸外科 医員
横田　満	国立がん研究センター東病院大腸外科
合志健一	同
塚田祐一郎	同
野口慶太	同
池田公治	同
柵山尚紀	同
松永理絵	同
岡田晃一郎	同
三浦奈緒子	同
榎本剛史	筑波大学消化器外科　講師

目次

序文 … 003
執筆者一覧 … 005
本書の読み方 … 009
付録DVDの使い方 … 010

Outline
総論

内視鏡手術の学び方・教え方 … 011

Lecture 01　内視鏡外科教育序論 … 012
- Section 01 ● 内視鏡手術との出会い … 012
- Section 02 ● 自分の足りないところをみんなに伝える … 013
- Section 03 ● 外科手術に必要な2つのキーワード … 014
- Section 04 ● Learning curveについて … 015
- Section 05 ● 外科医には2種類のタイプがある … 016

Lecture 02　内視鏡手術という作業を分解する … 017
- Section 01 ● 内視鏡手術は映画である … 017
- Section 02 ● なぜ手術を分解すべきなのか … 018
- Section 03 ● 内視鏡手術で行われている手術操作は2つに分解される。それはexposure（視野展開）とdissection（剥離）である … 018

Lecture 03　いかに視野をつくるか How to expose … 020
- Section 01 ● 視野展開方法の大原則 … 020
- Section 02 ● 3次元視野展開方法（3D traction）を行うための3原則 … 022

Lecture 04　いかに剥離するか How to dissection … 023
- Section 01 ● 剥離手技における2つのタイプ … 023
- Section 02 ● 2種類の基本剥離方法とデバイス選択 … 023
- Section 03 ● two-hand methodとone-hand method, point dissectionとlinear dissection, sharp dissectionとblunt dissection, 電気メスとLCSの関係性について … 025
- Section 04 ● 剥離手技における左手と右手の役割の違い … 025
- Section 05 ● 血管処理における留意点 … 027

Lecture 05　カウンタートラクションとoff the ground 術者の右手が「切り続ける」ために必要な2つの基本テクニック … 028
- Section 01 ● カウンタートラクションは剥離手技で最も重要な要素 … 028
- Section 02 ● 意識してほしい重要手技off the ground … 033

Lecture 06　内視鏡手術をいかに教えるか，教わるか ……………………………………… 034
- Section 01 ● 若手医師に必要とされる内視鏡手術トレーニングとは …………………… 034
- Section 02 ● 内視鏡手術を伝える作業 …………………………………………………… 035
- Section 03 ● 内視鏡手術がうまくなるための心得 ………………………………………… 036
- Section 04 ● 同じモニターを全員で見ながら手術するということ …………………………… 038

Column　伊藤塾教育論「どのようにして技術認定医を取得したか」
入塾前後のビフォー＆アフター ……………………………………………………… 039

Detail
各 論

「作業分解」手法によるS状結腸切除術の基本手技 ……………………………………………… 043

Scene 01　手術が開始できる術野の展開 …………………………………………………… 044
- Cut 01 ● 体側支持器を用いた体位セッティング ……………………………………… 044
- Cut 02 ● セッティング ………………………………………………………………… 046
- Cut 03 ● ポート挿入 …………………………………………………………………… 048
- Cut 04 ● 小腸の排除 …………………………………………………………………… 052
- Cut 05 ● 脾彎曲部の授動 ……………………………………………………………… 055

Scene 02　直腸後腔に入る ………………………………………………………………… 060
- Cut 01 ● 腸間膜を展開する …………………………………………………………… 060
- Cut 02 ● 腸間膜を切開する …………………………………………………………… 062
- Cut 03 ● 直腸固有筋膜を同定する …………………………………………………… 064
- Cut 04 ● 直腸固有筋膜に沿って剥離する（ME：mesorectal excision）………… 065

Scene 03　IMA処理前の内側アプローチ ………………………………………………… 068
- Cut 01 ● 直腸固有筋膜に沿った剥離を頭側に連続させる ………………………… 068
- Cut 02 ● SRAを露出しながらIMA根部に向かって
下腹神経前筋膜を背側に剥離する ………………………………………… 070
- Cut 03 ● 上方郭清の頭側のラインを決める ………………………………………… 072
- Cut 04 ● IMV背側で腎前筋膜腹側の層を同定する ………………………………… 074
- Cut 05 ● 腰内臓神経のIMAへの枝（結腸枝）を処理する …………………………… 076

Scene 04　血管処理 …………………………………………………………………………… 078
- Cut 01 ● IMA根部の血管処理 ………………………………………………………… 078
- Cut 02 ● LCA/IMVの血管処理 ………………………………………………………… 083
- Cut 03 ● LCAを温存する際の血管処理 ……………………………………………… 085

Contents

Scene 05 IMA処理後の内側アプローチ ……………………………………………… 088
- **Cut 01** ● IMA周囲の左腰内臓神経の枝（結腸枝）を適切な位置で処理する ………… 088
- **Cut 02** ● IMV背側において腎前筋膜を広く露出する …………………………… 090
- **Cut 03** ● SD junction付近を内側から剥離する ………………………………… 092
- **Cut 04** ● 内側アプローチで剥離したスペースにガーゼを入れ，外側アプローチへ ……… 095

Scene 06 外側アプローチ …………………………………………………………… 096
- **Cut 01** ● SDJより口側で下行結腸外側のMonk's white lineを脾彎曲に向けて切開する … 096
- **Cut 02** ● 腎前筋膜から下行結腸を授動し，内側アプローチの層と交通させる …………… 098
- **Cut 03** ● SDJ付近の生理的癒着を剥離する ……………………………………… 102

Scene 07 直腸周囲剥離 ……………………………………………………………… 104
- **Cut 01** ● 直腸を頭側やや右側に引き出して左側腹膜を切開する ……………………… 104
- **Cut 02** ● 直腸の牽引を強め，クモの巣状の層を広げ，直腸固有筋膜に沿って切離する …… 106

Scene 08 直腸腸間膜処理 …………………………………………………………… 108
- **Cut 01** ● 腸間膜処理の位置決め …………………………………………………… 108
- **Cut 02** ● 直腸右側の処理（立たせて可能な場合） ………………………………… 109
- **Cut 03** ● 直腸後壁の処理（立たせて可能な場合） ………………………………… 111
- **Cut 04** ● 直腸左側の処理（立たせて可能な場合） ………………………………… 112
- **Cut 05** ● 寝かせて処理する場合の左右側壁処理（直腸下部，腫瘍が大きいとき） ……… 114
- **Cut 06** ● 寝かせて処理する場合の後壁処理 ……………………………………… 116

Scene 09 切離・吻合 ………………………………………………………………… 118
- **Cut 01** ● 肛門側直腸を切離する（切離部位が高い場合） …………………………… 118
- **Cut 01** ● 肛門側直腸を切離する（切離部位が低い場合） …………………………… 122
- **Cut 02** ● 口側結腸を切離する …………………………………………………… 126
- **Cut 03** ● 吻合 ………………………………………………………………… 128

Scene 10 ドレーン挿入から閉創まで ………………………………………………… 132
- **Cut 01** ● ドレーンを留置する …………………………………………………… 132
- **Cut 02** ● 整腸する ……………………………………………………………… 134
- **Cut 03** ● ポートを抜去する ……………………………………………………… 135
- **Cut 04** ● 閉創する ……………………………………………………………… 136

索引 ……………………………………………………………………………………… 138
あとがき ………………………………………………………………………………… 143

編集協力 ……………………… 佐藤嘉宏
装丁／本文デザイン ………… 蠣崎 愛

本書の読み方

　本書は，日本内視鏡外科学会技術認定（消化器・一般外科領域）の取得を目的に，腹腔鏡下S状結腸切除の手技を解説したもので，総論と各論からなります。
　とくに手技をステップ・バイ・ステップ方式で詳述している各論は，次の項目に沿って構成されています。

本書付録DVDに収録されているビデオのうち，各Sceneに関連したチャプター名とチャプター番号を表しています。

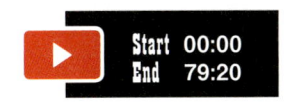

各Cutに相当するカットの開始時間（Start）と終了時間（End）を示しています。

Exposure　視野展開プロセスに関する手技です。

Dissection　郭清プロセスに関する手技です。

Check Point　手技の節目節目で確認しておきたいチェックポイントです。この内容を逐次確認した後，次のプロセスへ進んでください。

Pitfall　思わぬ落とし穴，看過すると招きかねない危険について，ピットフォールとして注意を喚起するとともに，その対処方法を説明しています。

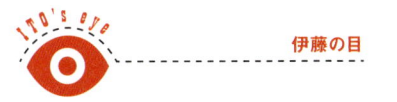

伊藤の目　スキルアップのために習得しておきたいコツ，より専門性と知見を深めるのに役立つ情報などを解説しています。

付録DVDの使い方

付録DVDには，国立がん研究センター東病院大腸外科で行われたS状結腸切除術を撮影した映像がDVDビデオ形式で収録されています（音声・BGMはありません）。閲覧するには，DVDビデオ対応プレイヤーまたはDVDビデオを再生できるパソコンが必要です。

収録されたソフトウェア・データ等はすべて著作権上の保護を受けています。収録されたソフトウェア・データ等を使用したことによるいかなる損害に対しても当社ならびに著作権者は一切の責任を負いかねます。操作方法の詳細については，ご使用になるDVDプレイヤーなどの取扱説明書をご覧ください。

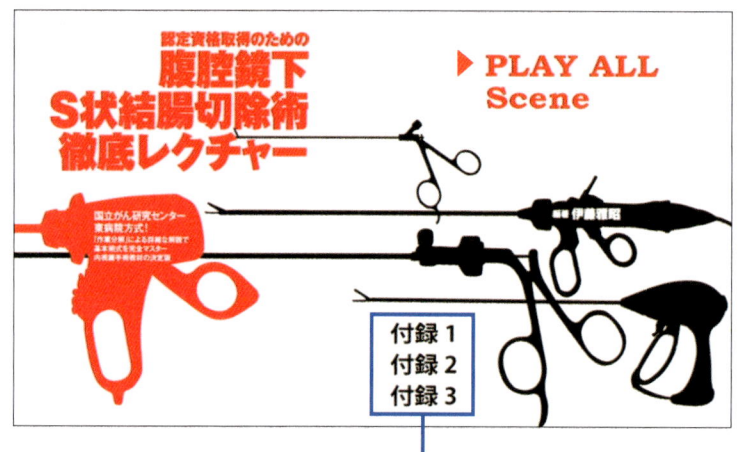

Lecture 04「いかに剥離するか」で例示している手術手技を閲覧できます

メインメニュー画面

① DVDプレイヤーのリモコンのメニューボタンを押すと，図のようなメインメニュー画面を呼び出すことができます。
② 方向（▲▼◀▶）ボタンで選択したい項目を選び，エンター（選択）ボタンを押すと項目が選択されます。
③「PLAY ALL」を選ぶと手術手技の全編を通して閲覧できます。

チャプター画面

① メインメニュー画面の「Scene」項目を選ぶとチャプター画面が表示されます。
② チャプターを方向（▲▼◀▶）ボタンで選び，エンター（選択）ボタンを押すと，任意のSceneの手術手技を閲覧できます。

Outline

総論

内視鏡手術の学び方・教え方

普及著しい内視鏡手術だが，その一方で安全かつ適切な手術を施行する技術や指導に関する標準的メソッドが今ほど望まれていることに異論はないであろう。この総論では，内視鏡手術手技の技術をいかに伝え，いかに教わるべきかをまとめた。

Lecture 01

内視鏡外科
教育序論

外科医歴20年を超える筆者（伊藤）が内視鏡手術に出会った当初，今ほど普及するとは予想だにしなかった。その筆者が内視鏡手術に本格的に取り組み，国立がん研究センター東病院での5年以上に及ぶ勉強会を通じて，「自分を知り，そして他人を知ること」を基本目標に技術を言葉に落とし込む作業を行った動機と背景を述べる。

Section

❶ 内視鏡手術との出会い
❷ 自分の足りないところをみんなに伝える
❸ 外科手術に必要な2つのキーワード
❹ Learning curveについて
❺ 外科医には2種類のタイプがある

Section 01

内視鏡手術との出会い

　筆者（伊藤）は外科医として20年を超える歳月を過ごしてきた。その後半は内視鏡外科に深く携わることになった。初めて内視鏡外科に出会ったのは外科医2年目のことである。一般病院で腹腔鏡下胆嚢摘出術を数例行わせていただいた。開腹手術の経験もままならない当時，手術が開腹で行われようが腹腔鏡下で行われようが大きな問題ではなかった。患者さんの傷の大きさを気にすることよりも，とにかく手術症例を1例でも多く経験できることで頭の中が占められていた。

　翌年，国立がん研究センター東病院のレジデントとして入職した年に初めて腹腔鏡下大腸切除術に出会うことになる。最初の印象で「これは普及しないな…」と思った。手術時間が開腹手術の2倍くらいかかり，手術の精度も高いわけではない当時の状況においては仕方のないことかもしれない。レジデント時代に自分が執刀した内視鏡手術は2例のみであった。

　東病院にスタッフとして戻った当時も内視鏡手術の仕事をしようという思いが強いわけではなかった。しかし，もともと青春時代の多くの時間をゲームセンターで過ごした経験が，内視鏡手術をその後行っていくに当たり，まったく抵抗感がなかったことには生かされたようである。

　筆者にとって内視鏡手術にシフトしたふとしたきっかけがある。それは大学病院時代の敬愛する先輩から学会での内視鏡手術のビデオをほめられたことである。そんな些細なことではあるが，筆者にとっては大きなきっかけとなった。ほめられて育つ人種であったことも幸いしし，自分は内視鏡手術に向いていると錯覚した。豚もおだてりゃ木に登るという言葉もあるが，豚のような筆者は内視鏡手術という木登りを始めたのである。しかし，その後の木登りは順風満帆とはいえなかった。

　当院は結腸癌よりも直腸癌症例が多いという特徴がある。ISRという手術の総本山としての役割を果たしていくに当たり，どうしても下部直腸癌という困難症例を多くの対象とせざるをえなかった。2003年より腹腔鏡下ISRをはじめ，2004年に日本癌治療学会のシンポジウムに4例の症例報告をしたことを思い出す。当時は8～9時間かけて1L近くの出血量を経験しながらの症例であったが，筆者のbest videoを発表した。座長の先生からは「長時間手術，お疲れ様」と一蹴された。

　今でもたまにこのビデオを振り返ることがあるが，ある意味筆者の原点である。右手鉗子でやや乱暴に大きなストロークでblunt dissectionが行われている。当時の筆者は肛門管剥離をカウンタートラクションの下で行うことができるとは思わなかった。

Section 02
自分の足りないところをみんなに伝える

　筆者は一度，日本内視鏡外科学会の技術認定医試験に落ちた経験がある。2006年度，もはや10年近くさかのぼることではあるが，かなりショックを受けた出来事ではあった。

　当時すでに企業などの腹腔鏡下大腸癌手術の技術講習会の講師を務め始めていたので，このことは自分の技術と向き合うことを余儀なくされた私的大事件でもあった。そのときのコメントは**図1**のごとくである。

　当時を振り返ると，正直納得いかないコメントであると感じた。技術認定試験なんてくそくらえと半ばやさぐれ，もう受験なんかしないと吹聴した。

　しかし現在そのビデオを見返すと，重要な現実がそこにある。まさにlearning curveの途中ともいうべき未熟な視野展開方法，カメラワーク，乱暴な鉗子操作にストロークの大きい剥離操作…。すでに十分定型化していたと思っていた当時の自信が崩れ去る。あの当時の自分の不完全さ（今でも十分不完全ではあるが）に改めて気づかされる。

　筆者は元来，人の手術を見て勉強することが苦手な性分で（今でもその傾向はあるのだが），他人の手術を見て勉強するという習慣に乏しい状態であった。手術は自分で作り出すものであり，自分の経験や世界観を大事にすることに専心していた。ある意味傲慢な考え方である。しかし，不合格という重大な負の出来事から，自分の中で芽生え始めた意識がある。それは，「自分を知ること」と「他人を知ること」である。非常にシンプルな原理であるが，これらへの明確な意識が自分の手術を変えた2つ目のきっかけとなった気がする。

　内視鏡手術において「自分を知ること」の本質は，自分のビデオを繰り返し見る機会をつくり，そして自問することといえる。そのためには自分の手術ビデオを編集する作業が特に役立つことがわかった。今でもそうであるが，自分の手術ビデオを見返したときに100%満足できるビデオなど存在しない。必ず不完全な手術手技やミスが多く見受けられ，自分の未熟さを受け入れざるをえない。何かテーマを決めて自分のビデオを編集する作業では，嫌でもダメな自分の手術手技を繰り返し反復して見ることになる。そして編集するときには，無意識に自分の未熟さに魅力的な色を加えている。すなわち，現状の自分より，ちょっと背伸びした自分をつくりだす作業ともいえる。またもう一つ重要な点は（最も重要な点かもしれない），自分の手術を簡略化し言語化する，すなわち自分が行っていることをシンプルな言葉で言い換える作業を行っていることである。筆者の経験からいえば，この作業は翌日の手術にすぐ効果を生む，即効性のある自己トレーニングである。

　次に他人を知ることについて。他人の手術を見るに当たり，重要な点は自分と何が違うのかを明確に理解し，できたら言葉に移し替えて具体化することである。昨今学会等でわれわれが見ることのできる手術手技は，極めて美しくすばらしいものが多い。そのときに念頭に置くべきことは，ただ優れた先生の手術を称賛するばかりでなく，「何が自分と違うのか」という視点を持ち続けることである。多くのエキスパートの手術手技は，自分より優れていると感じることと思う。しかし，優劣でなく，自分との違いをわかりやすい言葉で具体化する作業こそが，実は重要である。そしてその後に重要なことは，他人が持つ自分との違いで自分よりも優れていると判断できる場面や手技は，そのまま模倣することである。他人のよいところは盗みましょう，「いいとこどり」の推奨である。

　国立がん研究センター東病院では5年前から，定期的に内視鏡手

図1 ● 日本内視鏡外科学会技術認定試験受験時のコメント

- 結腸垂を鉗子で損傷している
- 1分以内の縫合・結紮を目指してほしい
- Oozing様の小出血をこまめに止血すべき
- 操作の順番に迷いが見られる
- 腸管への愛護的操作に改善の余地あり
- 直腸間膜の処理にクリップは使うべきではない

術の勉強会「伊藤塾」を行ってきた。その基本的な目標は，今まで述べてきた「自分を知り，そして他人を知ること」である。一歩進んだ自分の手術をつくりだし，すでに先にあるほかの優れた技術を取り入れる，この反復作業を行ってきた場がまさにこの勉強会の実態である。

われわれが行ってきた内視鏡手術の伝承を広く公開することが，どのように評価されるかはわからない。「一抹の不安」でなく，二抹も三抹も不安がある。しかし，一つだけ自信のあることは，筆者らは手術という技術を一生懸命言葉に置き換えようとしてきたオタク集団であるということ。徹底して手術手技を要素分解し，そして技術を言葉に落とし込む作業こそが，われわれの行ってきたことである。本書は，われわれの考え方や言語化の結果を腹腔鏡下S状結腸切除という1つの手技について述べたものである。

Section 03
外科手術に必要な2つのキーワード

筆者の手術の師匠は小野正人先生である。国立がん研究センター東病院の門をレジデントとしてたたき，初めて師事し，多くの指導と衝撃をいただいた。まだ若造の外科医とはいえ，今まで自分が修練し実践してきたことは，いったい何だったのだろうか。そこまで衝撃を受けるくらい，筆者にとって異次元の手術が行われていた。

レジデントになりたての頃，小野先生に紹介された言葉がある。それは，本書の主題でもある。「counter traction（カウンタートラクション）」，「gently handling（ジェントリーハンドリング）」の2つ。1996年当時，内視鏡手術はある一部の先進施設のみで始められたくらいで，国立がん研究センターの手術はすべて開腹手術であった。だが，その手術は当時主流であった，術者の右手のkellyで組織をすくい，前立ちの助手が電気メスで切るという一連の手技方法とは一線を画するものであった。

すなわち，術者の左手の鑷子と助手の鑷子とが，剥離すべき組織近傍をつまみ，そして反対方向に牽引し合う「counter traction」が実践されていた。そうなると組織を切るのは助手ではなく，術者の右手の電気メスであり，2つの鑷子によりもたらされた緊張のかかった組織を切り進めることが理にかなっている。今現在，内視鏡手術の時代から外科医になった若い先生方は，場合によるとこのような手術手技をあまり見たことがないかもしれない。当時の国立がん研究センターでの大腸癌手術はすべて開腹手術であったが，その手技は現在内視鏡手術の基本手技のコンセプト，「counter traction」の下で行われていた。これは内視鏡手術をわれわれが言語化するに当たり，非常に有利な点であったと感じる。

そしてもう一つの要素は「gently handling」である。元来野蛮人（後述）である筆者は左手が強いとよく師匠より指摘されてきた。鬼手仏心という言葉があるが，組織に優しく触れ，緊張をかける作業はすべての手術における基本操作である。とくに内視鏡手術における組織に直接触れる媒体は鉗子である。元来開腹手術と比べ組織へのダメージが少ないとされる手術であり，そもそも「gently handling」を行いやすい手術であるといえる。しかし，逆に鉗子でしか組織を把持した牽引ができないため，過度な牽引による組織損傷や鋭的な先端による腸管損傷の可能性がある。内視鏡手術にはそれ特有のgentlyな手術方法があることを忘れてはならない。

Section 04
Learning curveについて

　若い先生方に対して手術を教えるという作業は容易なものではない。外科の諸先輩方が歩んだ道のりは，よく人生をかけてゆっくり山を登るがごとき作業ともなぞらえられる。手術技術の伝播作業に限ることではないが，技術を教え込むときに重要な一つの要素は，その伝播が適切になされたかをいかに評価するかということである。

　もちろん手術を受けた患者さんが順調に回復し，癌の再発がなく，手術を受けたことを喜んでもらえるような手術を行うことこそが外科医のモチベーションである。しかしながら，患者さんから教えてもらういわゆる治療成績は，われわれ外科医側の要素ばかりではかられるものではなく，患者さんの腫瘍の進行度や体型，既往症などに左右されることも多い。すなわち手術という技術を習熟しえたか否かをはかる指標は何であるかという質問に明確に答えるのは難しい。

　一般的に手術が上手になればなるほど困難な症例を対象とする傾向にあり，合併症率が必ずしも軽減しないことがある。自分の経験や当科からのエビデンスからも「手術時間」は外科医の技量を図る簡便かつ明確な指標であろう（**表**）。そのような見方をすると内視鏡手術の習熟度は手術時間である程度反映されるのであろうか。

　本書のテーマである「いかにして腹腔鏡下S状結腸切除術に習熟すべきか」という質問に答えるとすれば，平均的な日本人症例において，3時間以内での腹腔鏡下S状結腸切除術を完遂できる習熟度が1つの指標になると思う（**図2**）。

　Learning curveにおける臨床現場で許容されるラインを超えるために何例の症例数が必要であるかという議論がなされることが多い。しかし，よく考えるとこの症例数をかぎりなくゼロに近づけることこそが今後の教育目標であると考えている。現実にそのようなことがすぐに達成できるとは思っていない。しかし，本書で紹介する，作業分解による「徹底レクチャー」が，習熟度を少しでも早めることを目標としていることは間違いない。

図2 ● Learning curve

- 外科医は技術を生業とする職業であり，手術を技術の習得と位置付ける必要がある
- 一方，習熟度によりさまざまな技術段階の外科医が存在する
- いかに臨床提供可能な目標値に早くたどり着けるか

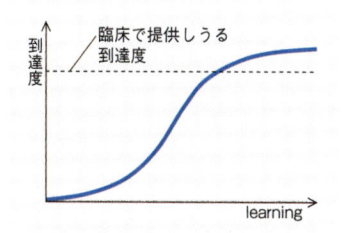

表 ● 腹腔鏡下直腸切除術におけるlearning curve

Short-term results	Team's experience				Surgeon's experience		
	0-50	51-100	101-150	151-200	0-20	21-40	≥41
Mean operating time (min)	235	241	212	213	238	228	**179***
Conversion rate	6% (3/50)	6% (3/50)	10% (5/50)	4% (2/50)	10% (11/115)	2% (1/45)	3% (1/40)
Postoperative complication rate	16% (8/50)	36% (18/50)	24% (12/50)	30% (15/50)	23% (26/115)	29% (13/45)	35% (14/40)
Anastomotic leakage rate	0% (0/50)	12% (6/50)	2% (1/50)	12% (6/50)	3% (4/115)	9% (4/45)	13% (5/40)
SSI rate	12% (6/50)	12% (6/50)	8% (4/50)	0% (0/50)	12% (14/115)	**4%****	0% (0/40)
Reoperation rate	0% (0/50)	8% (4/50)	2% (1/50)	4% (2/50)	2% (2/115)	4% (2/45)	8% (3/40)
Length of hospital stay (day)	11	13	10	11	11	12	12

*p＜0.01（≥41 versus 21-40, in surgeon's experience）
**p＜0.01（21-40 versus 0-20, in surgeon's experience）
出典：Ito M, Sugito M, Kobayashi A, Nishizawa Y, Tsunoda Y, Saito N. Influence of learning curve on short-term results after laparoscopic resection for rectal cancer. Surg Endosc. 2009 Feb；23：403-8.

Section 05
外科医には2種類のタイプがある

　以前,「外科医は2種類の性質に分類される」と聞いたことがある。その2つとは「野蛮な乱暴者タイプ」と「繊細な小心者タイプ」である。

　前者の,いわゆる乱暴者と目される性質の外科医は,イメージとして手でご飯を食べるイメージである。天性として左手が強くよく動き,臓器や組織を強く牽引することが多い外科医ともいえる。一方で繊細な小心者と目される外科医は,箸でご飯を食するイメージである。手の動きが繊細であるがゆえに,外科医としては左手の操作が苦手であり,なかなか臓器や組織を良好に牽引してくれない傾向にある。極端な分類であることは承知のうえで,近くにいる外科医になりたての若者を注意深く観察すると,多くはこの2つに分けられる。

　筆者はこの分類は,自分の外科医の生まれながらに持つ性分を知るうえで意味のあることだと思っている。元来左手が強く,どちらかといえば強く引っ張りすぎる傾向にある外科医に対しては,優しさや繊細さを指導すべきである。逆に繊細なゆえに左手の臓器牽引の弱い人には,その傾向を指摘し,強めの牽引を促すことで,外科医としての技術改善を図ることができると考えている(**図3**)。

図3●外科医は2種類に分類される

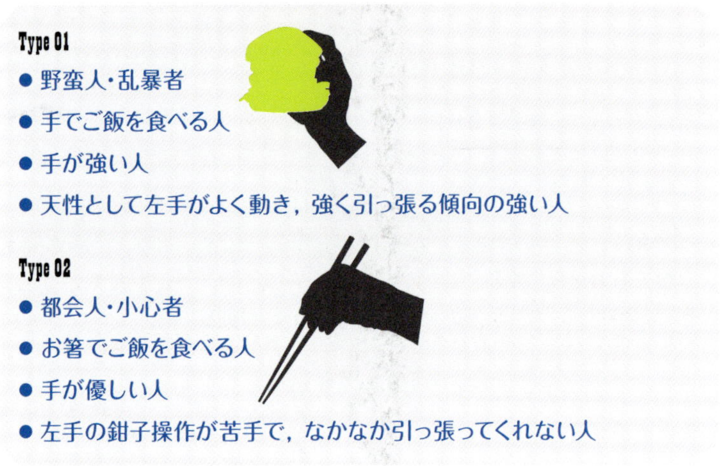

Type 01
- 野蛮人・乱暴者
- 手でご飯を食べる人
- 手が強い人
- 天性として左手がよく動き,強く引っ張る傾向の強い人

Type 02
- 都会人・小心者
- お箸でご飯を食べる人
- 手が優しい人
- 左手の鉗子操作が苦手で,なかなか引っ張ってくれない人

Lecture 02

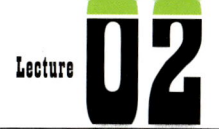

内視鏡手術という作業を分解する

工場や教育などには「作業分解」という概念がある。一連のプロセスで「どんな作業がどの順番で行われているか」を明らかにすることだ。同様に内視鏡手術でも局面単位の作業に分解できる。われわれは腹腔鏡下S状結腸切除術を10のシーンに分けてシナリオ作りを進め，その過程で個人力とチーム力を別個に強化する必要性も明らかになった。

Section

❶ 内視鏡手術は映画である
❷ なぜ手術を分解すべきなのか
❸ 内視鏡手術で行われている手術操作は2つに分解される。それはexposure（視野展開）とdissection（剥離）である

Section 01

内視鏡手術は映画である

筆者の専門の大腸外科ばかりでなく，他の外科領域の内視鏡手術においてもおそらく共通していえることは，内視鏡手術は映画のようにシーンごとに細分化されたシナリオに基づいた物語の一つである。映画の中で演じる役者さんたちがいるように，内視鏡手術という映画の主役は術者の右手のエネルギーデバイスであり，わき役として術者の左手鉗子と助手の鉗子たちがいるのである。これらの登場人物の動きや役割を絵コンテのようにシーンごとに落とし込んだシナリオ作りこそが，次世代型内視鏡手術教育の本質であると思う。

たとえば本書の主題である腹腔鏡下S状結腸切除術を例にとり，シーン分けを試みたわれわれの勉強会では，具体的に10個のシーンに分けて腹腔鏡下S状結腸切除術のシナリオ作りを進めてきた。本書における各論はまさにこのシーンに沿って論じられている（図1）。次章の各論ではこれらのシーンごとに分けたわれわれの詳細なシナリオを示す。

図1●腹腔鏡下S状結腸切除術局面の分類化

①手術が開始できる術野の展開
②直腸後腔に入る
③IMA処理までの内側アプローチ
④血管処理
⑤IMA処理後の内側アプローチ
⑥外側アプローチ
⑦直腸周囲剥離
⑧直腸腸間膜処理
⑨切離・吻合
⑩ドレーン挿入から閉創まで

Section 02
なぜ手術を分解すべきなのか

　外科教育の本質として，2つの相反する側面を有する。すなわち，手術を未熟な外科医に経験させなければ彼らの上達が望めない半面，医療現場では常に良質で安全な質を保証し続けなければならない。そのような環境下で次の優秀な外科医をつくり続けるためには，確立された方法論を持つ必要がある

　よいか悪いかは別として，手術教育の現場はいわゆる「板前修業」のような側面があった。技術の受け渡しは世代を超えた伝播作業であり，往々にして師匠は「自分がやってみせるから，よく見ていろ！」というタイプの指導を行ってきた。このような師弟関係に基づく教育方法に内在するメリットは少なくないが，言語化や標準化という側面では必ずしも満足できる方法とはいえない。

　手術技能を教える場合，行うべき過程が存在する。まずは，必要な知識を確認し準備させる過程，次に指導医が説明しながらやってみせる過程，そしてレジデントに説明させながらやらせてみる過程，そして最後に手術を振り返り，アフターサポートする過程である。そしてこれらの4つの過程に必要なことは，教わる側が確実に理解できるくらいの単位に作業を分解することである。本書ではあるサイズに分解された手術局面を映画のシーンとして位置付け，それらのシーンをさらにいくつかのより細かいカットに分けて，できるかぎり作業を言葉に置き換えるようにした（言語化）。さらに，理解を進め，記憶に定着できるように写真や映像を多用し，それぞれの作業説明と対応できるようにした（映像化）。

　内視鏡手術の作業分解により見込まれるメリットを**図2**に示す。

　このように，内視鏡手術の作業分解は，手術の言語化や標準化に大きく寄与することになるであろう。

図2 ● 内視鏡手術の作業分解により見込まれるメリット

- 何を行えばいいのか明確にわかる
- 手術手順が迷いなく，順序よく行うことができる
- 手術が確実に習得できたか，習得できていないとしたらどのシーンのどのカットであるのかがわかるようになる
- 手術手技を標準化できる
- 誰でも内視鏡手術を同じように教えられるようになる

Section 03
内視鏡手術で行われている手術操作は2つに分解される。それはexposure（視野展開）とdissection（剥離）である

　開腹手術に比べて，内視鏡手術は技術的制約の多い手術である。外科医教育を開腹手術から始めたわれわれの世代にとってはなおさら，内視鏡手術を開始した当時の窮屈感がよみがえる。従来の開腹手術の時代には触りたいと思えばすぐに自らの手を使って臓器や組織に触れ，つかみ，牽引することができた。内視鏡手術では鉗子という媒体が入り込み，触りたいと思う意図を鉗子によって操作，実現されるという新しい手術方法になった。

　しかし，窮屈感を逆手にとって，これを生かし打開しようとする努力こそが，内視鏡外科のこの20年の歴史であろう。内視鏡外科医は技術を定型化し，言語化する方向に

手術を変えてきた。その一つに手術手技の操作分解があり、これは2つの時間帯に分解できる。その一つは①視野を展開する時間（exposure）であり、もう一つは②術者が剥離（切離）をする時間（dissection）である。自分のビデオを見返してみて今行われている作業がexposureなのか、dissectionなのかを分類する作業をしてみると、このことが実感できるはずである。

より細かくいえば、内視鏡手術におけるexposureとは（開腹手術でも実際には同じことではあるのだが）、主に助手鉗子や術者の左手鉗子を用いて、臓器や組織を把持、牽引して視野を良好に展開する操作であり、dissectionとは術者の右手デバイスを用いて、臓器や組織を剥離する操作である。血管周囲の剥離や血管処理、腸管周囲の剥離や腸管切離などをdissectionに加えると、大まかに内視鏡手術で行われている操作がほとんどすべてこの2つに帰着することが確認できるはずである。さらにいえば、exposure時間とdissection時間の絶対値と比率を詳細に検討すると、内視鏡手術自体のquality評価に極めて関連することがわかってくる。

実際に当科や近隣の病院で行われたさまざまなシチュエーションでの内視鏡手術を解析した結果を**図3**に示す。

状況設定は**図4**のとおりで、3つの内視鏡手術のチーム構成による、20例ずつの腹腔鏡下S状結腸切除術のexposure時間とdissection時間を計測、解析した。

その結果を示すとexposure時間に関しては、Team 01とTeam 02のexposure時間はほぼ同じくらいで、Team 03のexposure時間の延長が認められた。一方dissection時間については、Team 01のみ短時間で完了したが、Team 02とTeam 03は同程度の時間延長が確認された。

この結果は内視鏡手術の特徴的な要素を言い当てている。すなわち、内視鏡手術における視野展開は、内視鏡手術チームにexpertが1人いれば、たとえそれが術者の位置であれ、助手の位置であれ、迅速に行われる可能性がある。しかし、dissectionについてはそうはいかない。高い習熟度のある内視鏡外科医でなければ適切で迅速な手術手技を提供することができない。これは内視鏡手術の特徴を示す、極めてわかりやすい結果である。内視鏡手術においてdissectionの機能を担うのは術者のみであり、そのパートを向上させるには術者の剥離技術を向上させることが重要なことである。一方で内視鏡手術で視野展開を適切、迅速に行うためには必ずしも術者がexpertである必要はなく、そのチームを牽引指導する内視鏡外科医の存在に左右されることになる。まとめるとすれば、dissectionは個人の内視鏡外科手技の習熟を示す指標であり、exposureは指導者が主導するチーム力を反映する指標である。したがって内視鏡外科手術を習熟させるためには、個人力とチーム力を別個に強化する必要があることがわかる。

図3● 内視鏡手術における expertとtraineeに見る能力の違い

展開時間合計	剥離・切離時間合計
Team 01 (Expert/Trainee), Team 02 (Trainee/Expert), Team 03 (Trainee/Trainee)	Team 01 (Expert/Trainee), Team 02 (Trainee/Expert), Team 03 (Trainee/Trainee)

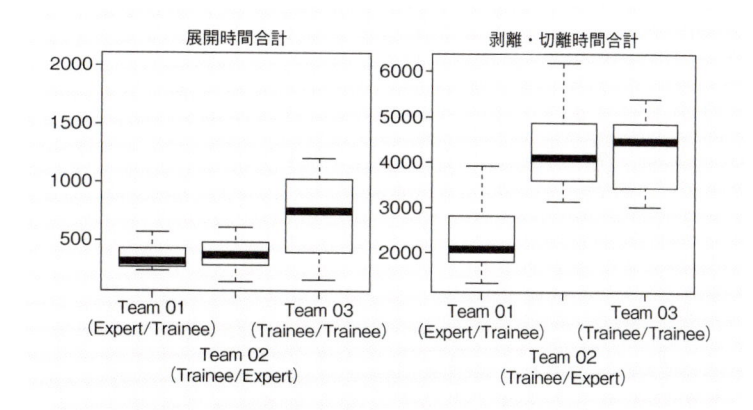

図4● 内視鏡手術解析の際の状況設定

Team 01
● 術者が内視鏡技術認定医（expert）で、助手がトレーニング中の外科医（trainee）

Team 02
● 術者がトレーニング中の外科医（trainee）で、助手が内視鏡技術認定医（expert）

Team 03
● 術者がトレーニング中の外科医（trainee）で、助手もトレーニング中の外科医（trainee）

Lecture 03

いかに視野をつくるか
How to expose

Section
1. 視野展開方法の大原則
2. 3次元視野展開方法（3D traction）を行うための3原則

視野展開をいかに構築するかは，内視鏡手術において重要な課題である。適切な視野展開を行うために必須の大原則と，3次元視野展開方法を達成するための3つのルールを提示しよう。この原則を理解することで，どんな局面においても視野展開の方針が立つはずだ。術中の展開方法に迷いがあるときには，この原則に立ち返ってもらいたい。

Section 01
視野展開方法の大原則

内視鏡手術においては，視野展開をいかに構築するかが重要な課題である。視野展開が良好に行われていないならば，術者は極めて不利な状況での手術操作を余儀なくされる。もし視野が展開されていない状況で手術しなければならないとしたら，膜や層構造を意識した手術を正確に行うことはできない。また出血や神経損傷などの合併症の発生率が高くなることも懸念される。

内視鏡手術において適切な視野展開を行うためにはいくつかの原則があると考える（図1）。

3D tractionを作る

視野展開の本質は，切るべき部位が「面」として認識され，かつその面においてしっかり緊張がかかっていることといえる（後述するが，単孔式手術は面としての組織の緊張構築が元来行いにくい手術である）。2次元的な組織緊張（2D traction）の下で剥離や切離を行うと，すぐに組織の牽引が弱くなるために，また次の緊張構築のために2次元的な組織牽引を行う必要がある。すなわち2D traction，剥離，次の2D traction，剥離…と，traction構築と剥離操作を連続的に行う手術といえる。一方，面として3次元的に視野展開がなされた場合には，面としての3D tractionが完了しているので，その面を含む範囲においては，その組織緊張のもとで術者は剥離や切離を連続して行うことができるわけである。

術者の左手をフリーにする

剥離すべき領域の面の構築（3D traction）は，主に助手の鉗子だけで行うことが望ましい。その理由は術者の左手を視野展開でなく，剥離のための詳細な組織緊張に用いることにより，安全で迅速な剥離・切離操作ができるからである。もちろん患者体型や腫瘍の大きさ，癒着の程度などさまざまな要因において，術者の左手鉗子を視野展開のための鉗子として用いざるをえないことは珍しいことではない。しかし，その場合剥離操作は術者の右手1本で行われることとなることを認識すべきである。視野展開を行うための重要なキーワードは「術者の左手をフリーにする」である。

視野展開単位に手術局面を分類化し，それぞれのシーンごとの標準的視野展開方法を構築する

先述したように，3D tractionを助手鉗子で良好に構築した場合，内視鏡手術は術者の剥離操作により手術が進行する。その間助手鉗子は牽引の強さや方向の微調整はあるものの，基本的に動くことはなく，視野の保持固定に専念することになる。内視鏡手術のこの特性を考慮すると，手術をシーンごとに分類することが可能となる。

さらに重要なことはそれぞれの

シーン分解が明確となった後には，シーンごとのすべての鉗子の役割を決める必要がある。より細かくいえば，助手の左右2本の鉗子と術者の左手の鉗子，合計3本の鉗子がどこを把持し，どの方向に牽引するのかという詳細な取り決めをすべきであろう。

本書各論で紹介する腹腔鏡下S状結腸切除術は，分割した10個のシーンに対して，助手鉗子と術者鉗子の役割を明記したシナリオなのである。内視鏡手術は映画である。この映画のシーンに登場する役者は，助手の2本の鉗子と術者の左手の鉗子，術者の右手のエネルギーデバイスである。体位変換による重力とガーゼなどによる補助的組織展開はまさに助演者ともいえる。これらの役者の役割を徹底的に落とし込んだシナリオ作りが視野展開の本質であるといえる。

第1案がうまくいかない場合に代替シナリオを持つ

基本的な考え方として，内視鏡手術の視野展開は患者さんごとに異なるものであってはならない。どんな患者さんを手術する場合でも同じ視野展開方法を構築すべきである。すなわち視野展開方法は定型化されるべきであり，対象の患者さんが異なっていても再現できるものでなくてはならない。

しかし，その理想が達成されない状況がたくさんあるのが現実の手術である。内臓脂肪の多い内臓肥満型の患者さんや腫瘍自体のサイズが大きい症例，巨大子宮筋腫を有する症例，以前の手術に起因する癒着が高度に認められる症例。内視鏡手術で直面する困難は決して少なくない。このような困難例において定型的な視野展開ができない理由は，通常の助手鉗子2本では視野を展開しきれないからである。そのようなときの対処として，術者の左鉗子を動員し，3D tractionを構築する必要が出てくるわけで，シナリオ第1案の視野展開の変更を余儀なくされるのだ。この場合に術者は右手1本で剥離せざるをえない状況になるので，電気メスをLCSに変える，といったシナリオ変更になるわけである。

このようなシナリオ変更の実例としては，腹腔鏡下手術における小腸の展開方法を挙げる（**図2**）。腹腔鏡下S状結腸切除術において手術序盤の小腸の展開は，手術を円滑に行うために重要な手術手技である。ここで時間を費やしてしまっては手術ののっけから意気消沈してしまいかねない。

定型的な小腸の展開方法を熟知し，その代替案を持つことは非常に重要なことであるので，あえて具体的に示したい。第1案の詳細は各論で詳細に述べる。通常のやり方で小腸の術野や骨盤への落ち込みが防ぐことができない場合には，**図2**に示すような順序で小腸の視野展開を行うことにしている。すなわち，①もう一度順序立ててやり直す，②頭低位，右下位を強くする，③回盲部腸管と後腹膜との間にガーゼを敷き，かつガーゼを総腸骨血管の外側に置く，④助手鉗子で小腸間膜を把持して小腸が落ち込まないポイントで把持をする，⑤これでもダメな場合には，小腸の落ち込みを前提として，剥離すべきところのみを何とかして見えるような展開を行う。ただし，このようないくつかのシナリオ案を持って手術を行ってきた経験では，⑤の段階まで行くことはほとんどなく，③のガーゼで落ち込みを防ぐ代替シナリオでほとんどは良好な視野展開が得られるはずである。

図1● 視野展開方法の原則

- 3次元的に緊張のかかった面（3D traction）を作り出す
- 基本的には助手の鉗子で3D tractionを作り出し，術者の左手をフリーにする
- 手術を局面ごとに分類化し，それぞれの標準的視野展開法を決める。すなわちすべての鉗子が把持する場所と方向を決める。内視鏡手術という作品のシナリオを描く
- 第1案がうまくいかない場合の代替シナリオを持つ

図2● 小腸展開がうまくいかなかった場合の代替シナリオ

① もう一度順序立ててやり直す
② 体位変換をより強くする
③ ガーゼにより堤防を作る
④ 助手鉗子で小腸間膜を把持して小腸が落ち込まないポイントで把持をする
⑤ 剥離部位にだけは小腸の落ち込みを防ぐ術野展開を行う

Section 02
3次元視野展開方法（3D traction）を行うための3原則

面として視野を展開することは内視鏡外科のみならず手術の基本的な留意点であるが，それを達成するためには根本的な3つのルールがあると考えている。この原則を理解すれば，内視鏡手術のどんなシーンにおいても視野展開にどの鉗子がどこを牽引すればいいのかを迷うことが少なくなるはずである（図3）。

後腹膜に固定されていない側を，2本の鉗子で上向きに牽引する

どの鉗子が組織を把持するかは後で述べるとして，3D tractionの大原則は，後腹膜に固定されていない側を2本の鉗子で牽引する，ということである。腹腔鏡下S状結腸切除術の序盤でS状結腸間膜の付け根付近を切り，直腸後腔に入り込むためには，助手の2本の鉗子で腸間膜を上側に牽引している(a)。直腸左側の剥離の場面(b)では助手の左鉗子と術者の左鉗子で腹膜に固定されていない側，すなわち直腸近傍の膜を把持して上方に牽引する。

代表的な2つの場面を例にとり説明したが，共通しているのは腹膜に固定されていない側を常に2本の鉗子で牽引しているという事実である。

術者の左手鉗子は常に手前側の牽引を担う

2番目の原則は術者の左手の牽引方向における原則である。これは通常内視鏡手術において術者は患者右側に立ち，患者左側のモニターを見ながら手術することに起因する。より正確にいえば術者の左手鉗子は患者右側方向に引っ張る役割を担わせることがより自然な視野展開となる。

術者の左手鉗子により組織の緊張がコントロールできる場所を持つ

これも非常に重要な原則であるが，術者の左手の鉗子は剥離の近傍をつかみ，常に組織の緊張を細かく適切にコントロールする役割を担うべきである。図3の2つの場面を例にとるとわかりやすいが，術者の右手の電気メスで切離を進めていっても常に組織緊張を保つために(a)では下向きの牽引を，(b)では右側への牽引を術者の左手鉗子に割り当てることで常に組織緊張を構築した剥離操作が得られる。

以上のような3原則を説明したが，局面によってはこの原則から外れることも実臨床ではある。ただ，もし展開方法に迷いがあるときには，この原則に立ち返ることで視野展開が改善されるはずである。

図3●3次元視野展開方法（3D traction）を行うための3原則

Rule 01
後腹膜に固定されていない側を，2本の鉗子で上向きに牽引する

Rule 02
術者の左手鉗子は手前側の牽引を担う

Rule 03
術者の左手鉗子は組織の緊張がコントロールできる場所を持つ

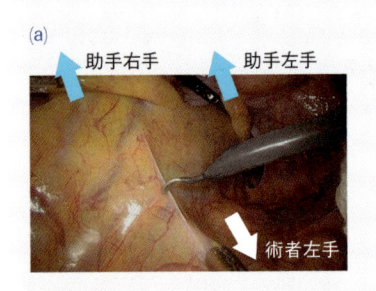

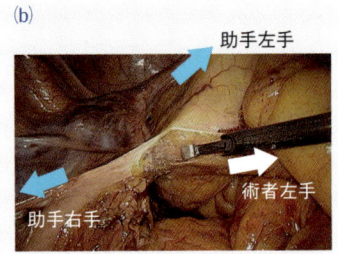

Lecture 04

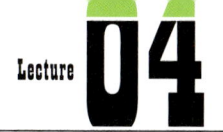

いかに剥離するか
How to dissect

助手鉗子により良好に視野展開された後は，術者の力量により剥離される工程に移る．剥離をうまく行うポイントはsharp dissectionであり，two-hand methodによってカウンタートラクションを作り出したpoint dissectionである．併せて血管処理での留意点についても解説する．

Section
1. 剥離手技における2つのタイプ
2. 2種類の基本剥離方法とデバイス選択
3. 剥離手技における左手と右手の役割の違い
4. 剥離方法・手技，デバイスの関係性について
5. 血管処理における留意点

Section 01

剥離手技における2つのタイプ
Sharp dissection vs. Blunt dissection

次に剥離手技の話に移る．先にも述べたようにdissectionは主に術者だけが行う作業である．助手鉗子により良好に視野展開された後は，術者の力量により剥離される工程に移るわけである．

剥離手技は2種類あるといわれている．一つはsharp dissectionであり，もう一つはblunt dissectionである．日本語としてはそれぞれ鋭的剥離，鈍的剥離と言い換えられる．

鋭的剥離は，ハサミや電気メスなどで組織や組織間あるいは膜と膜の間の組織間隙を「切る」という作業行為である．一方，鈍的剥離では，同様の組織を切るのでなく，「たたく」あるいは「裂く」という作業により手術が進行する．開腹手術では指で鈍的剥離を行うという場面もあるが，実際の内視鏡手術の場合には，鉗子やエネルギーデバイスを用いて組織をたたく，という場面が多い．

癌の手術の場合には，組織を裂いたり，壊しながら鈍的に剥離を進めるよりも，膜と膜の間をきれいに切り進める，sharp dissectionこそが理想的であると考えている．それは癌の周囲の組織を壊すことでの腫瘍散布の可能性を極力減らすことも当然であるが，不要な出血や神経損傷を回避するという意味においてもいえることである．もちろんすべての場面で切り進める作業だけで剥離が行われるわけではないが，sharp dissectionに傾倒することが剥離操作を上手にこなす一つのbreak throughになると考えている．

Section 02

2種類の基本剥離方法とデバイス選択
One-hand methodとTwo-hand method

剥離手技がblunt dissectionとsharp dissectionに分類されると述べてきたが，さらにわれわれが内視鏡手術中に意識すべき剥離方法の違いとして，one-hand methodとtwo-hand methodの違いがある．通常，one-hand methodはblunt dissectionに，two-hand methodはsharp dissectionと密接に関連する手技である．手術中に今自分がone-hand methodで剥離を行っているのか，あるいはtwo-hand meth odなのかを認識することは重要だ。

One-hand methodとは，術者の左手鉗子を視野展開などに用いることにより，術者の右手のエネルギーデバイスや鉗子だけで剥離作業が行われることを意味する。この作業の背景には，助手の2本の鉗子のみで視野展開ができないために，術者の左手の鉗子も視野展開に動員せざるをえない状況がある。また，単孔式手術や3ポート手術などでは元来術者の左手の役割が視野展開に用いられるためにこの場合もone-hand methodになる。このとき，術者の左手鉗子を剥離近傍の操作に使うことができないため，細かいトラクションーカウンタートラクション，後述するoff the ground methodが構築されないので，電気メスなどのデバイス選択が適切でないことが多い。このようなone-hand methodでは，止血能力のある剥離デバイスを使うことが理にかなっており，LCSやシーリングデバイス，あるいはバイポーラなどのデバイスを用いることが多い。さらにこれらのエネルギーデバイスが持つ特徴が，linear dissectionを行うデバイスであるという点にも注意したい。つまりone-hand methodではLCSなどのデバイスを用いたlinear dissectionが行われることが多く，その場合blunt dissectionとなるということができる。

一方，two-hand methodはどうだろうか。two-hand methodとは，助手の2本の鉗子により視野展開が適切に完了しており，術者の左手はまさに剥離のために使用することができる状態をいう。つまり術者の左手鉗子は剥離すべき近傍の膜や組織を細かく把持牽引して，良好な組織緊張を構築できる状態と言い換えることもできる。この場合に

図1●ヘラメス vs. ハーモニック

Side 01
モノポーラ電気メスによるpoint dissection
- 直腸後腔の剥離
- 脾彎曲授動に至る内側アプローチ
- 外側アプローチ
- TME前壁
- 女性のintersphincteric dissection

Side 02
LCSによるlinear dissection
- IMA周囲
- 肥満症例のTME右側
- TME左側
- 狭骨盤のintersphincteric dissection
- 側方リンパ節郭清

術者の右手は，モノポーラ電気メスを用いることが多く，良好なカウンタートラクションの下でのpoint dissectionが可能となる。もちろん，two-hand methodで，術者の右手のエネルギーデバイスをモノポーラ電気メスに規定する必要はなく，LCSやバイポーラの使用は十分可能である。ただ一般で行われている内視鏡手術の傾向としてtwo-hand methodではモノポーラ電気メスが用いられている。

つまり先ほどと対照的に説明すれば，two-hand methodではモノポーラ電気メス（多くはヘラ型の電気メスが使用されている）を用いたpoint dissectionが行われることが多く，その場合sharp dissectionとなるということができる。

われわれの目指す内視鏡手術の基本手技はtwo-hand methodである。なぜなら，two-hand methodによるsharp dissectionは先にも述べたように，癌の手術において理想的であるばかりでなく，膜構造を意識した，層構造にのっとった手術を行いうるからである。もちろん手術操作のすべてをtwo-hand methodでできるとはかぎらない。局面によってはどうしてもone-hand methodになる場面もある。それは元来視野展開が難しいことや出血を予防するためにLCSによるlinear dissectionを選択することで回避できることもある（図1）。

重要なことは，なるべく助手の鉗子のみで3D tractionを構築し，術者の剥離手技をtwo-hand methodにすることである。そしてもう一つ重要なことは，このように自らが今行っている手技がone-hand methodなのかtwo-hand methodなのかを手術しながらも常に意識することである。それにより内視鏡手術への意識の向上が自然と身についていく。われわれは常にこの意識づけを行うように言い続けることにより，若いレジデントの先生も内視鏡手術の意識が格段に向上したと実感できる。

Section 03

two-hand methodとone-hand method，point dissectionとlinear dissection，sharp dissectionとblunt dissection，電気メスとLCSの関係性について

　今までdissectionについて述べてきたところにおいてまとめる。

　良好な3D tractionに基づくtwo-hand methodでは，カウンタートラクションが効果的に作られるので，そのような場合には電気メスによるpoint dissectionが可能となる。これはまさにsharp dissectionの典型例であるともいえる。ただし，このような良好な視野展開の下ではLCSによるlinear dissectionも電気メスによるpoint dissectionと同様にsharp dissectionが可能である。一方，術者の左手が視野展開に用いざるをえないone-hand methodでは2D tractionになることが多く，注意しないと良好なカウンタートラクションが構築できないことがある。このような場合，LCSによるlinear dissectionが選択されることが多い。このような手技は時にLCSで「たたく」手技が行われることもあり，blunt dissectionになりやすい。

Section 04

剥離手技における左手と右手の役割の違い

　剥離操作のよしあしは術者の個人力に左右される。Trainee医師が術者の位置に立った場合，その剥離手技の詳細を指導医が術中にコントロールすることは極めて厳しい。すなわち術者は，自らの剥離技術を向上させないかぎりは内視鏡手術の上達は見込めない。しかし一方，現実的に術者が使えるデバイスは2本しかない。左手と右手のみである。すなわちこの2本の武器をいかに使いこなすかどうかが術者の個人力に直結する。術者の左手と右手の役割は異なることを理解すること，それぞれの手でコントロールする作業は限定されること，それら要素分解された技術を高めることで個人力が結果として向上するわけである。

左手の役割を分解する

　術者の左手鉗子で行う基本作業は「把持する」ことである（図2）。それを認識したうえで術者の左手鉗子で行う作業を分解すると，5つに分解され，左手の役割がいかに評価されるべきかが明確になる。

　すなわち，術者の左手鉗子で行われるべき作業は，

①直線的アプローチ：鉗子が直線的に対象物にアプローチされる（targeting）
②把持：組織や臓器を把持できる（grasping）
③組織量：把持する組織量が適切である
④牽引方向：牽引する方向が適切である
⑤牽引力：牽引する強さが適切である

ということに帰結される。

　この5つの要素のどれかが足りないと，術者の左手の能力として不足している状態であるといえる。逆にいえば自分の手技のどこが足りないのかを理解し，その足りない要素を認識し，さらにはそこに焦点を絞って意識づけやトレーニングを行うことにより，術者の左手の能力は向上する。

　当科のレジデント医師のほとんどは，入職時には内視鏡外科の術者として発展途上である。そのような若手医師が術者として行った手術を検証すると，術者に要求される左手の5つの能力要素の何が足りないのかが明確にわかる。この検証作業は病院での勉強会などで実際に行っていただければわかると思う。それぞれに何が足りないのか，そしてそこを意識づけした後の手術ではどう変わるのか。

　実際に例を挙げると（**付録DVDビデオの「付録1」**），このビデオの術者の左手は，まずtargetingができていないことが明瞭に確認される。

また組織の把持にも問題がある。そして牽引する組織量も少ない。一方一度把持すると牽引方向は適切であるが、牽引力がやや足りない…、といった評価が下されることがわかるはずである。

次のビデオ（**付録DVDビデオの「付録2」**）の場合には、targetingと組織把持は前のビデオよりは良好に行われているがまだ合格とはいえない。いちばん核心的な技術力の評価として、把持する組織量に問題がある。その結果、牽引方向は適切であるものの牽引力不足を招いているため適切なカウンタートラクションが構築されていない。

付録DVDビデオの「付録3」は「付録2」と同一術者の1年後の手術手技である。まだ左手の把持する組織量に問題があるが、左手鉗子のtargetingとgraspingの技術は格段に向上した。良好なカウンタートラクションを作れる場面が多くなったと評価できる。さらに把持する組織量と組織牽引力をやや強くするようにすれば、より術者力が上がると予測できる。

これらのビデオを見比べてみると、若い先生たちの左手の技術につき足りないものがそれぞれ異なることが明瞭に示されると思う。技術的に足りないものがわかれば的確に教えることができるようになる。手術は技術であるがゆえに、その技術を向上させるための適切なコーチングも重要である。

術者の右手の役割を分解する

次に内視鏡手術における術者の右手の役割を考えてみる。術者の右手の役割は、「剥離する」ことである（**図3**）。そして先に述べたように剥離には鋭的剥離と鈍的剥離に分類される。ここではまず鋭的剥離、sharp dissectionに絞り、右手の要素分解をしてみる。

すなわち、術者の右手で行われるべきsharp dissectionは、
①直線的アプローチ：デバイスが直線的に対象物にアプローチされる（targeting）
②剥離の深さ：デバイスが剥離すべき対象に適切な深さにある
③剥離の速度：デバイスを適切な速度で動かしている
である。

次に鈍的剥離、blunt dissectionにおける右手の要素分解をしてみる。すなわち、術者の右手で行われるべきblunt dissectionは、
①直線的アプローチ：デバイスが直線的に対象物にアプローチされる（targeting）
②剥離の深さ：デバイスが剥離すべき対象に適切な深さにある
③剥離の速度：デバイスを適切な速度で動かしている
④剥離操作のストローク：剥離のストロークが適切な大きさである
といえる。

われわれの基本手技はtwo-hand methodであるので、モノポーラヘラ型電気メスを使ったsharp dissectionを中心に術者の右手デバイスの能力を評価してみる。

図2● 剥離手技における術者の左手の役割・要素分解

- 左手で行う作業は「把持すること」である
- 鉗子が直線的に対象物にアプローチされるか否か
- 組織や臓器を把持できるか否か
- 把持する組織量が適切か
- 引っ張る方向が適切か
- 引っ張る強さが適切か

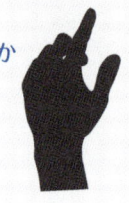

図3● 剥離手技における術者の右手の役割・要素分解

- 右手で行う作業は「剥離すること」である
- デバイスが直線的に対象物にアプローチされるか否か
- 剥離の深さが適切か
- 剥離の速度が適切か
- 剥離操作のストロークが適切か

図4● 適切な電気メスの深さ

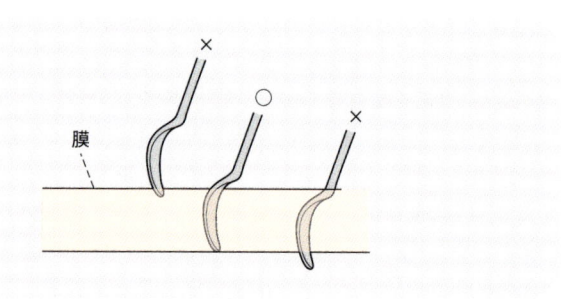

右手の役割も左手と同様にtargetingがまずは重要な能力要素となる。そのほかに重要な要素をサマリーすると，電気メスがいかに適切な深さで組織をとらえていて，いかに適切な速度で動かすことができるのか，という能力要素に帰結する。電気メスで組織を切り続けるときに，電気メスの組織への接触が浅く，電気メスの動く速度が遅いと，組織が「切れる」のでなく「焼け焦げる」ことになる。逆に電気メスの接触が深かったり，速度が速すぎると周囲への組織損傷を招くことにもなりかねない。われわれの施設での若いレジデント医師の傾向を見るとそのほとんどが前者の傾向にある。すなわち電気メスの接触深度が浅すぎて，ゆっくり動かしすぎるので組織が「切れない」。これを改善するための意識づけとして**図4**のように，切るべき膜の下縁の位置までに電気メスを入れることを意識せよと指導している。

以前，開腹手術のときに，「手術で重要なのは左手だよ」とよく教わったことを記憶しているが，今や内視鏡手術の時代になり，レジデント医師の技術改善で最も共通して不足している能力はこの右手の深さと速さであることが多い。

Section 05
血管処理における留意点

腹腔鏡下S状結腸切除術において処理すべき血管は上腸間膜動脈（IMA）である。IMAの根部で処理すべきなのか，あるいは左結腸動脈を温存し，以下のIMAで処理すべきかは癌のstageによることなので今回はあえて触れない。

IMA根部での血管処理を行うときに血管周囲のリンパ節（No.253）だけをサンプリングし，LCA分岐後のレベルでIMAを切離する場合，No.253リンパ節を摘除するときにいわゆるvessel sheathを切らないで温存することがある。またIMA根部で切離する場合にも，vessel sheathを切らないで厚めの血管を処理する場合と，vessel sheathを切り込み，血管外膜を露出させてその後にクリップをする場合とがある。

これらの血管処理においては**図5**のような3層の血管周囲の構造を押さえておく必要がある。すなわち，

図5●血管処理の基本的考え方

● 血管周囲には3つの層構造がある

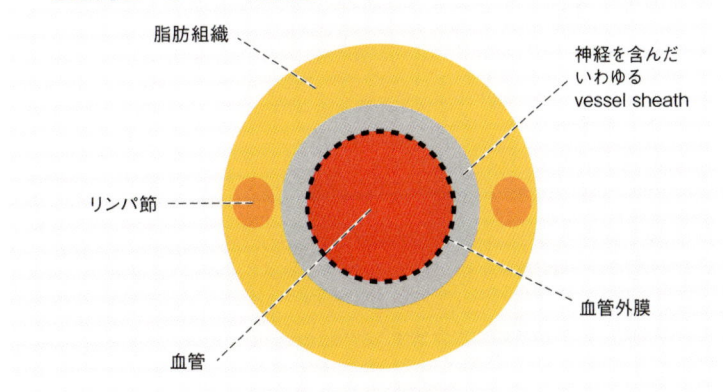

①血管外膜，②神経を含んだ構造物としてのvessel sheath，③リンパ節を含んだ脂肪の3つは押さえておくべきである。5mmクリップで血管処理を行う場合には，vessel sheathを切らないと適切な血管径にならないこともある。一方で大きめのクリップを用いる場合には必ずしもvessel sheathを処理して血管外膜を露出しなくてもよい。vessel sheathを処理した場合に一つ懸念すべきことは，腰交感神経からの線維を含むvessel sheathの切断は温存されたS状結腸への交感神経のダメージがあるということである。短期的なスパスムが起こりうるとの基礎研究もある。

Lecture **05**

カウンタートラクション とoff the ground

術者の右手が「切り続ける」ために必要な2つの基本テクニック

Section
1. カウンタートラクションは剥離手技で最も重要な要素
2. 意識してほしい基本手技 off the ground

開腹手術，内視鏡手術を問わず，剥離手技で最大のポイントとなるのがカウンタートラクションだ．熟練を積んだカウンタートラクションがシャープな手術を可能にし，術後の機能障害を最小限に抑えてくれる．加えて大事な剥離手技としてoff the groundを紹介する

Section 01

カウンタートラクションは剥離手技で最も重要な要素

　剥離手技は外科手術の最も基本となる手技であり，大腸外科だけでなく外科全般における共通の重要事項である．本書では，内視鏡手術にターゲットを絞って解説しているが，開腹手術においてもこの原則は同様である．

　内視鏡手術が進歩してきた課程を考えると，開腹手術と同等のクオリティで手術を行うことが最初の目標であったが，技術が進歩して有用性が示された現在では，拡大視野で精緻な手技が可能となった内視鏡手術の剥離手技は，開腹手術にフィードバックされるようになり，開腹手術の剥離操作のクオリティが内視鏡手術の登場以前より高くなったといわれている．

　この剥離手技において，最も重要な要素がカウンタートラクションである．カウンタートラクションとは，剥離組織に術者が鑷子や鉗子で適切な緊張をかける手技である（図1）．外科医のトレーニングでは，術者と助手で組織を牽引して剥離部位に緊張をかけて（カウンタートラクションをかけて），その部位を電気メスなどのデバイスで切離することをまず習う．この単純な行為が後にも先にも，手術のクオリティを担保するうえで重要になる．

図1 ● 開腹手術と内視鏡手術のカウンタートラクション

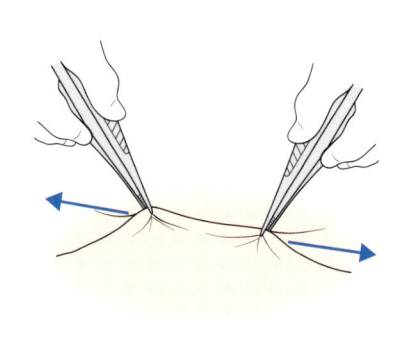

開腹手術におけるカウンタートラクション 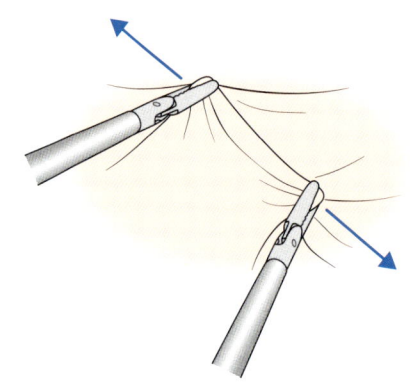　　　　内視鏡手術におけるカウンタートラクション

3つのカウンタートラクションの使い分け

組織にカウンタートラクションをかける場合，基本的に術者の左手（エネルギーデバイスを持つ反対の手）の鉗子の使い方が重要になる。左手の把持する組織量は，その組織量によってどの程度のカウンタートラクションをかけても組織がちぎれて損傷しないかといった，術者の重要な感覚にかかわることだ。習得するには経験も重要になるが，前項の説明のとおりに組織を把持することを心がけ，左手の訓練をすることで適切なカウンタートラクションがかけられるようになる。

カウンタートラクションのかけ方には図2の3つが想定される。

手術の場面ごとに①～③のどのカウンタートラクションをかけるかを選択し，手術を進めていくことになるが，できるだけ左手で切離部位近傍の組織を把持することを意識した，①か②のカウンタートラクションがかけられる状況に術野を展開する必要がある。③の重力を利用したカウンタートラクションが必要になる場面もあるが，基本的には術野展開が決まっていれば，術者は左手の鉗子を自由に利用してカウンタートラクションを自在にかけることが可能である。

手術を進めていくうえでは，この3つのカウンタートラクションの使い分けと，左手の使い方とpoint dissection, linear dissectionの切離方法，すなわち右手の使い方の組み合わせを適切に選択することが重要である。

図2 ● カウンタートラクションの3つのかけ方

カウンタートラクション①

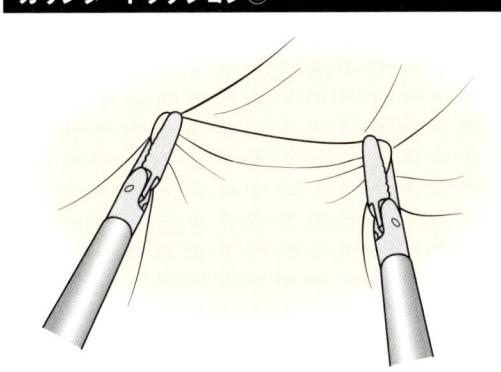

術者と助手の鉗子で反対方向の力を加える

カウンタートラクション②

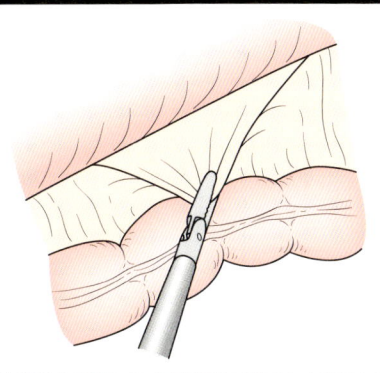

臓器の固定部位を利用して，固定部位に垂直な方向の力を加える

カウンタートラクション③

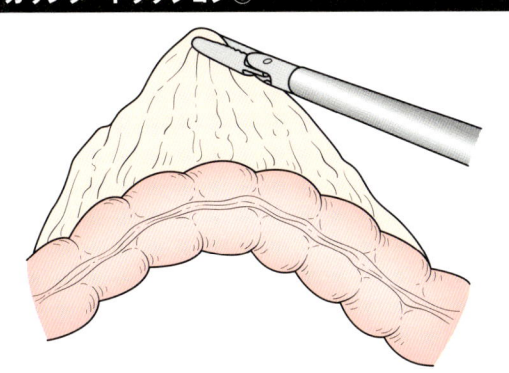

臓器自体の重さを利用して，重力の反対方向の力を加える

シャープな手術のコツは切離部位の細胞密度を粗にすること

手術の各場面における説明は各論で詳細に行うが、術野展開が整った後は、右手と左手の使い方を適切に選択しながら、手術を進めていくことがすべてである。

とくにわれわれが大切にしている方法は、術者と助手の反対方向の力でカウンタートラクションをかけながら、電気メスによってpoint dissectionを行うことである（**図3**）。開腹手術においても術者と助手の鑷子で組織に緊張をかけて、その間を電気メスで切離していくが、当院で行われる手術は開腹手術の時代からこのカウンタートラクションを重要視しており、組織の緊張をコントロールしながらと電気メスの先端のみで剥離と切離を行う、シャープな手術を心掛けてきた。

電気メスの組織を切るメカニズムを考えると、先端のほんの1点が組織に究極に近接した際に、放電が生じる。この放電熱の急激な上昇が細胞の破裂を引き起こして組織を切離する力となる。このことから、電気メス先端の接地面の細胞密度が低いほうが、放電熱による細胞破壊が容易に起きるため、スムーズな切離につながる。カウンタートラクションで組織にテンションをかける意味は、この切離部位の細胞密度を粗にすることである（**図4**）。

図3●術者と助手によるカウンタートラクション

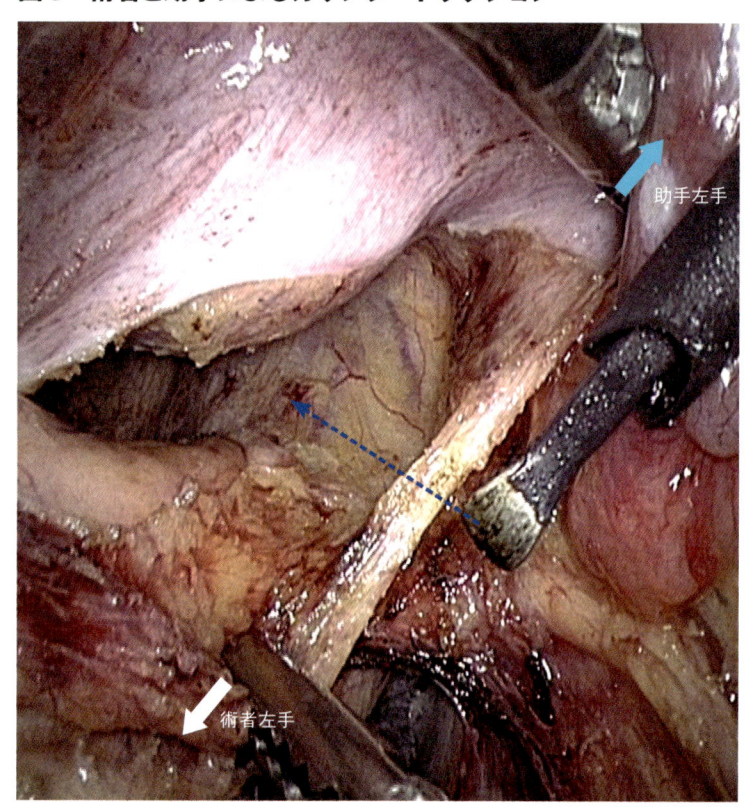

術者左手の鉗子と助手左手の鉗子で組織に反対方向のテンションをかけ、切離を進めていく

図4●切離部位の細胞密度

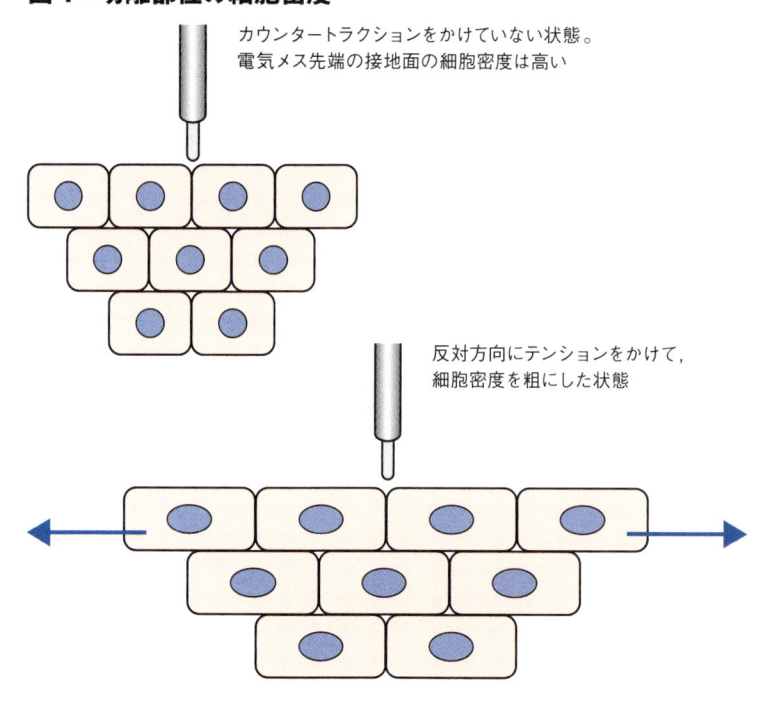

カウンタートラクションをかけていない状態。電気メス先端の接地面の細胞密度は高い

反対方向にテンションをかけて、細胞密度を粗にした状態

カウンタートラクションを重要視した手技が熱損傷を最小限に抑える

手術をする際には剥離部位周辺にエネルギーデバイスの熱損傷が及び，特に神経周辺では神経障害が生じて，術後の機能障害につながることがいわれている。たとえば，直腸癌手術で下腹神経や骨盤神経叢，陰茎海綿体神経が手術の影響で障害を受け，術後の性機能・排尿機能障害が生じることである。これらの，熱損傷を最小限にするためにもカウンタートラクションを重要視した手技が重要になる。

ブタの腸間膜を用いて，組織のテンションを0g，300g，600gと変化させ，エネルギーデバイスの種類変えながら腸間膜の切離を施行し，その時間と温度上昇（サーモグラフィで測定）を検討した実験を行った（図5）。この実験では，どのデバイスにおいても，組織のテンションが大きいほど，切離時間が短く，周辺組織の温度上昇が少ないことがわかった。デバイスの比較検討では，テンションの大きい電気メスによる切離が最も切離時間が短く，温度上昇が少ない結果であった。テンションの少ない組織における切離では，超音波凝固切開装置による切離が電気メスと比較して周辺組織の温度上昇が少ない結果であった。この結果は電気メスの切離が放電熱の組織破壊によって行われ，細胞密度が粗なほうが切れやすいことに起因していると考えられる。また，超音波凝固切開装置では振動するブレードで組織を圧挫しながら切離するのでテンションにあまり左右されないと考えられる。しかし，超音波凝固切開装置による切離においても，テンションのかかった組織における熱拡散が少ないことがわかっているので，linear dissectionにおいてもカウンタートラクションは重要だと考えられる。

このことからも，われわれの推奨する電気メスによるpoint dissectionが，シャープで周辺組織の熱損傷を防ぐ手術を実現するために重要なのである。

図5● 熱拡散面積

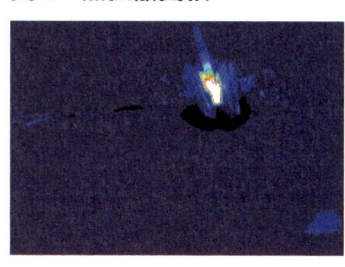

左手の鉗子を用いたカウンタートラクションのかけ方

術者が右手にエネルギーデバイス，左手に把持鉗子を持った状態で手術を進めていく際の左手の鉗子の動かし方について解説しておく（図6）。

基本は①のように助手の鉗子が牽引する方向と反対方向の力を組織にかけることである。助手の鉗子が静止している場合，助手の鉗子が把持している点が作用点となって，術者の牽引する方向と反対方向の反作用の力が助手の把持点にかかる。すなわち，術者の左手のコントロールによって，どんな方向にもカウンタートラクションをかけることが可能である。

②の臓器の固定部位を用いた剥離場面においても，助手の鉗子が静止している場合と同じで，術者の牽引する方向で，臓器の固定部位に反作用の力がかかる。下行結腸や上行結腸の固定部位を外側から脱転する場面では，術者の左手でpoint dissectionする箇所に臓器の固定部位を利用してカウンタートラクションをかけている。

手術の場面ごとに切離部位に助手や臓器の固定部位をうまく利用しながらカウンタートラクションをかけていくことが，スムーズな手術展開につながっていく。この連続した切離をさらにスムーズに進めるために重要なことが，切離部位に面で緊張をかけることである。

助手の鉗子を2本使用するケースや，臓器の固定部位がある程度の長さにわたってある場合，そこが辺となり，術者の把持する組織の牽引によって，剥離部位の面を作ることが可能になる。これには助手の技術も必要になってくるが，面を作ることでさらにスムーズな手術が可能になる。

図6 ● 術者左手の鉗子の動かし方

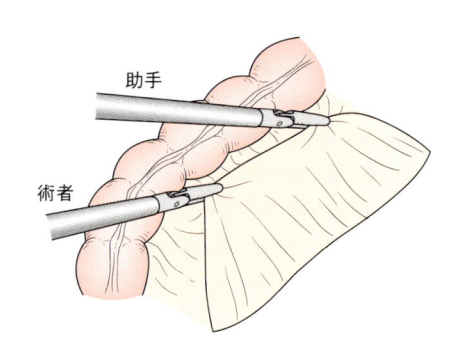

助手の鉗子が牽引する方向と反対方向に術者左手の鉗子で牽引して組織を緊張させる

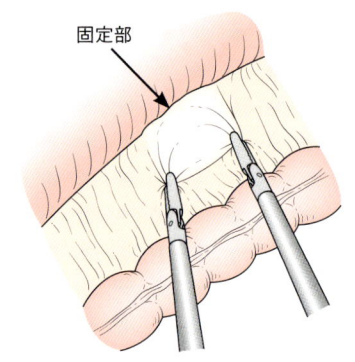

上行結腸や下行結腸の外側アプローチでは腸管固定部位の反対方向に助手鉗子と術者左手鉗子で牽引して面を作る

手術の質を高めるのは術者左手のコントロール次第

　昨今，3D内視鏡システムが登場しているが，基本的にわれわれは2Dの画面を見ながら手術を進めている。しかし，腹腔内は当然3Dであり，2Dの画面を見ながら3Dの鉗子操作をする必要がある（**図7**）。内視鏡手術を修練していくうえで，この感覚は徐々に身についていくものと考えているが，若手医師の技術指導をしていて感じることは，初期の修練段階では2Dの画面を見ながら3Dの鉗子操作が可能になるまでのハードルがあることである。

　鉗子の左右上下の動きは，2Dで把握できることなので初心者でも楽にできるが，鉗子を手前に引いてくる動作，つまりポートから鉗子を引き抜く，鉗子を画面奥に進める動作，つまりポートに鉗子を挿入する動作が，2Dの画面を見ながらなかなかできない。これは先述のように直線的な鉗子操作ができないことと同じである。

　3D内視鏡システムはこの初心者の空間把握に寄与する可能性があるが，2Dのシステムにおいても，この3Dの前後の感覚を常に意識する必要がある。3Dに鉗子を操作できるようになれば，左手のコントロールに一軸自由度が加わるのであるから，当然自在なカウンタートラクションが可能となる。

　また，昨今ではロボット支援手術が行われるようになり，コンソールからの直感的な鉗子操作が，手術の質を高めるといわれている。では，通常の鉗子を用いた内視鏡手術は直感的ではないのだろうか。

　内視鏡手術で用いる鉗子は，ポー

図7 ● 2Dの画面を見ながら3Dの鉗子操作を行う

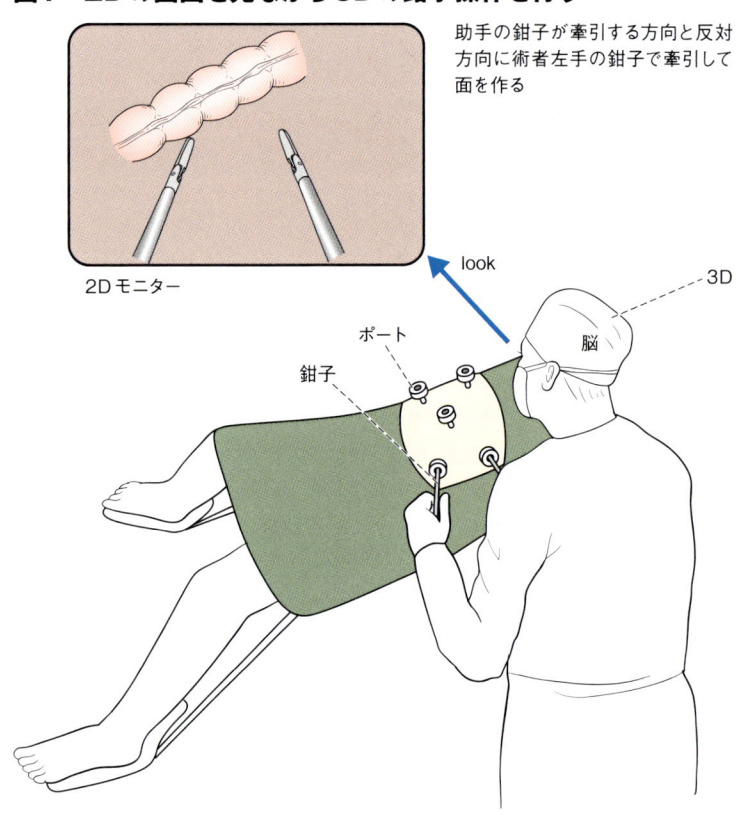

助手の鉗子が牽引する方向と反対方向に術者左手の鉗子で牽引して面を作る

カウンタートラクションとoff the ground

トを介して腹腔内に挿入され，ポートが腹壁に固定されている点がピポット点となり，ピポット運動と鉗子の挿入方向の出し入れの運動を組み合わせて，先端をコントロールしている。このピポット運動を介したコントロールは，われわれの修練による経験から得られる高度な頭の計算によって可能となっており，普段は普通に行っている動作も実は直感的とはいえない，むずかしい操作である。

たとえば，モニターの左上に写っている対象を右下の手前の方向に牽引する場合，鉗子操作はポートから引き抜きながら，対象物を牽引する逆方向に動かす必要がある。こういったことを経験上，鉗子操作として慣れていき，内視鏡手術の技術として習得していくことで，手術が上達していく。内視鏡手術の修練を観察していて，とくに初心者に関して感じるのが，この鉗子をポートから引き抜いたり，押し込んだりする，つまり2D画面の奥行き方向の鉗子操作が極端に，画面の左右，上下の十字方向の操作に比べて少ないことである。この奥行き方向の鉗子操作を常に意識して，組織を牽引することで，術者のカウンタートラクションは自由度を増すことになる。したがって，初心者はこの奥行き方向の動作を常に意識しながら修練することが大切である。

これらの鉗子操作はドライボックスにおいて，2Dのモニターを見ながら訓練を進めることで，ある程度習得することができる。縫合結紮などのトレーニングの重要性は，2Dのモニターから得られる情報を3Dに構築し，3D感覚の鉗子操作を習得することにあると考えている。

Section 02
意識してほしい重要手技 off the ground

内視鏡外科における剥離手技で最も重要なテクニックの一つはカウンタートラクションであることに疑いの余地はない。われわれが提唱するoff the groundテクニックは，カウンタートラクションに加えるべき剥離技術であり，これを認識することにより技術は一段と向上するはずである（図8）。

Off the groundとは，two-hand methodにおいて助手の1本の鉗子に対する術者の左手鉗子でカウンタートラクションが構築されたときに，その両者の鉗子を少し上に引き上げる技術である。多くのエキスパートが自然と行っている技術であるが，言葉にするとそういうことになる。

剥離時にトラクション-カウンタートラクションを構築した鉗子を少し上に引き上げることにより，いわゆる「地面から少し浮かす」ような動きを行うことができる。それによって，術者が電気メスで剥離した際に裏側の臓器や組織の損傷を防ぐことができる。

図8 ● Off the groundテクニック

- 膜を切開する際，奥の組織を損傷しないように膜を持ち上げて展開し，奥にスペースを作る技
- 外側アプローチや直腸周囲の処理などで使う

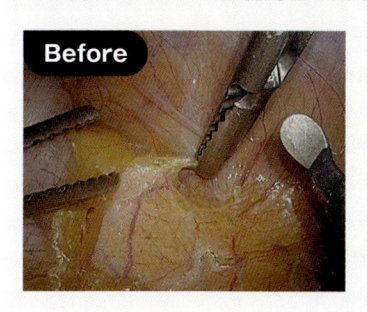

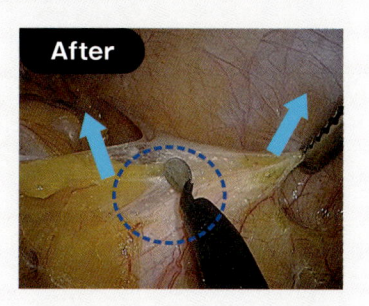

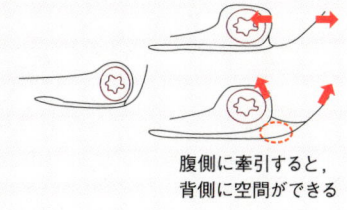

Before　After

腹側に牽引すると，背側に空間ができる

Lecture 06

内視鏡手術を
いかに教えるか，
教わるか

Section
1. 若手医師に必要とされる内視鏡手術トレーニングとは
2. 内視鏡手術を伝える作業
3. 内視鏡手術がうまくなるための心得
4. 同じモニターを全員で見ながら手術するということ

外科医の特性や外科手術の核心の分析，内視鏡手術の作業分解を終え，内視鏡手術のコツを把握した後の課題はいかに教え，教わるかだ。われわれが試行錯誤しながら行ってきた試みと，実践しているトレーニングを紹介する。手術環境は大きく変化している。トレーニング方法もまた変化に応じた柔軟な運用が必要となるに違いない。

Section 01
若手医師に必要とされる内視鏡手術トレーニングとは

　大腸外科分野のみならずこれから内視鏡外科を学ぼうとする若手医師は，実際にどのようなトレーニングをすべきなのだろうか。

　ここで述べたいことは，内視鏡手術習熟に向けたトレーニングは「目と手と頭」のそれぞれをトレーニングすべきである，ということである。

　まずは目のトレーニング。これはまさに，上手な手術をたくさん見るトレーニングといえる。お勧めは，自分が師匠であると決めた内視鏡外科医の手術を見続けることである。いろいろなエキスパート医師の手術を見ることも重要ではあるが，トレーニングの初期にはあまりお勧めしない。あくまでも師匠のまねが完全にできるくらいの意気込みで，ビデオを繰り返し見ることである。目のトレーニングは，「勉強」であり，努力がものをいう過程であるともいえる。ただ，この過程がないと絶対に早期の技術向上が見込めないともいえる。

　次に述べるのは「手」のトレーニングである。先に述べたdissectionに関与する左手と右手の動作要素を理解し，その技術を反復するトレーニングである。ただし，実際の臨床でトレーニングすることには限度もあり，ブタなど動物を使ったトレーニングも日常的にはできない。そこで有効であると思うのは，ドライボックスにおけるsuture練習だ。特に術者の剥離操作におけるtargetingとgrasping，直線的に最短距離で対象物に鉗子を運ぶことと，つかみたい組織を適切につかむトレーニングには最適であると思われる。この「手」のトレーニングはすなわち「筋トレ」であり，努力により改善が見込まれるトレーニングである。ただ，そもそもの潜在的能力差もあることは事実であり，自分の能力を早期に把握して，どのようなトレーニングが適切なのかを見極めることも必要である。

　最後に提唱すべきは「頭」のトレーニングである。これは最も獲得すべき能力でありながら，身につけ方が難しい過程であるといえる。難度の高い作業であり，短期間では習熟できない。このトレーニングにおいて具体的な獲得目標は，ピンチのときの対処方法，困難例に対する手技転換，腫瘍学的進行度に合わせた熟練さ，臨機応変な考え方など，すなわち「社会でもまれ，身に付く力」のようなものといえる。実際には最も「その外科医の力」を反映する能力である。この頭のトレーニングは総合的能力であり，これを行えばすぐに身に付くよ，といえる方法はなさそうである。

　しかしそうはいっても何もないというのは無責任であるので，筆者がお勧めできる2つのトレーニング方法を紹介する。一つは自分を知ること（ビデオ編集）と，もう一つはそれを他人に伝えること（教育）である。

自分の手術ビデオを見るというのは本当につらい作業である。自分の足りないものばかりが実際には目につく。その素材からビデオ編集する作業は，自分の足りないところを把握して，さらに上手な人のビデオのイメージに近づける作業ともいえる。自分で振り返っても，この自己ビデオ編集作業は，自分の未熟さを知りながら頭を使い，何とかいいものに仕上げようという頭のトレーニングを行っていたと思う。

そしてもう一つお勧めなのは，人に内視鏡手術を教える作業を行うことである。記憶の定着には最も確実な作業過程として，他人への教育があるといわれている。われわれの勉強会でもレジデント医師がビデオを編集して，そのビデオを用いてみんなに説明，教育する過程を持つようにしている。人に教えるためには，思う以上に頭を使う作業を要するのである。

Section 02

内視鏡手術を伝える作業
国立がん研究センター東病院大腸外科で行ってきた試み

国立がん研究センター東病院大腸外科チームでは，5年前より内視鏡外科手術の勉強会を行ってきた。幸いなことに当院には全国からたくさんの若手外科医が集まってくる。それぞれ経験もバックグラウンドも異なる荒削りな外科医たちではあるが，共通していえるのは，皆，なんらかの犠牲を払いながら，真剣に手術を学ぶためにここにやってくるということだ。

レジデント期間で3年，シニアレジデントまで進むと最長5年間のレジデントカリキュラムの中で，それぞれが厳しい指導を受けながら切磋琢磨する生活が待っている。筆者も当院のレジデントを経験したので，がん研究センターでのレジデント生活がいかに厳しく，いかに楽しく，そしてやり遂げた後にいかに充実感を味わえるかを知っている。

近年の若い外科医は，内視鏡外科技術認定を取得することを一つの目標に定めている人が多いと感じる。この勉強会を始めるに当たり，みんなに公言したことは，ここで真剣に学んだ人は「技術認定を取得すること」を目標にしよう，ということである。

具体的にはこれまでにどのようなことを行ってきたのか（図1）。

図1 ● 国立がん研究センター東病院腹腔鏡勉強会（通称：伊藤塾）のcontent

Content 01
まずはみんなでビデオを見て味わおう！

Content 02
うまい人のビデオだけではなく，あまりうまくない人の手術を見て，どこが悪いのかをdiscussionしよう

Content 03
手術の局面ごとに分けて，同じ局面における数人の手術ビデオを編集してdiscussion

Content 04
技術認定医の判定作業を体験してみよう

Content 05
腹腔鏡下S状結腸切除術の手術手技の本をつくろう！

① まずは筆者の手術ビデオを徹底的に鑑賞し，味わい，コツとピットフォールを伝えた

指導者側の手術が本当に正解なのか否かという議論もないことはないが，とりあえず筆者の手術が正解であると仮定して信じてもらった。もちろん時に正解でないことも伝えてしまうこともある。しかし，当面ここでは筆者の言うことを正解と受け入れてもらうことにした。将来みんなが指導的立場になったとき，筆者の教えを改善し，さらに後輩に伝

えればよい。

次に行ったことは，

② レジデントの先生たちの内視鏡手術を見て，「何が違うのか」「どこがいいのか」「悪いのか」をDiscussionした

この作業だけでも教える側と教わる側には明らかな技術的相違があるという印象を持つはずである。筆者はこの段階でもレジデント医師の内視鏡手術に対して，場面ごとにこれはこうしたほうがよいという指導は十分可能であった。しかし，手術を一つの作品ととらえて，場面ごとに作業分解し，よりわかりやすく系統的に納得させる教育ができたかは疑問である。より洗練されたやり方を追求する必要があった。

そこで，

③ 内視鏡手術を一つの映画ととらえて，シーンごとに区切り，それぞれのシーンごとに数人の実際の手術ビデオを編集してみんなでdiscussionした

この議論により，われわれは「内視鏡手術の作業分解」に気づき，ある意味この勉強会はブレイクした。腹腔鏡下S状結腸切除術を10個のシーンとして分けること，それぞれのシーンには鉗子とエネルギーデバイスという役者がいて彼らが演じるための絵コンテとシナリオを作ること，どんな役者でも同じ芝居を作れるように共通したわかりやすい言葉に落とし込むこと，を徹底した。

さらに，

④ 仮想内視鏡外科技術審査委員になってもらい，みんなの内視鏡手術を採点した

これは非常に興味深い作業であり，面白い知見を得るに至った。

われわれのレジデントたちは，下は1年目から上は5年目までと，外科技術の発育段階にも違いがある集団であるといわざるをえない。そのような中で同じ手術ビデオを採点すると一つの傾向があることに気づいた。それは，学年が下になればなるほど採点が甘く，上の学年になれば辛口採点になる。筆者の評価はちょうどその間くらいであり，時に上級レジデントの辛口コメントをなだめる立場にすらなることもあった。つまり，評価する側の能力にも発育段階があるかもしれない。はじめは，人の技術を評価する術を持たない段階にあり，次に技術の手ほどきを受けると他人のあらが目につき，そのうちに批判的な視点が行き過ぎる。やがて過度の辛口評価は揺れ戻され，他人の手術のよい点も指摘できるようになるのである。このような他人の評価に関する発育過程も外科教育をするうえで参考になる。

このような内容を繰り返しながら，筆者らが至った新たな目標は，

⑤ 腹腔鏡下S状結腸切除術の手術手技の本をつくろう！

ということであった。本書はまさにこの目標の産物である。筆者らの勉強会の噂を聞きつけ，ほかの大学や病院の先生方も参加するようになった。特に筑波大学の先生方は積極的に参加され，筆者らの勉強会のメンバーになった。自分たちの文化だけでなく異文化交流をすることで，内視鏡手術の作業分解や言語化は，強力な教育ツールになるとの確信を得た。

Section 03

国立がん研究センター東病院方式による
内視鏡手術がうまくなるための心得

これまで述べてきたことを踏まえて，筆者が学んできたことや経験してきたことをいかに効率的に伝え，技術の到達速度を短縮できるかをまとめた（図2）。ほかにもさまざまな優れた教育方法があるはずであるが，一つの教育実践の足跡として伝えたい。

① 目標設定の明確化

われわれは内視鏡手術を学ぶ一つの目標として，内視鏡外科技術

認定医取得に足るレベルに引き上げることを目標とした。

② 総論と各論に分けた技術指導

内視鏡手術のみならず手術教育には，術者の技術レベルを引き上げる総論的指導とさまざまな手術に特有な教育を行う各論的指導とがあり，それらを分類して教育することが理論的であり効率的である。

③ チームとしての成熟と個人としての成熟が違うことの認識

これは総論的技術指導の中で最も重要な概念の一つである。すなわち，術者の剥離技術は個人力であり，内視鏡手術の視野展開は医師判断をできる有能な指揮者を筆頭としたチーム力に依存される。

④ 正解と不正解を教える反復作業

各外科チームで内視鏡外科教育を遂行するに当たり，教わる側の不正解を正す必要がある。この場合，指導者の技量に問題があってはならないが，時に正解に誘導できないこともある。しかし，外科チームの継続的指導体制を整備するに当たり，チームの指導者の言葉を正解として受け入れることは，学ぶ側が早く上達するために必要である。彼らが将来指導者になったときに，初めて指導者のつらさを味わえばよいし，以前受けた指導内容を改善すればよい。

⑤ 音声入りDVDビデオによる繰り返し学習

図2 ● レジデントに早く上手になってもらうにはどうしたらよいのか

- 目標設定の明確化
- 総論と各論に分けた技術指導
- チームとしての成熟と個人としての成熟
- 正解と不正解を教える反復作業
- 音声入りDVDによる繰り返し学習
- 自分の手術を編集する作業
- 手術を採点する作業とその目合わせ

われわれは術中に音声録音を併用した内視鏡手術の録画を行っている。現代のDVDビデオは映像の再現や振り返りが可能となり，教育ツールとしても極めて価値が高い。さらに音声情報が入った映像は，術中経験の振り返りとその後の記憶の定着に極めて有用である。冗談のように言っているのであるが，レジデントにビデオの筆者の声を聴きながら寝るよう言い聞かせている。

⑥ 自分の手術を編集する作業

まさに自分を知るうえで極めて有用な作業である。どんな手術も完璧な手術はない。何年たっても，自分の手術を振り返ると反省すべき点ばかりが目につく。そのような中，自分の弱点を把握しつつ，それを編集する作業は自己技術の認識を改善に向けたイメージトレーニングを潜在的に行っているといえる。

⑦ 手術を採点する作業とその目合わせ

得てしてレジデント医師は評価されることに慣れすぎている傾向にある。さらには外科医としては逆に批判的な評価を主として享受することになる。そのような受け身の視点ではわからなかったことが，評価する側の視点に立つと見えてくることがある。他人の評価は実は能動的な作業であり，自分の足りないところと向き合いながら他人に意見する過程である。

他人を評価する作業は外科医の発育段階に非常に関与するものである。これも自己と他人の技術レベルを常に認識せざるをえない作業過程であり，今までの手術教育になかった斬新なアイデアである。

⑧ ほかの外科医に教育する機会をつくる

具体的には腹腔鏡下S状結腸切除術のシーンごとに数人の手術手技を編集し，それぞれの手技についてプレゼンテーションしてもらう。この過程はレジデントに教える側の場を提供する。教育する側に回るときには知識の整理，論理の構築が必須になる。これらの作業により外科知識の固定や概念の統合化に有用であることを実感することになる。

Section 04
同じモニターを全員で見ながら手術するということ
再び密室から劇場へ

　1881年，初めての胃癌手術がビルロート医師により施行された。この時の写真からわかることであるが手術の黎明期には，劇場で演劇を見るような手術環境があったようである。その後時代が変遷し，開腹手術が広く安全に行われるようになり，特に直腸癌のような狭い空間での手術は，術者のみが視野を確認できるような手術にならざるをえない。すなわち，外科の時代変遷は「劇場型」から「密室型」に動いた。

　しかし，ここ20年の内視鏡外科の進展は，手術環境を再び「劇場型」に戻す出来事となったようである。

　今われわれは同じ大きなモニターをリアルタイムで見ながら手術を進めることができる。さらにはその情報を録画し，後で振り返ることもできる。さらに画像情報だけでなく音声の同時録音も可能であるので，若い医師にとって優れた視聴覚教材になりうる。

　内視鏡外科は，今や大学間や国間の垣根を越えて情報共有できる時代となった。重要なことは，映像で行われている作業のほとんどが「定型化」できるものであり，さらにはその作業を言葉に落とし込む「言語化」がすでに意識され始めていることだ。

　この技術発展は将来，手術の「自動化」を迎える可能性がある。そのためにはおそらくはさまざまな医療機器開発と，新しい手術環境の整備が必須になると予測される。

Column

伊藤塾教育論
「どのようにして技術認定医を取得したか」
入塾前後のビフォー&アフター

Text by
榎本剛史（筑波大学消化器外科・臓器移植外科）

はじめに

　指導者がいない環境での腹腔鏡手術の習得は非常に困難である。2014年の日本内視鏡外科学会総会でもパネルディスカッションのテーマとして取り上げられているように，腹腔鏡手術教育の大きな課題となっている。筆者は筑波大学消化器外科で腹腔鏡手術を立ち上げることになり，2012年5月から伊藤雅昭先生の下で腹腔鏡下大腸切除術の指導を受け，2014年4月に技術認定医に合格した。

　腹腔鏡下大腸切除術を施設に安全に導入し，すみやかに技術認定医を取得することができたが，どのようなことを行ったのか，伊藤塾入塾前後の「ビフォー」「アフター」で何が違ったのか，指導を受ける側の立場で述べる。

技術認定取得のために

　伊藤先生から技術指導を受けるに当たり，2012年5月から7月までの間，毎月1回，合計3回筑波大学附属病院に腹腔鏡手術指導に来ていただいた（写真）。

　腹腔鏡下大腸切除術を施設に安全に導入し，すみやかに技術認定を取得するため，
①チーム力
②個人スキル
という2つの点に重点を置いて学習した。

I
チーム力の確立のため行ったこと「手順書の作成」

Before
定型化しているつもり

After
細かいチェックポイントが多数ある手順書

　施設のチーム力とは，これまでにも必要性が言われているように腹腔鏡下大腸切除術における術式の定型化にほかならない。

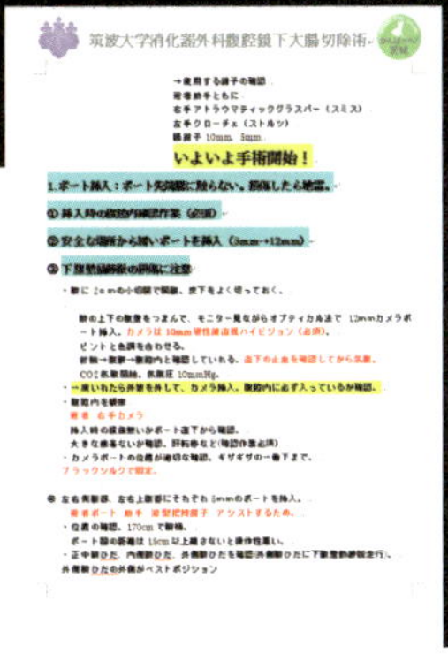

　しかし，新規に腹腔鏡手術を導入する施設では，そもそも定型化自体が困難である。その理由は，

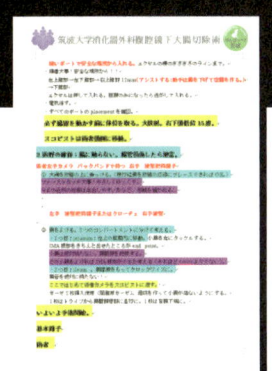

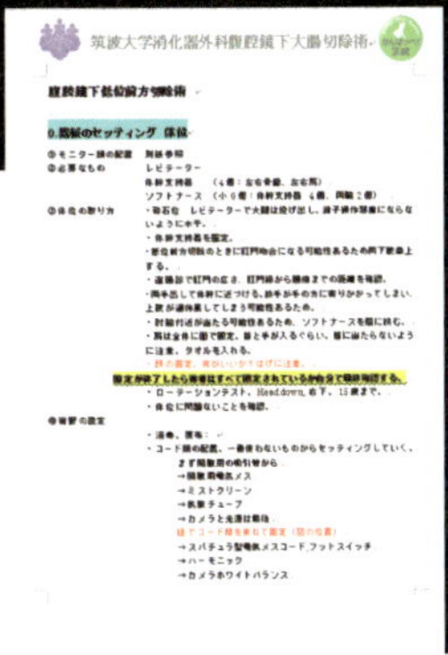

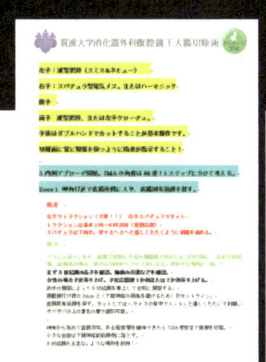

図1 ● 作成したマニュアルの一例

Column

体位・コード類の配置から，術者・助手・スコピストなどに対する，必要とされる手術中の多くのポイントに，気づくことが難しいからである。手術のコツなど，多くの経験を積まないとわからない部分も数多くある。そこで技術指導の際は，すべてを吸収しようとの意気込みで，患者入室から手術終了に至るまで，その様子をビデオで撮影した。市販されている家庭用ビデオカメラで，術中は手術モニターを直接撮影することで，音声入力のための専用の装置は必要なく簡便であった。撮影したビデオは，自己学習にはまったく差し支えなく，研究会や学会などで編集して使用したが，問題となったことはない。

手術が終わると，さっそく音声入りビデオをもとにテープ起こしを行い，「筑波大学消化器外科 腹腔鏡下S状結腸切除術手順書」を作成した。

一例として直腸固有間膜処理のパートを示す。

「助手は左手で直腸右壁，右手で腸間膜断端を持ち，直腸を口側に牽引しながら寝かせる。1時で腸管壁を露出し，2時から6時まで腸管壁をトントンとたたきながら，絶対安全なところにティッシュパッドを滑り込ませてハーモニックで切離。ハーモニックが当たって壁が白くなってはいけない。6時まで剥離が進んだら，助手右手で直腸左壁を下から把持して直腸を立てる。術者は左手の鉗子で奥襟をつかんで引きずり出す」

すべて伊藤先生が，技術指導の手術中に説明していたことである。体位・コード類の配置から吻合・閉腹まで，術者・助手・スコピストに対する細いチェックポイントが多数あり，全部で10ページ程度の分量となった。図や写真も追加し，術式の理解の助けとした（**図1，図2**）。

3回の技術指導後，いよいよ自分たちで手術を行う段階となった。手術は手順書に沿って，細かく説明されているチェックポイントを一つ一つ確認しながら行った。場の展開では，手順書どおりになるまで手術操作は開始しなかった。1回の手術が終了した時点で，多くのチェックポイントがあるため，どこの部分に問題があったか，いち早く把握することができ，次の手術で直ちに改善した。

まとめ

チーム力の確立のため，細かいチェックポイントが多数ある（＝定

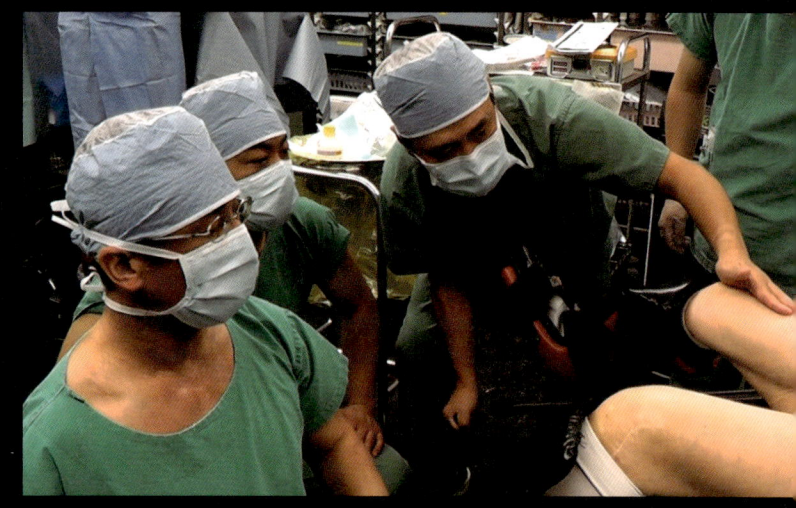

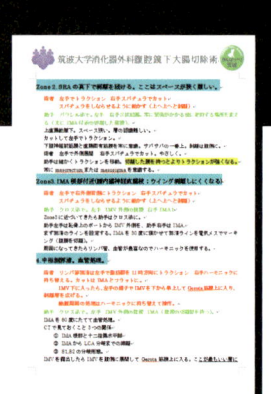

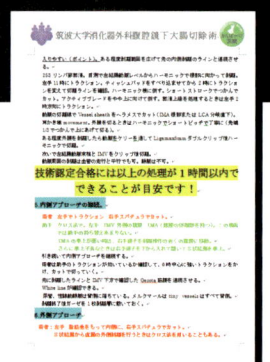

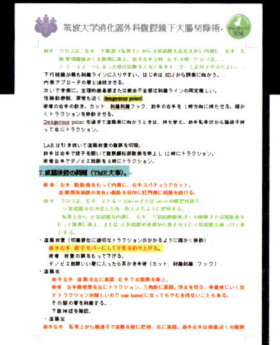

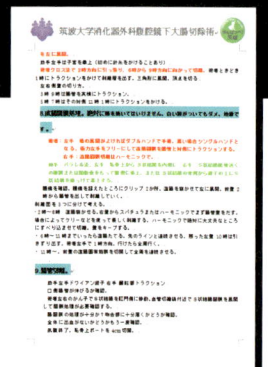

写真 ● 伊藤雅昭先生による技術指導風景。体位からすでに細かいチェックが入る

型化・詳細な言語化）手術手順書を作成した。参加メンバー全員が、術式が速やかに理解でき、要点をもれなく把握できた。ポイントを確認しながら手術を進行していくことがチーム力に貢献した。

2 個人スキルのため行ったこと「解説ビデオを繰り返し見た」

Before
漫然とビデオを見て、マネしているつもり

After
ポイントを押さえた具体的なイメージづくり

施設のチーム力を向上させるとともに、術者の個人スキルの向上なくしては、腹腔鏡下大腸切除術の安全な上達、技術認定医を取得することは困難である。個人スキルとは、主に左手と右手の使い方、つまり左手は把持鉗子によるトラクションと、右手はエネルギーデバイスの使い方である。

個人スキルは、指導者のいる施設では、日々行われている手術中に技術的指導を直接受けることができる。しかし、筆者の環境は指導者不在の施設であるため、伊藤先生の技術指導時に撮影した手術ビデオと自分の手術ビデオを繰り返し見ることで、スキルのイメージ作りに励んだ。

かつて手術ビデオを漫然と見ているだけでは、個人スキルのポイントがどこにあるかわからず、なかなか剥離や切離操作が上達しなかった。細かい説明の入る伊藤先生による技術指導中の手術ビデオを見ていると、同じスパチュラ型ヘラメスの使い方が何通りかあることに気づいた。具体的には、内側アプローチ開始から直腸固有筋膜を見つける場面では「ヘラメスの背中でトントンとたたく」、IMA方向に剥離が進むと「上へ上へ、ヘラメスをしならせる」、腹膜翻転部から直腸前壁の剥離場面では「耳かきのようにちょっとずつ剥離する」といった具合である。そこでさっそく手術中に使う個人スキルをいくつかのパターンに分け、適切な場面に適切なテクニックを使えるように、技術を書き出してみた（表）。

一つの手術中に右手の使い方、つまりエネルギーデバイスの使い方は、スパチュラ型電気メスでストロークの違いにより6パターン、超音波凝固切開装置では3パターンが場面に応じて使い分けられていた。「トントンたたく」「しならせる」「耳かき」などのたとえにより、繰り返し解説ビデオを見ることで、スキルのイメージを容易に作ることができた。自分で手術をする場合には、適切な場面で適切なテクニックが選択できるように意識した

まとめ

個人スキルの上達は、解説ビデオを繰り返し見てスキルのイメージを作った。伝えることが困難な個人スキルについても細かく分類され、たとえを用いて解説されているので（＝言語化・適切な細分化＋具体化）、手技のイメージが作りやすかった。自身の手術ビデオを見るときも、ポイントを押さえて自己学習が可能であるため、手技の修正もしやすく、効率的な個人スキルの上達につながった。

メンターシップのつながり

技術認定医を取得した後、新たなメンターとなり、筑波大学関連施設に腹腔鏡下大腸切除術を指導している。チェックポイントが詳細に説明されている手術（＝定型化・言語化＋適切な細分化・具体化）

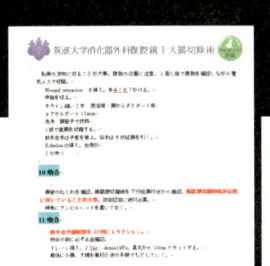

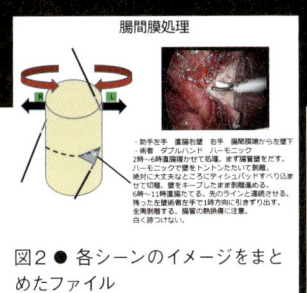

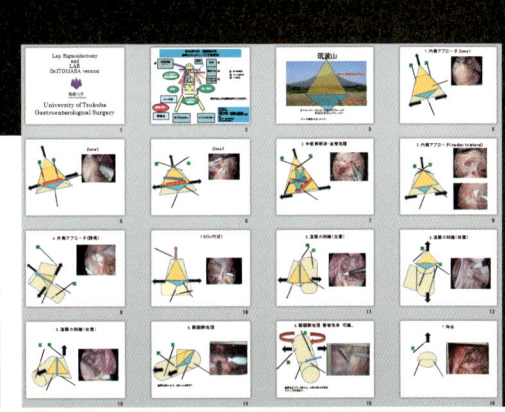

図2 ● 各シーンのイメージをまとめたファイル

は，速やかな術式の理解が可能で，伝達も正確である。

おわりに

伊藤先生の指導を受ける「ビフォー」では，自分でビデオや教科書などで学習し手術に臨んでいたが，術式やスキルはまねしているつもりだけで，技術認定合格のために必要とされる術式や手技の多くのチェックポイントに気づくことがまったくできていなかった。伊藤塾塾生となり，細かいチェックポイントが多数ある手順書（＝定型化・詳細な言語化）を熟読し，スキルがいくつかのパターンに分けて解説されているビデオ（適切な細分化された個人スキル）を繰り返し見ることにより，すでに手術の要点は押さえられており，「アフター」では，それらを一つ一つ確認しながら手術を進行していくことで，安全かつ速やかに腹腔鏡下大腸切除術の習得が可能となった。

表●腹腔鏡下S状結腸切除術における個人スキルの細分化

No.	デバイス	トラクション	動作	部位
1	ヘラ	ダブル	カットメイン	腹膜切開，外側
2	ヘラ	ダブル	カット＋剥離（トントン）	内側zone1-2
3	ヘラ	ダブル	カット＋剥離（耳かき）	腹膜翻転部直腸前壁
4	ヘラ	ダブル	カット＋剥離（しならせ）	内側zone2-3
5	ヘラ	ダブル	剥離（ちょんちょん）＋カット	IMA～IMV
6	ヘラ	シングル	剥離（トントン：シングルハンド）	IMV背側，内側から外側
7	超音波凝固切開	シングル	剥離（トントン）＋カット	腰内臓神経右側
8	超音波凝固切開	ダブル	剥離（開き開き）＋カット	直腸間膜処理
9	超音波凝固切開	ダブル	奥襟引きずり出し	血管処理，直腸間膜左壁

技術指導内容

```
2012年度  5月 ……………  技術指導（腹腔鏡下LAR助手・回盲部切除術者）
          6月 ……………  技術指導（腹腔鏡下LAR助手・S状結腸切除術者）
          7月 ……………  技術指導（腹腔鏡下LAR助手・S状結腸切除術者）
          12月 ……………  ラパコロン技術セミナー（茨城県内開催）
          3月 ……………  ラパコロン技術セミナー（茨城県内開催）
          毎月1回 ………  国立がん研究センター東病院・伊藤塾勉強会参加
2013年度  6月 ……………  技術指導（腹腔鏡下ISR助手）
          8月 ……………  技術指導（腹腔鏡下S状結腸切除術者）
          10月 ……………  技術指導（腹腔鏡下S状結腸切除術者）
          12月 ……………  ラパコロン技術セミナー（茨城県内開催）
          毎月1回 ………  国立がん研究センター東病院・伊藤塾勉強会参加
2014年度  4月 ……………  技術認定医合格
```

各論

「作業分解」手法によるS状結腸切除術の基本手技

Detail

外科手術は一連の流れであるが，実際には細かい作業の集合体である。われわれはS状結腸切除術の手術局面を分類し，10のユニットに分解。さらにこれを「exposure（視野展開）」「dissection（剥離）」に細分化して手技の記述を行った。本書解説と連動した付録DVDビデオも合わせて参照すれば，手技の理解と習得がいっそう進むだろう。

Scene 01

手術が開始できる術野の展開

Scene 01 ● 手術が開始できる術野の展開

内視鏡手術を開始するに当たり，体位，セッティング，ポート挿入，小腸の排除に関する手順を解説する．とくに小腸の排除は，その後の手術をスムーズに進めるための重要なステップである．排除のコツと小腸が落ち込んでしまうときの対処法を重点的に述べる．

Cut

❶ 体側支持器を用いた体位セッティング
❷ セッティング
❸ ポート挿入
❹ 小腸の排除
❺ 脾彎曲部の授動

Cut 01

体側支持器を用いた体位セッティング

1 手術の体位は砕石位．肩と腸骨に支持器をあて，体を固定する．両腕は体幹のすぐ横に置く．術者の右手鉗子との干渉を防ぐため，大腿は体幹と同じ高さか，やや低位にしておく．腓骨神経麻痺回避のため，下腿をがに股にすることは避ける．頭部の固定には，術後の脱毛予防の点から円座枕を避け，スポンジ枕を使用している．

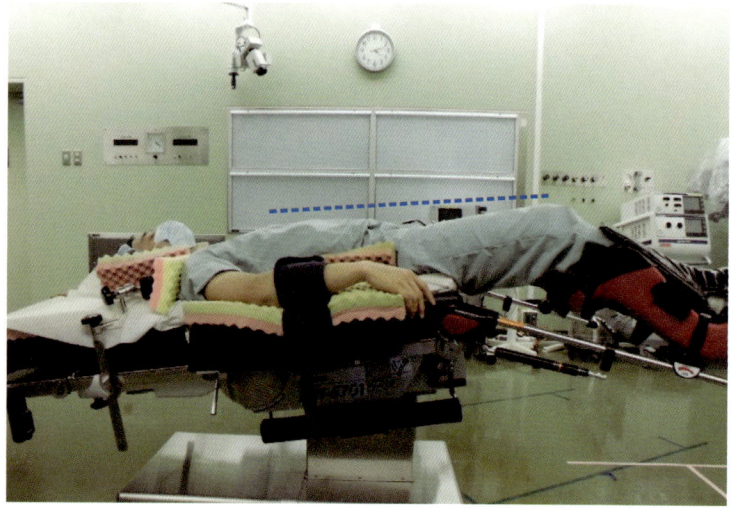

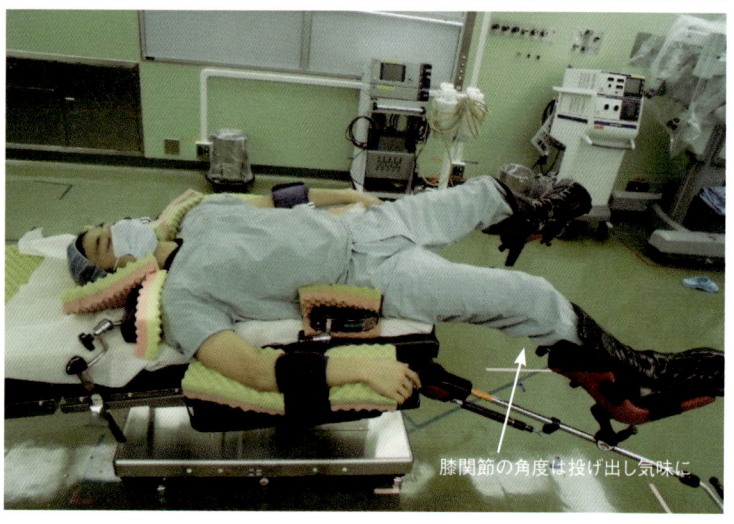

膝関節の角度は投げ出し気味に

Check Point

- 支持器によって頚部血管が圧迫されていないか。とくに頭低位右側臥位にしたときに，右側の頚部血管の圧迫には注意を要する。

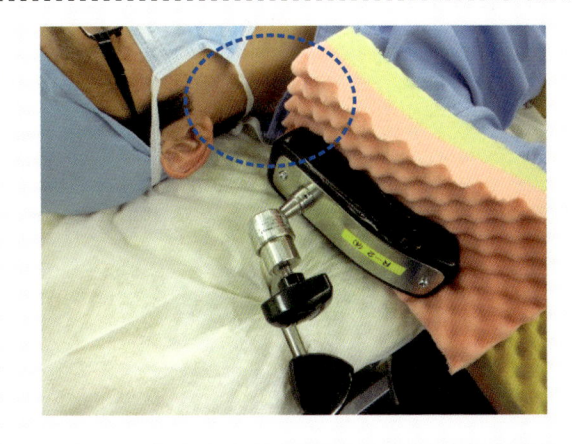

- 下腿外側がレビテーターで圧迫されていないか。
- 足底はしっかり接地しているか。

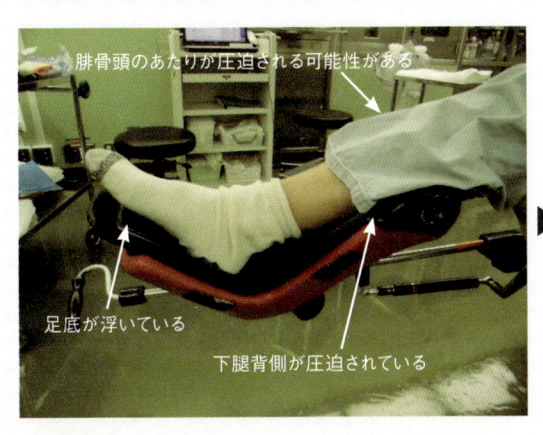

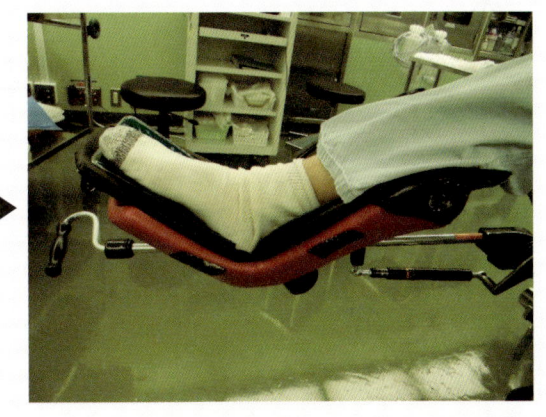

腓骨頭のあたりが圧迫される可能性がある

足底が浮いている

下腿背側が圧迫されている

- 右大腿が体幹より高くなっていないか。

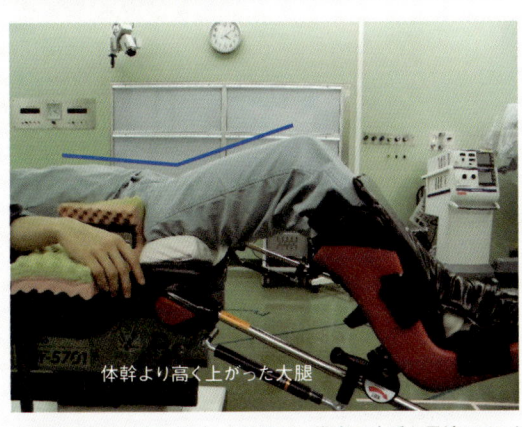

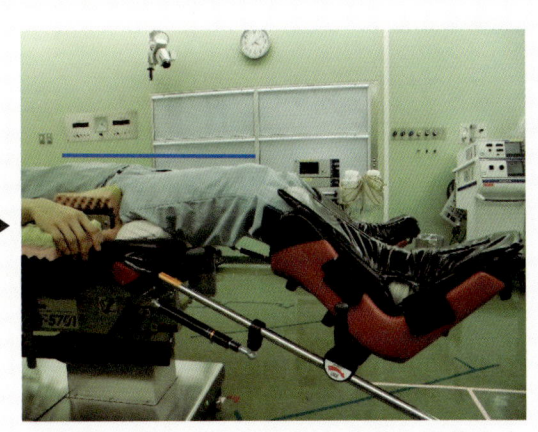

体幹より高く上がった大腿

大腿が体幹より高く上がった状態は，術者の右手と干渉してしまう点と骨盤内の血流増加に伴う出血量増加の点で望ましくない

- 肛門の位置が吻合器挿入に問題ない位置であるか。肛門が引っ込んでいると吻合器と手術台が干渉し，直腸内を進めることが困難となる。
- すべての支持器に緩みはないか。
- 頭低位／右側臥位への体位テストを行い，体幹がずれないか，頭部が傾かないか確認する。

腹腔鏡手術体位の際に注意すべき合併症として以下のものが挙げられる。

腓骨神経麻痺

腓骨神経は，腓骨頭のすぐ背側で皮下を走行するため，この場所が圧迫され続けると神経麻痺につながる。

橈骨神経麻痺

橈骨神経は上腕中央部では上腕骨のすぐ後を走行するため外部からの圧迫を受けやすく，特に上腕伸展時にはその影響を受けやすい。

コンパートメント症候群

外傷後に発症することはよく知られているが，手術体位が原因となり発症することもまれにある。下肢挙上による動脈圧の減少と固定器具による圧迫，間欠的空気圧迫法などがリスクと考えられている。

陰圧式固定具を用いた体位セッティング

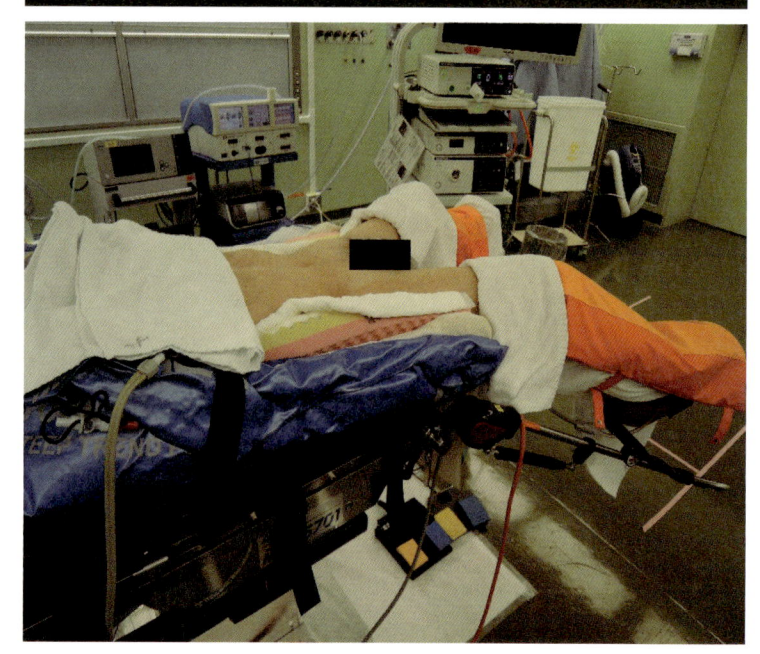

ベッドが直に体を圧迫しないように保護する

Cut 02

セッティング

1 送気／排気，送水／吸引チューブ類，電気メスやカメラのコード類を絡みなく，整然とセッティングする。チューブおよびコード類はまとめて固定しておく。

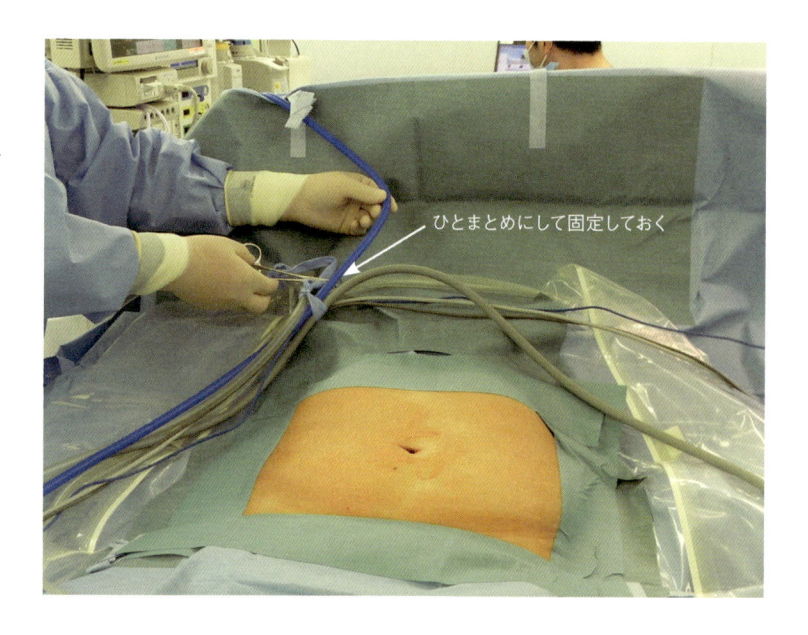

ひとまとめにして固定しておく

| 手術が開始できる術野の展開

2 シーツをかける。ポート挿入の妨げとならないようにシーツを貼付する。その際のメルクマールは，頭側－肋骨弓のライン，外側－上前腸骨棘のライン，足側－恥骨頭側のライン。

肋骨弓のライン
上前腸骨棘のライン
上前腸骨棘
恥骨
恥骨頭側のライン

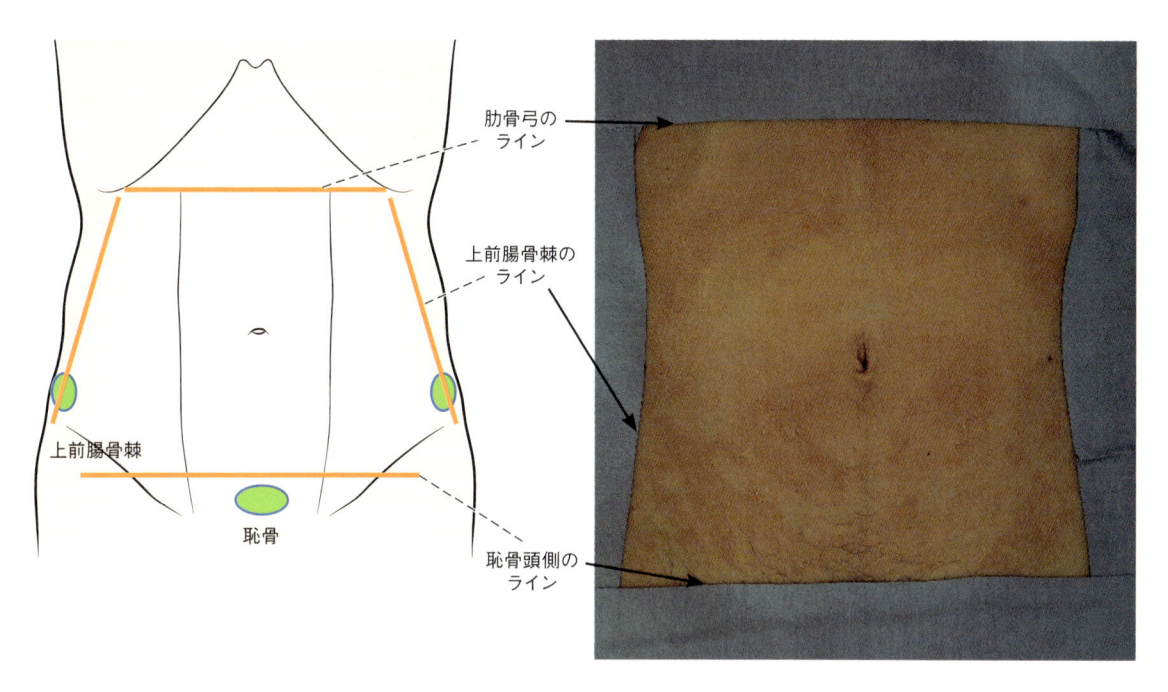

3 チューブ類，コード類を①〜④の順番で配置する。
チューブやコード類の配置は，移動頻度の低いものから高いものの順に行う。これは動かす頻度の高いチューブやコードが絡まないようにするための配慮である。

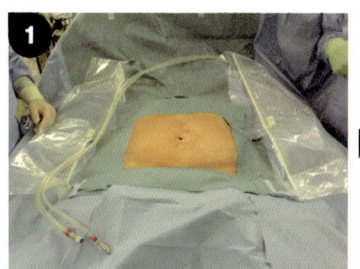

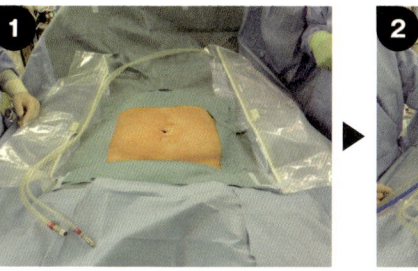

1 送気／排気チューブ 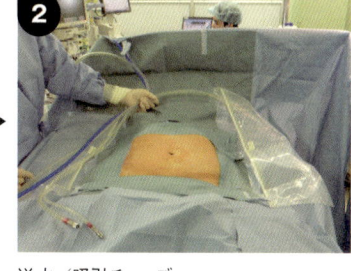
2 送水／吸引チューブ 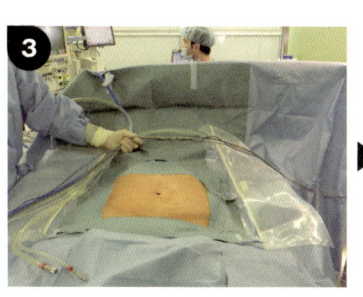
3 エネルギーデバイスコード 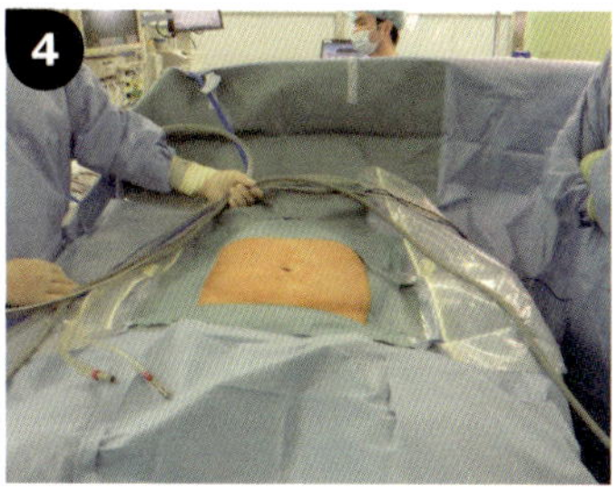
4 カメラコード

047

Check Point

- コードやチューブ類に絡みはないか。
- 術野と機械台の間を移動するカメラコードに余裕があるか。
- 電気メスやエネルギーデバイスは使用できるように準備されているか。

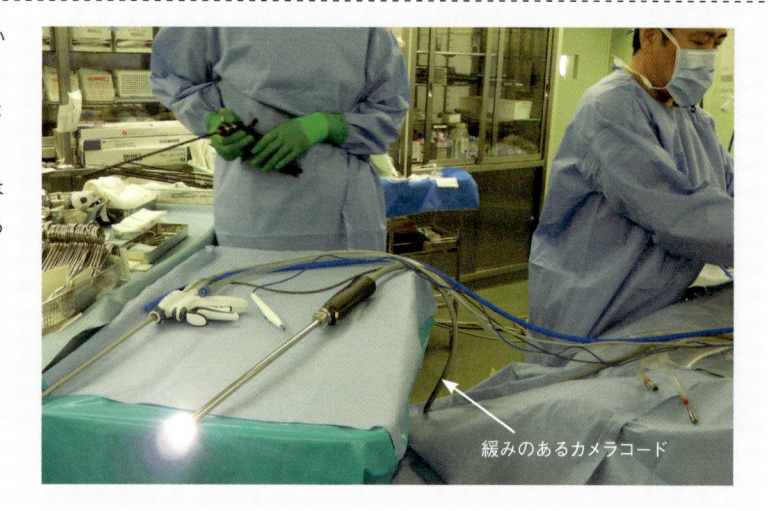

緩みのあるカメラコード

Cut 03

ポート挿入

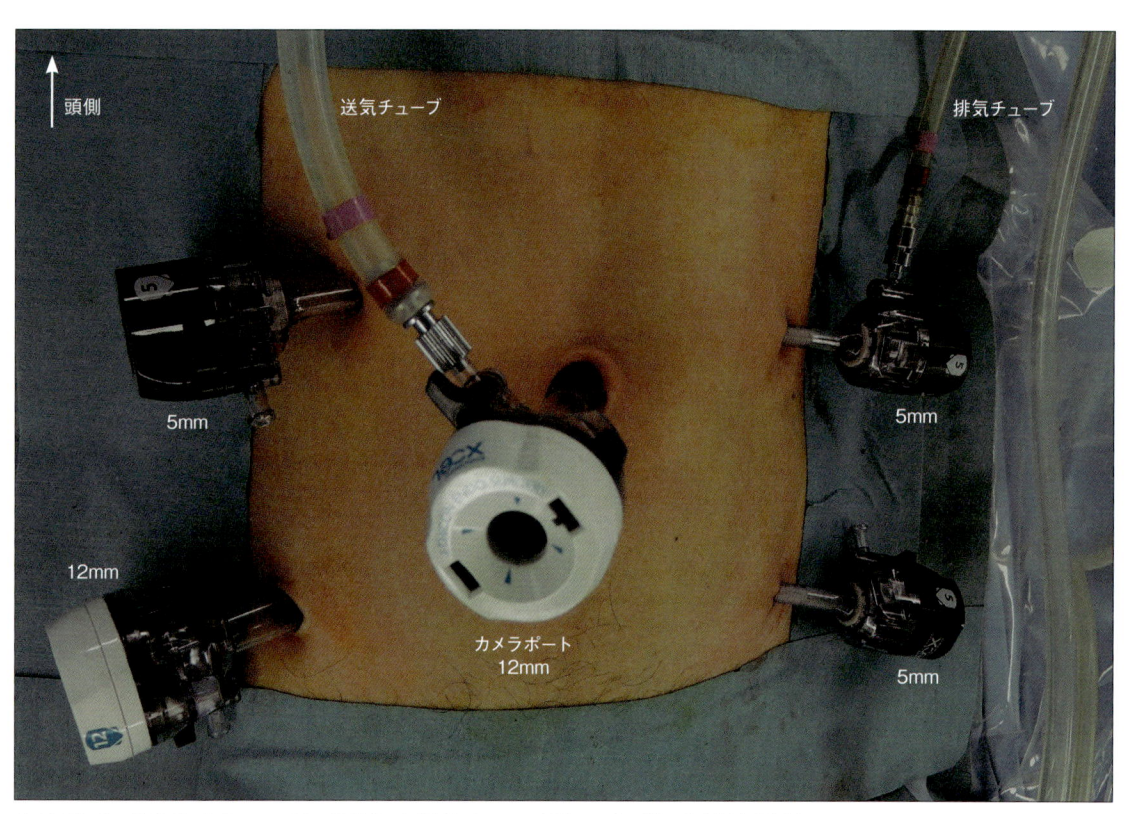

Start 00:00
End 02:23

頭側
送気チューブ
排気チューブ
5mm
5mm
12mm
カメラポート 12mm
5mm

カメラポート，助手ポート（5mm×2），術者ポート（右手12mm，左手5mm）の計5本を順次留置する

手術が開始できる術野の展開

1 Optical methodによってカメラポートを挿入する。

臍の一番底を皮膚切開。その後，optical methodでカメラポートを挿入する。臍切開のメリットは，腹腔内への最短ルートであることと整容性に優れることである。皮膚をしっかり持ち上げ，ポートを左右にひねりながら3回（①筋膜前鞘，②筋膜後鞘と腹膜）白いリングを通過させる。臓器損傷が危惧されるときには，カメラを腹腔内に挿入した後，カメラガイド下にポートを進める。臍を小開腹しない場合は，臍上1/2もしくは臍下1/2を切開し，臍の底を切開しないことで臍のくぼみを破壊しないことで，整容性を保つことができる。

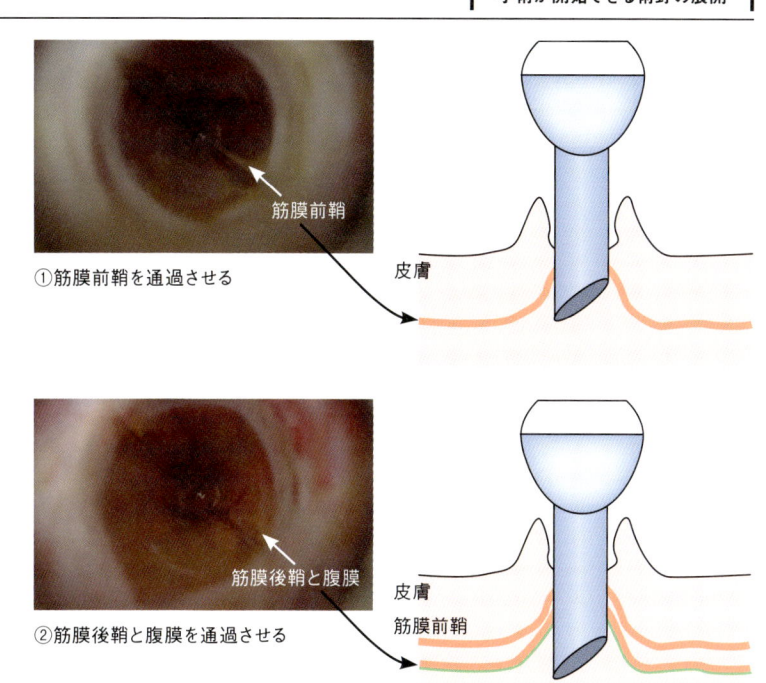

①筋膜前鞘を通過させる

②筋膜後鞘と腹膜を通過させる

Open methodによるカメラポートの挿入

臍を反転させ，臍の底を皮膚切開する。さらに筋膜と腹膜を切開し開腹すると同時に筋鈎で腹腔内へのルートを確保する。そのルートに沿ってカメラポートを挿入する。

2 カメラポート挿入後の確認を行う。

カメラポートが腹腔内に入ったことを確認できたら気腹を開始する。まず，創直下に出血や臓器損傷がないかを確認。次に，カメラポートの位置を調節する。

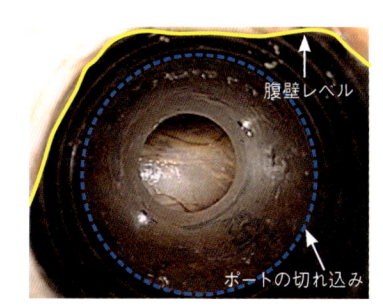

カメラポートが深く入りすぎると，カメラの視野が狭くなるためポートはなるべく浅くかつ抜けにくい位置にセットする。その目安はポートのリング状の切れ込みを腹壁レベルに合わせることである

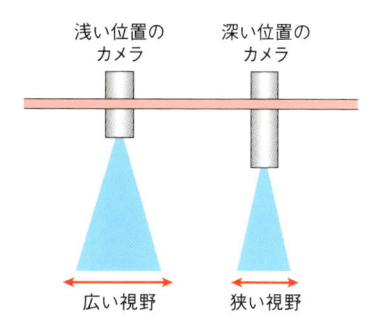

カメラ位置による視野の違い

3 腹腔内を観察する。

術者がカメラを自分で操作し，癒着や転移病変がないか，①～⑤の順に観察する。

肝表面や横隔膜下の奥深くでカメラが届かない場合は，カメラポートを深く差し入れることが必要な場合もある。

小腸を排除する際の妨げとなるため，胃が拡張している場合は吸引しておく。

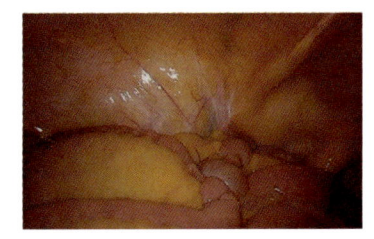

①左腹壁

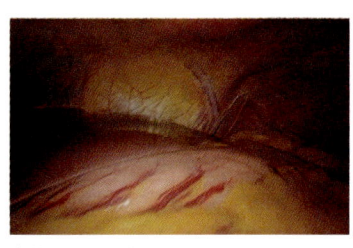

②横隔膜－肝外側区域

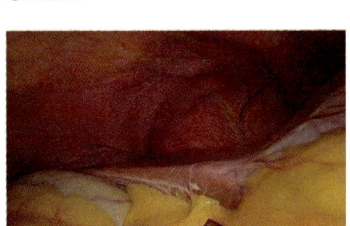

③横隔膜－肝右葉

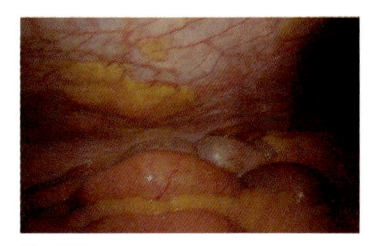

④右腹壁

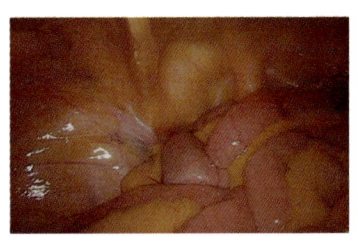

⑤尾側腹壁

4 カメラポート以外のポートを挿入する。

挿入しやすい細いポート（5mmポート）を，血管を損傷するリスクの低い位置（頭側）から順に挿入する（①左上→②左下→③右上→④右下）。

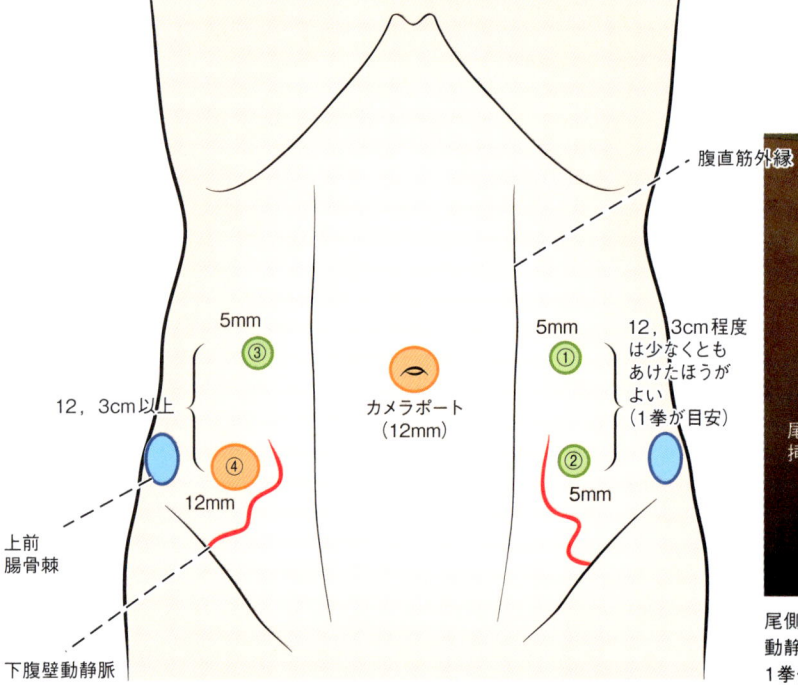

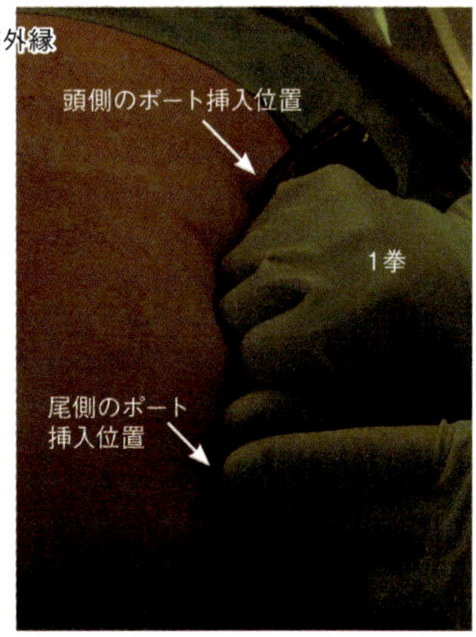

腹直筋外縁

5mm ③

12,3cm以上

④ 12mm

上前腸骨棘

下腹壁動静脈

カメラポート（12mm）

5mm ①

② 5mm

12,3cm程度は少なくともあけたほうがよい（1拳が目安）

頭側のポート挿入位置

1拳

尾側のポート挿入位置

尾側ポートを上前腸骨棘レベルで下腹壁動静脈の外側に決める。その12,3cm（約1拳分）以上離れてポート位置を決める

| 手術が開始できる術野の展開

ITO's eye　ポート挿入に際して知っておくべき解剖

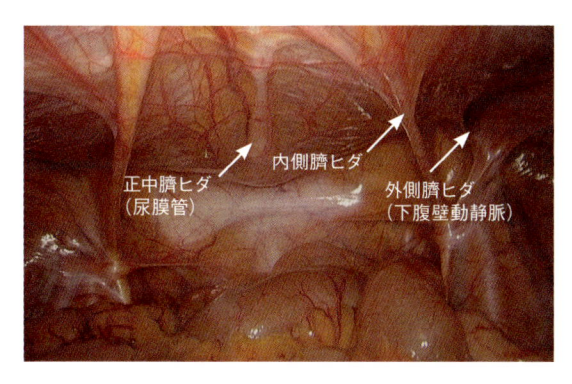

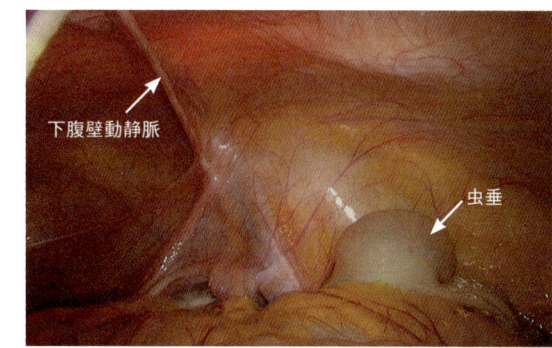

（写真ラベル）正中臍ヒダ（尿膜管）／内側臍ヒダ／外側臍ヒダ（下腹壁動静脈）／下腹壁動静脈／虫垂

ポートは腹壁に対し，垂直に挿入する．斜めに挿入するとその後の鉗子の操作性が悪くなるばかりでなく，術中にポートが抜けやすくなる原因となる．

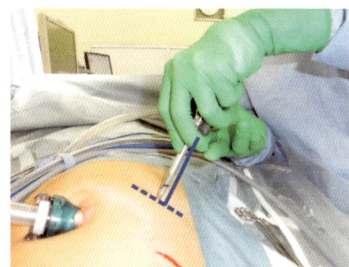

右下に12mmポートを挿入する場合は，腹壁が進展しやすく，下腹壁動静脈損傷および腹腔内臓器損傷のリスクが高いので，助手鉗子でアシストしたほうがよい．助手鉗子でのアシストには，腹壁を圧排する場合と腹腔内の臓器を排除する場合がある．

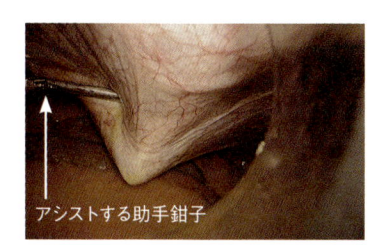

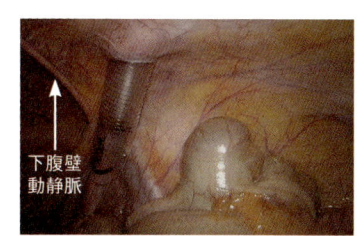

（写真ラベル）アシストする助手鉗子／下腹壁動静脈

Check Point
- カメラポートはしっかり固定されているか．固定されていなければ糸で縛り固定する．とくに高齢者で膜が脆弱な症例では，術中，鉗子操作でポートが抜けやすいことがある．そのような状況では，ポートを糸で固定することでポート抜去のストレスを軽減できる．
- ポート挿入部から出血がないか．

Cut 04

小腸の排除

▶ Start 02:23
　 End 04:02

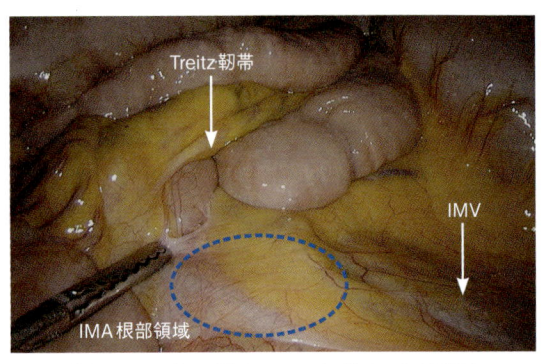

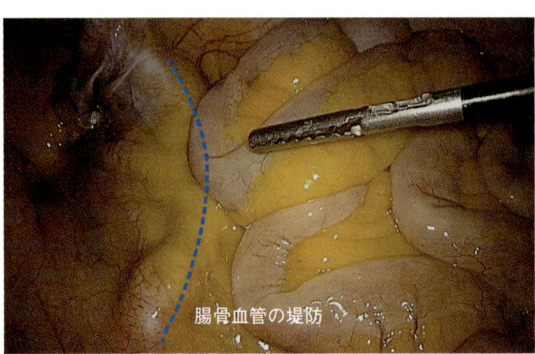

1stコンポーネント（主に空腸）排除後　　　　2ndコンポーネント（主に回腸）排除後

Treitz靭帯
IMV
IMA根部領域
腸骨血管の堤防

小腸の排除は，その後の手術をスムーズに進めるため重要なステップのひとつである。大網と横行結腸を移動した後，小腸を2つのコンポーネント（空腸と回腸）に分けて，排除する。ゴールは，IMA根部およびIMV領域の操作の邪魔にならないよう小腸が排除され，右下腹部で小腸が落ち込まないことである

1 頭低位，右側臥位をとる。頭低位は5秒間，右側臥位は3秒間の移動としている。角度をきつくし小腸を排除できてから，小腸が落ち込まない位置まで角度を緩く戻す方法も有効である。

2 大網と横行結腸を移動させる。

術者が左手にカメラ，右手に鉗子を持つ。これは術者一人で操作することにより，助手との意思疎通不足による不用意な損傷を防ぐ意図がある。大網の最尾側を把持し，肝臓の最も奥へ移動させる。大網を肝表面にのせた後，横行結腸を肝臓の辺縁に移動させる。横行結腸を移動させたことで，次に排除する小腸が収まるためのスペースができる。

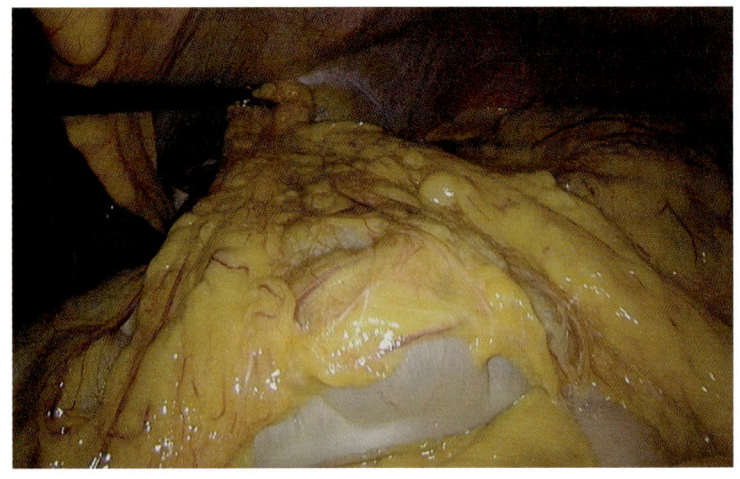

大網を肝表面に置いたところ。大網から出血させないようにジェントルな操作を行う

| 手術が開始できる術野の展開

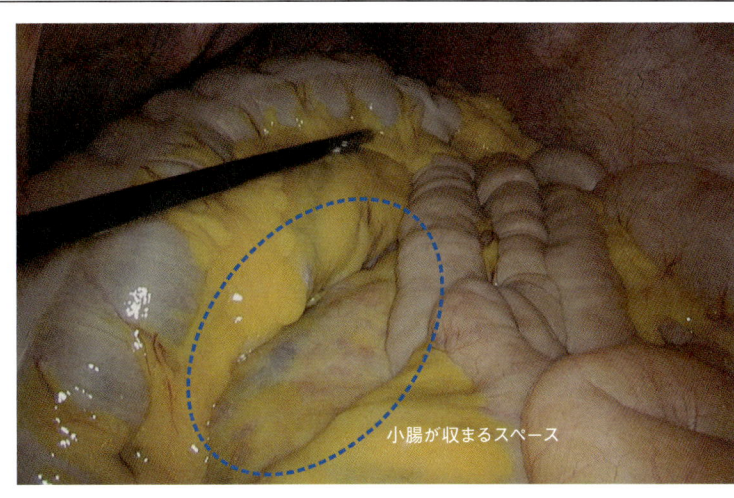

横行結腸を肝臓の辺縁に移動させたところ。小腸が収まるためのスペースが確保できる

3 小腸の1stコンポーネント（空腸）を左上腹部に移動させる。
術者が左手にカメラを持ち，右手鉗子で本のページをめくるように小腸間膜をめくり，小腸を移動させる。腸管のみの移動では再度戻ってしまうので，小腸間膜を移動させることが大切である。
脾彎曲の授動を考えている場合は，右上腹部へ小腸を移動させたほうがよいことがある。

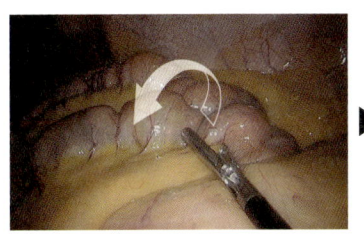

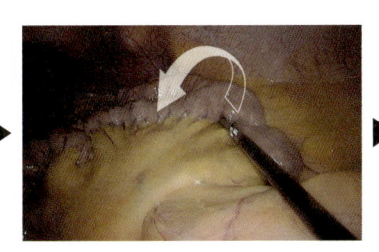

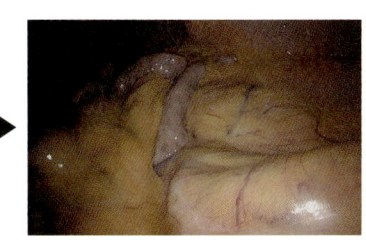

小腸間膜を本のページをめくるように順序よくパタパタッと移動させる

4 小腸の2ndコンポーネント（回腸）を右下腹部に移動させる。
助手にカメラを渡し，術者は両手で鉗子を持つ。近傍から回腸をたぐり，回腸末端から約10cm口側の腸管近傍の間膜を目安に把持し，右傍結腸溝を目指し時計回りに小腸を移動させる。小腸は腸骨血管の堤防に引っ掛けて落ち込まないようにする。
術者側から行いにくいときは，助手側から排除する。

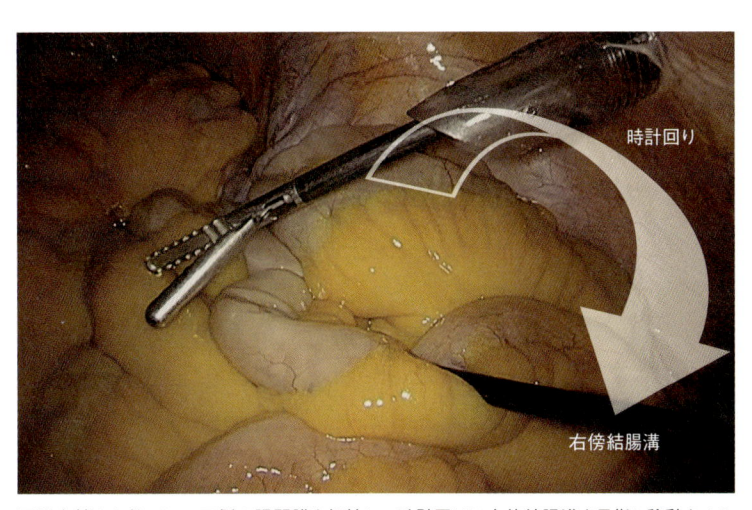

回腸末端から約10cm口側の腸間膜を把持し，時計回りに右傍結腸溝を目指し移動させる

小腸の排除を助手と同時に行うと鉗子で腸管および腸間膜を損傷するリスクが高くなるため,基本的には術者もしくは助手一人で行う。

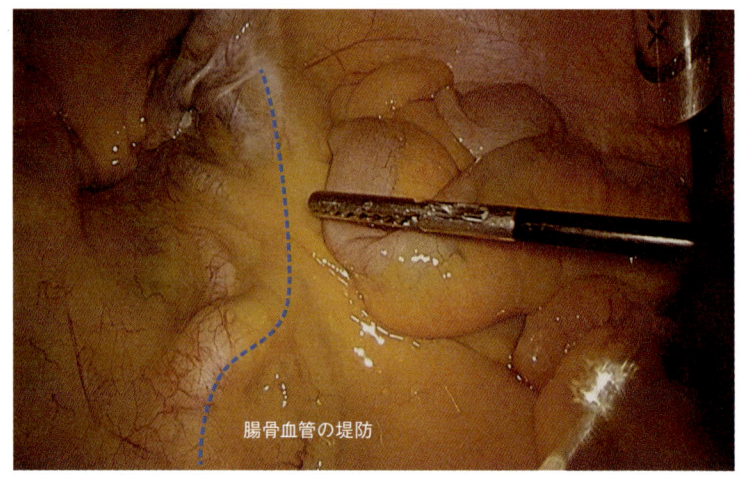

腸骨血管の堤防

腸骨血管の堤防で小腸が落ち込まないようにする

ITO's eye　2ndコンポーネントの小腸が落ち込むときの対処方法　伊藤の目

① 頭低位,右側低位の角度を強くする。
② 癒着がある場合は癒着を外し,回盲部の可動性を上げる。
③ ガーゼを敷き込む。
④ 助手鉗子で固定し,場面ごとに視野を確保する(場合によりポートを追加する)。

回盲部近傍に癒着を認め,移動が制限されている。この部分を切離し,可動性を上げる。

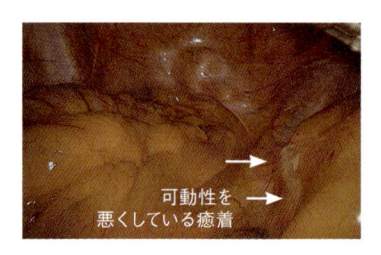

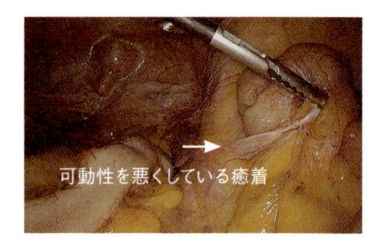

可動性を悪くしている癒着

可動性を悪くしている癒着

ガーゼは回盲部の背側から小腸の背側に順番に敷き込む。ガーゼの摩擦で小腸の落ち込みを防ぐことができる。術者側から難しければ助手側から行う。

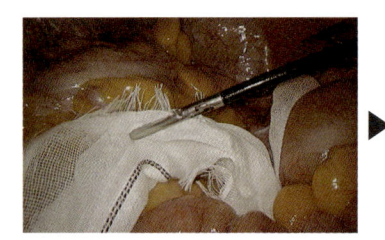

まず回盲部の背側に敷き込む 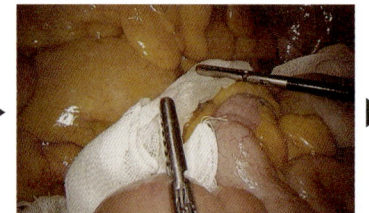　▶　次いで小腸の背側に敷き込む 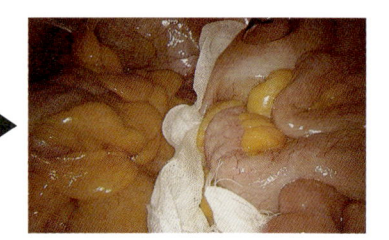　▶　腸骨血管の外側にガーゼが敷き詰められ,小腸の落ち込みを防ぐ

Cut 05
脾彎曲部の授動

脾彎曲部の授動を行う場合の手順を，「内側からのアプローチ」「外側からのアプローチと大網切離」「横行結腸間膜の切離」の3ステップに分けて解説する。

患者体型，必要な腸管長により授動の要求度は異なる。よって，全例で完全な授動が必要なわけではなく，とくに横行結腸間膜の切離まで必要となる症例は少ない。

脾彎曲部の血管走行

動脈と静脈が伴走しないことが一番の特徴である。脾彎曲部の動脈は，SMA系とIMA系と2つの系から流入する。MCAの左枝末梢とLCAの末梢による辺縁動脈の連続となる。この部位はGriffith点と呼ばれ，血流障害に注意を払うべきポイントとなる。下腸間膜静脈は，流入部の位置にバリエーションがあり，術前の画像検査で把握しておくのがよい。

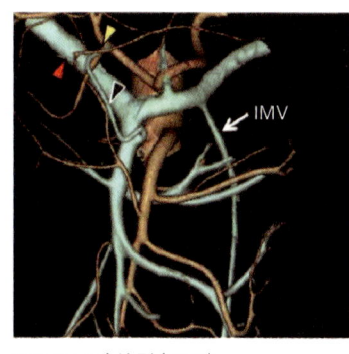

Splenic v.合流型（50％）

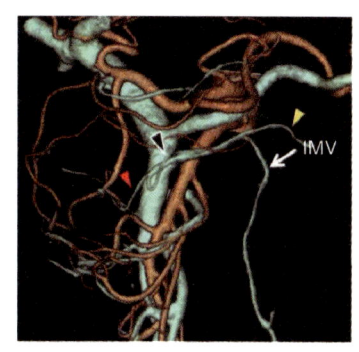

SMV合流型（30％）

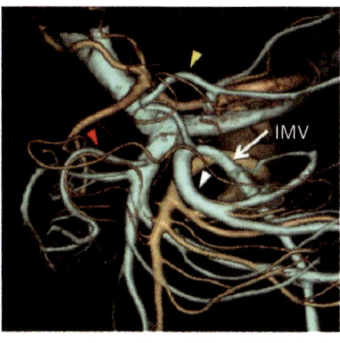

Left trunk合流型（12％）

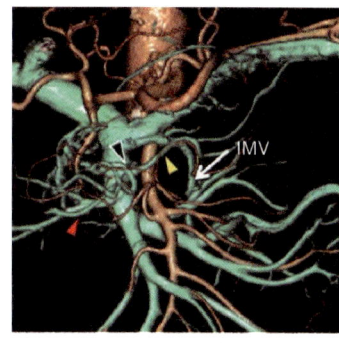

SMV・SPV合流部合流型（8％）

出典：坂口孝宣ら．MDCT 3D画像による膵頭部の血管解剖．胆と膵．2011；32：1149-1156．

Step 01　内側アプローチ

1 IMA切離後，IMVを切離する前の段階で開始する。

IMVの背側で後腹膜下筋膜を温存できる層の同定を行う。

間膜をついたて状に展開することがポイントとなる。助手左手鉗子は間膜の切離端を把持し，11時方向に挙上。助手右手鉗子はIMAの切離

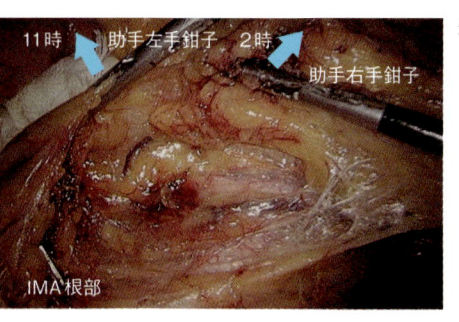

剥離開始の展開

端近傍の間膜を把持し，尾側2時方向に牽引している。
この際も，後腹膜下筋膜を温存する剥離層の同定には，後腹膜下筋膜と結腸間膜の境に生じる「白色の境界」と，間膜を走行する「縦の細血管」と後腹膜を走行する「横の細血管」の血管走行を手がかりにする。

2 結腸間膜を外側および頭側に向かって剥離する。

間膜を剥離をする際は，間膜に常に適切なテンションがかかっていることが大切である。助手左手鉗子は先端を開き，間膜を腹側12時方向に挙上し，助手右手鉗子も先端を開き，間膜を腹側12時方向に挙上する。

剥離が進むと間膜のテンションは緩むので，適時助手鉗子を移動させ，テンションをかけ直すことが重要である。その際，間膜にテンションをかけることで後腹膜下筋膜も一緒に腹側に牽引されることがあるので注意が必要である。

助手鉗子の使い方は，助手の右手と左手鉗子をクロスし間膜を挙上したほうが腹側へのテンションがかかりやすいこともある。

助手左手鉗子の操作は，助手側からはミラーイメージとなるため，状況により術者が操作したほうがよい。

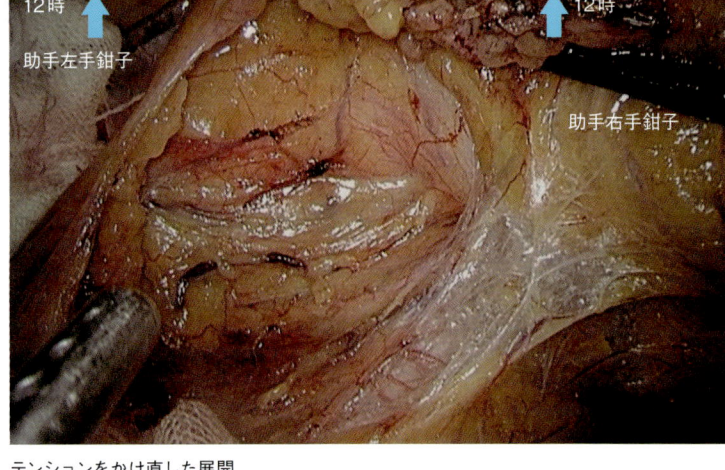

テンションをかけ直した展開

3 さらに間膜にテンションをかける際の展開である。

Treitz靭帯近傍の結腸間膜をIMV内側で血管に沿って切開する。

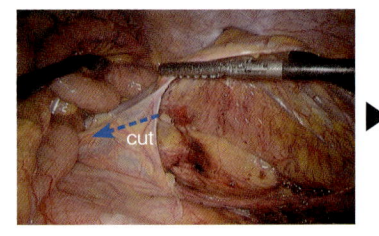

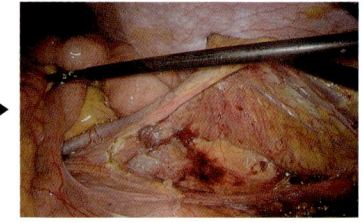

間膜を切開したことで，挙上性が向上し，作業スペースが広くなる

4 術者左手鉗子を間膜挙上に使用する。

術者左手鉗子を剥離した間膜の一番奥まで入れ，12時方向に挙上する。この際，術者右手はone-hand methodとなるため，電気メスでの切開は難しく，電気メスでの剥離かLCSデバイスでの凝固切離を行う。

5 頭側－膵臓，外側－結腸をメルクマールに授動を完了。

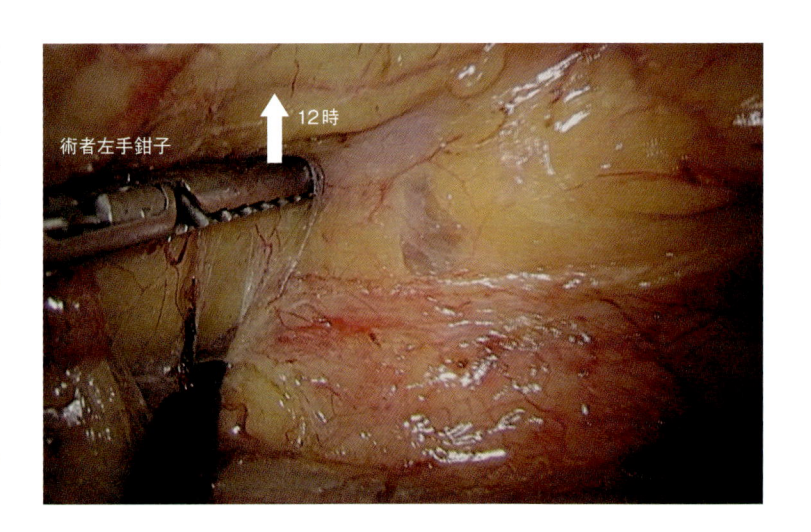

| 手術が開始できる術野の展開 |

Pitfall

後腹膜下筋膜を意識して剥離を進めると，容易に膵臓の背側を剥離してしまうので注意が必要である。

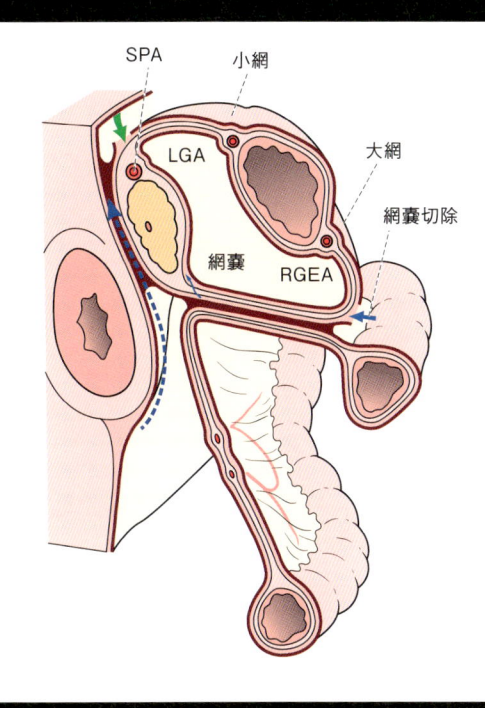

（図：SPA，小網，LGA，大網，網嚢切除，網嚢，RGEA）

Step 02　外側アプローチと大網切離

1　Monk's white lineの切開を頭側方向へ延長し，内側アプローチの剥離層と連続させる。下行結腸を脾臓下極近傍まで脱転する。この際，脾臓に近づくにつれ，下行結腸を直線化することとoff the groundさせることが重要となってくる。

2　網嚢左界から網嚢腔内へ入る。
助手左手鉗子は下行結腸もしくは大網を内側に牽引，助手右手鉗子は下行結腸を内側に牽引する。下行結腸を直線化することで結腸間膜に癒着する大網の付着縁を認識しやすくなる。

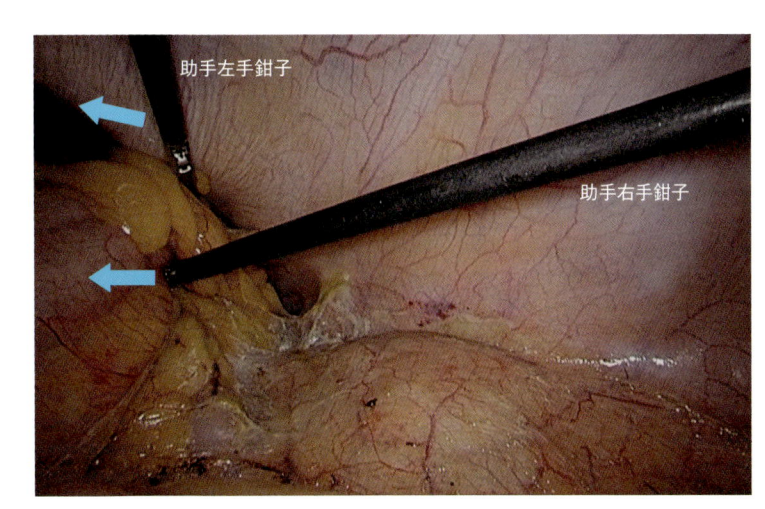

（写真：助手左手鉗子，助手右手鉗子）
網嚢左界へアプローチするときの展開

結腸間膜の付着縁を切開すると網嚢腔が現れる。

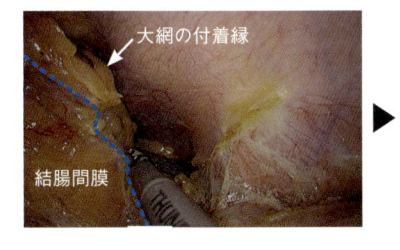

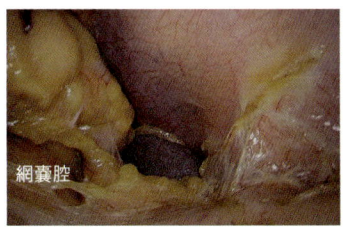

（写真：大網の付着縁，結腸間膜 ▶ 網嚢腔）

3 | 大網を結腸壁から切離する。

助手鉗子2本で大網をついたて状に展開し，術者左手鉗子で結腸を尾側に牽引する。先に網嚢左界で網嚢腔に達しており，その断端から順次大網を切離していく。

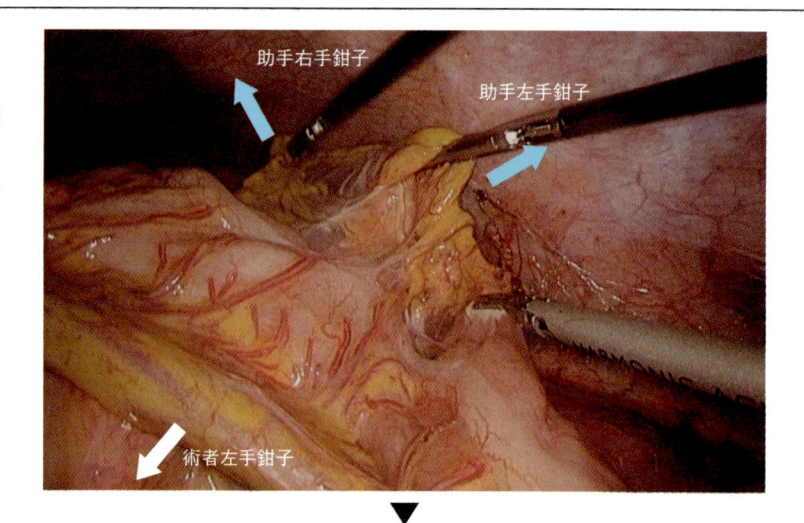

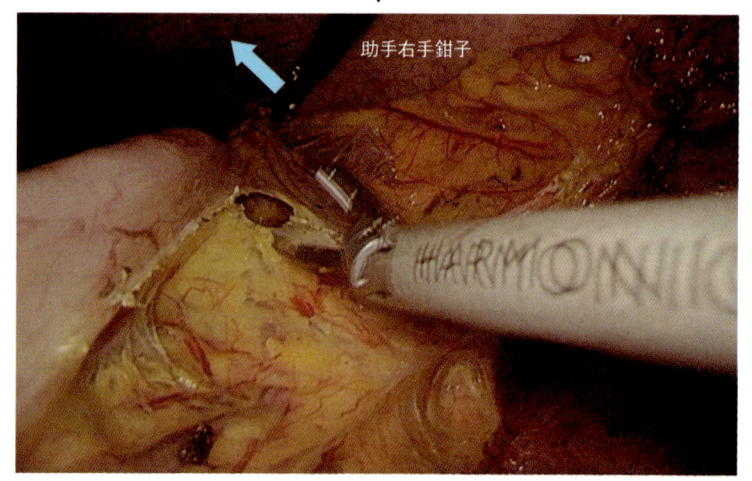

大網を切離するときの展開

Step 03　横行結腸間膜の切離

脾彎曲部の授動は，横行結腸と下行結腸が固定されている後膜下筋膜や大網から遊離することである。遊離された結腸をより足側に届かせようとしたとき，「結腸を直線化すること」と「結腸が足側に向かうときの支点」が重要となる。

結腸が足側に向かうときの支点

脾彎曲部の授動を行う前には，足側に向かう結腸の支点は脾彎曲部にある。支点を①から②に移動させることで到達できる最下点がより足側になる。

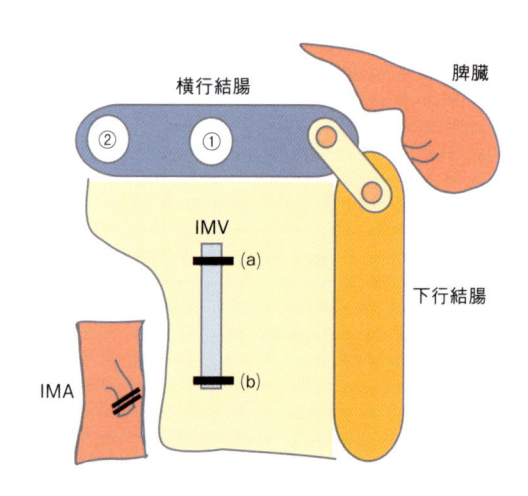

(a) IMVをIMA根部レベルで切離

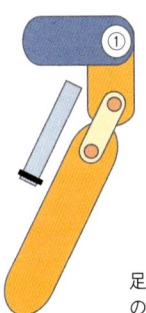

足側に向かう結腸の支点はIMVの流入部によって規定される

(b) IMVを膵下縁レベルで切離

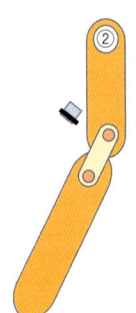

足側に向かう結腸の支点はIMV流入部より口側にできる

結腸を直線化する

結腸間膜を切開することで結腸の湾曲を解除し直線化できる。結腸間膜には辺縁血管が走行しており、切開には注意が必要である。

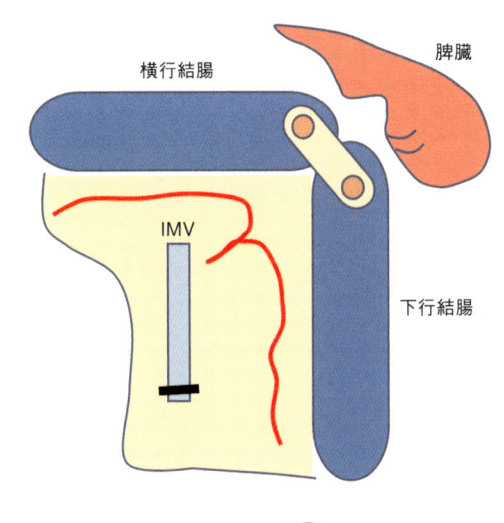

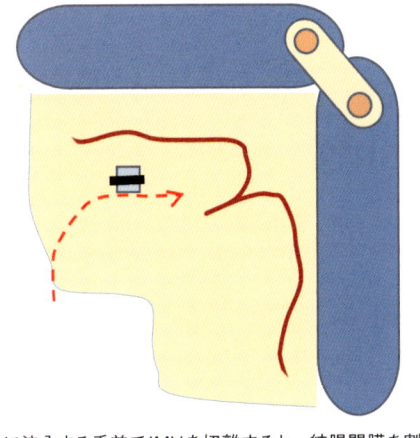

横行結腸　脾臓

IMV

下行結腸

脾静脈に流入する手前でIMVを切離すると，結腸間膜を割るように結腸の直線化ができる

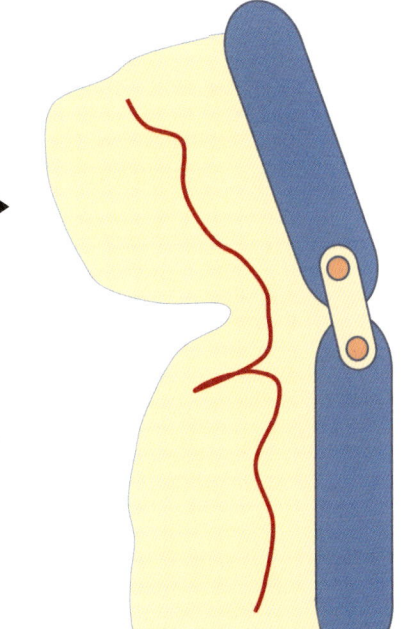

Scene 02 直腸後腔に入る

直腸後腔に入る

肛門側への内側アプローチを終了した時点から，IMA処理前のプロセスで，腸間膜の展開と切開に関する手技，直腸固有筋膜を確実に同定するコツ，直腸固有筋膜を損傷することなく剥離するポイントを解説する。高齢女性など直腸固有筋膜が薄い症例などもあり，直腸固有筋膜を常に意識した慎重な剥離手技が望まれる。

Cut

❶ 腸間膜を展開する
❷ 腸間膜を切開する
❸ 直腸固有筋膜を同定する
❹ 直腸固有筋膜に沿って剥離する（ME：mesorectal excision）

Cut 01

腸間膜を展開する

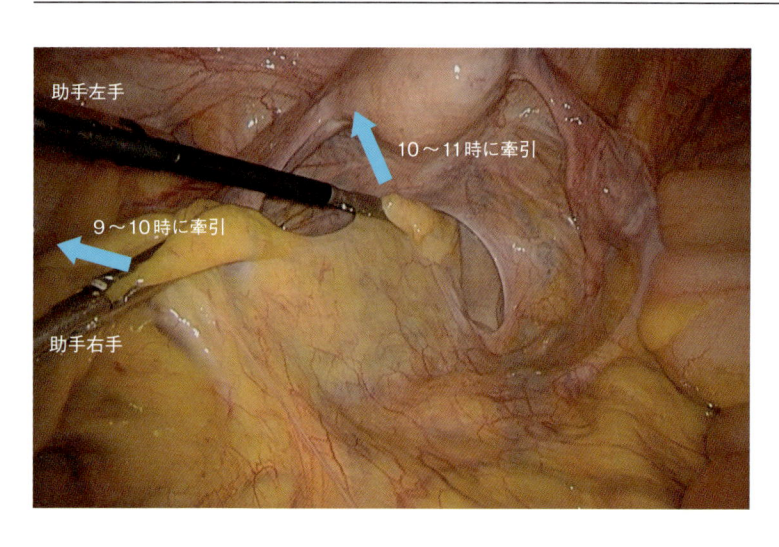

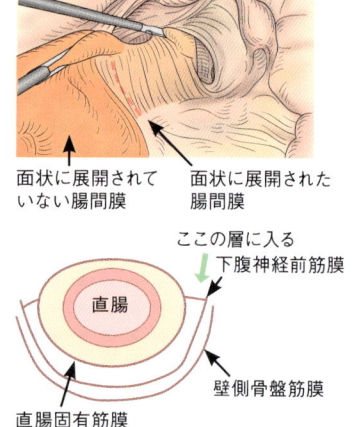

Start 04:02
End 04:29

助手左手
10〜11時に牽引
9〜10時に牽引
助手右手

面状に展開されていない腸間膜
面状に展開された腸間膜

ここの層に入る
下腹神経前筋膜
直腸
壁側骨盤筋膜
直腸固有筋膜

Exposure

1 適切な腸間膜切開を行うために，直腸S状部から上部直腸にかけての腸間膜起始部にしっかりとテンションをかける。

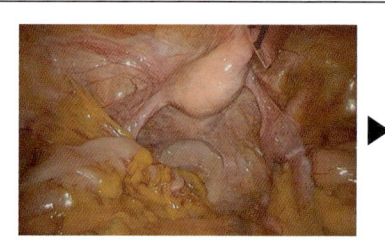

骨盤腔内にS状結腸が落ち込んだ状態

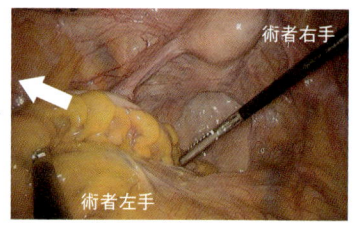

術者右手
術者左手
術者がS状結腸を骨盤腔から引き抜くように頭側に牽引

| 直腸後腔に入る

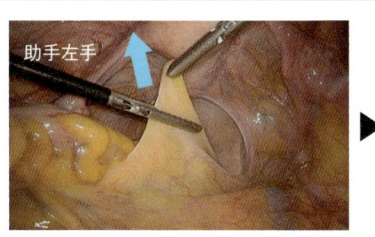

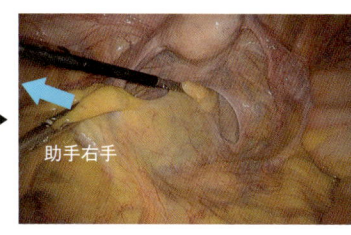

助手左手

助手右手

上部直腸の腸間膜を助手左手で把持。10〜11時に牽引

岬角レベルの腸間膜を助手右手で把持。9〜10時に牽引

Check Point

- 直腸S状部〜上部直腸にわたって広範囲に腸間膜起始部にしっかりとテンションがかかっているか。
- 直腸右側の展開された視野に小腸，卵巣，子宮などが落ち込んでいないか。

Pitfall

直腸S状部から上部直腸にかけての腸間膜起始部にテンションがかかっていない。その結果，3次元的な面としてのトラクション構築がない。

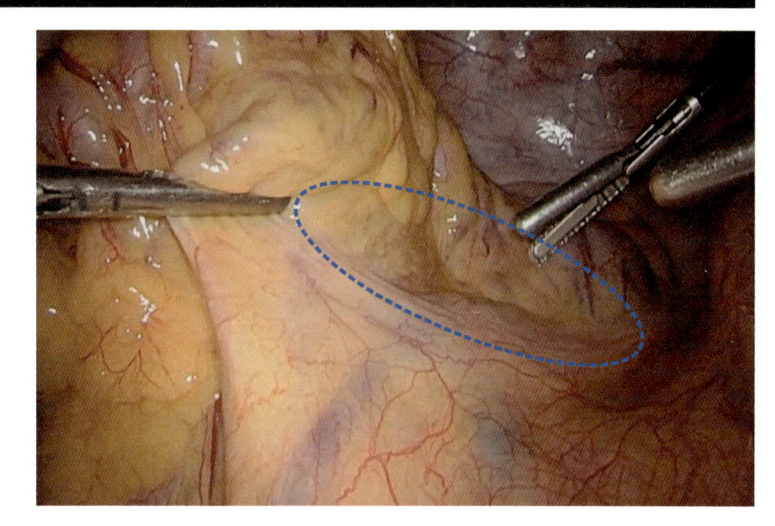

腹膜翻転部に近い上部直腸が落ち込んでいるため，腸間膜に切り込んでしまうおそれがある。あくまでも最良の3D tractionにこだわるべきである。

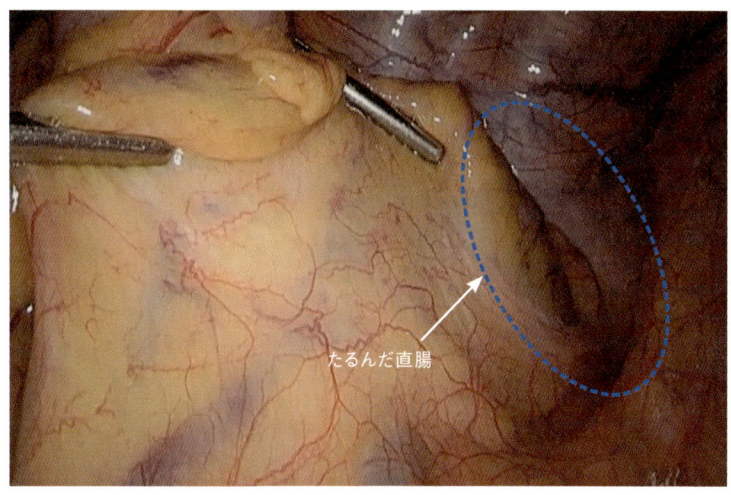

たるんだ直腸

Cut 02

腸間膜を切開する

Start 04:29
End 05:39

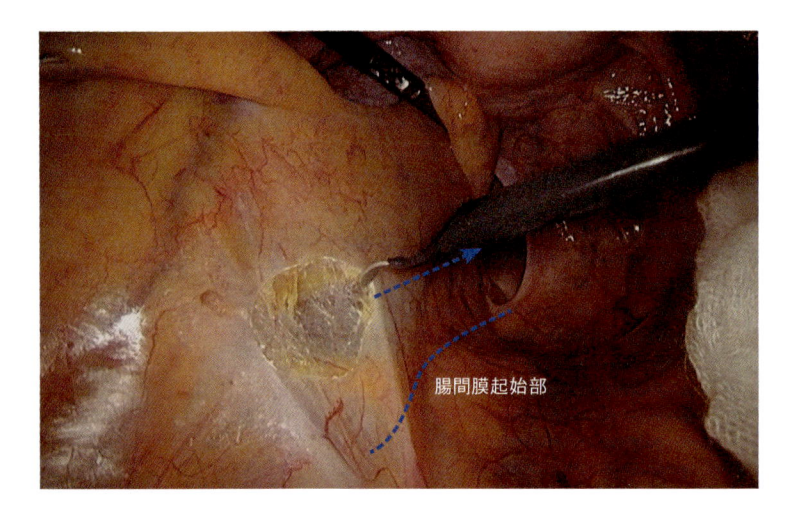

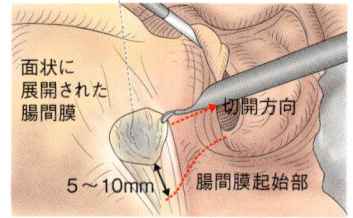

Airが入り，展開された直腸後腔

面状に展開された腸間膜 　切開方向
5〜10mm　腸間膜起始部

S2-S3付近の直腸後腔が広く入りやすい
（岬角と腹膜翻転部の間くらい）

腸間膜起始部

Exposure

1 術者左手で4〜5時に牽引し，間膜起始部にカウンタートラクションをかけ，5〜10mm上方（腸管寄り）で腸間膜を切開する。

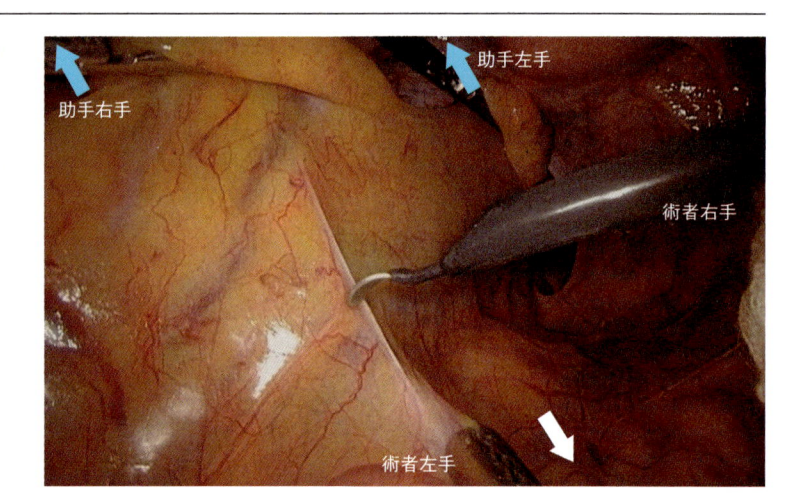

助手右手　助手左手
術者右手
術者左手

Dissection

2 ①適切な層に切開が入れば，直腸後腔にairが入るので，その最も腸管寄りで切開を広げる。
②肛門側は最初の展開でテンションがかかっているところまでで一気に腸管を切開し，次の3D traction構築に移る。

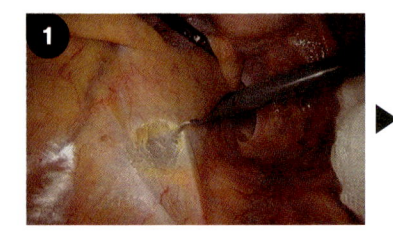

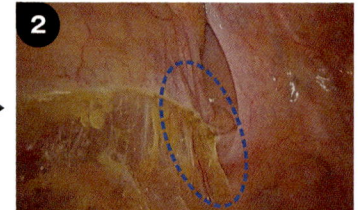

破線の円内はテンションがかかっていない部分なので，次の適切なトラクションを作ってから切離する

③間膜切開を広く行うことで，固有筋膜を同定する部位が視認しやすい。

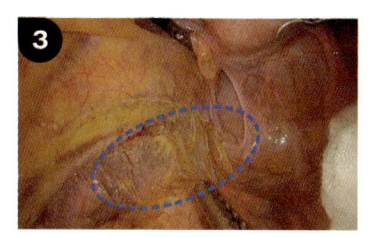

展開された直腸後腔（破線の円内）

Check Point

- 直腸後腔に沿って切開線を広げているか。
  →送気された直腸後腔の最も腸管寄りに沿って，切開線を広げる。
- 近くに右下腹神経が走行していることに留意しているか。

Pitfall

テンションのかかっていない部分で，直腸固有筋膜を確認できず切開を無理に進めると，正しい切開線からずれてしまい，腸間膜内に切り込んでしまうことがある。

正しい層で剥離していけば無血管野領域なのでほとんど出血しない。何かおかしいなと感じたときには，
①3D tractionをもう一度作り直し，やや強めに牽引する。
②ランドマークとなる直腸固有筋膜を同定しやすいところを別の場所で探す。

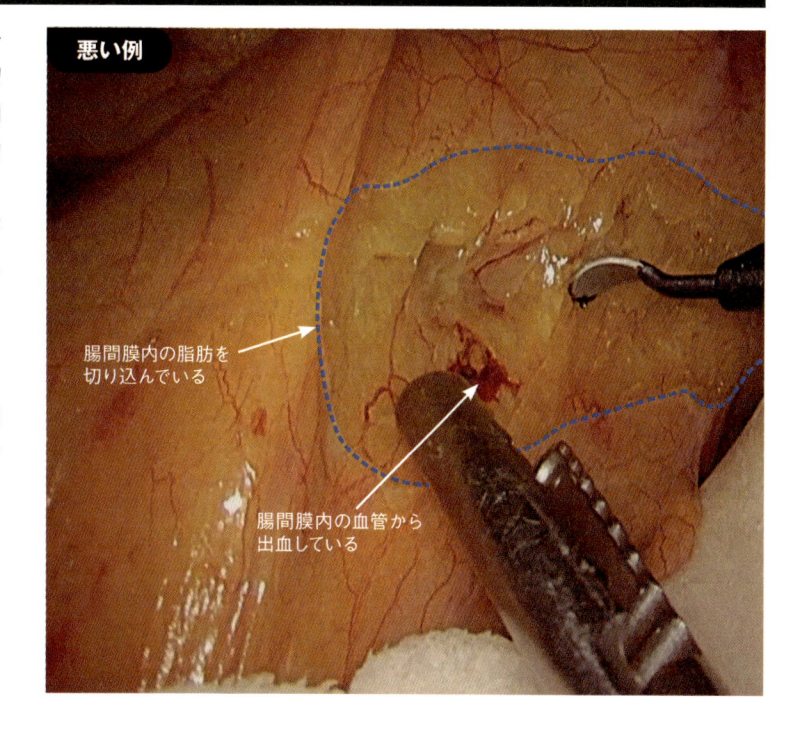

悪い例

腸間膜内の脂肪を切り込んでいる

腸間膜内の血管から出血している

063

Cut 03

直腸固有筋膜を同定する

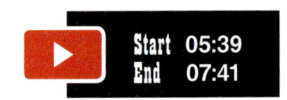

Start 05:39
End 07:41

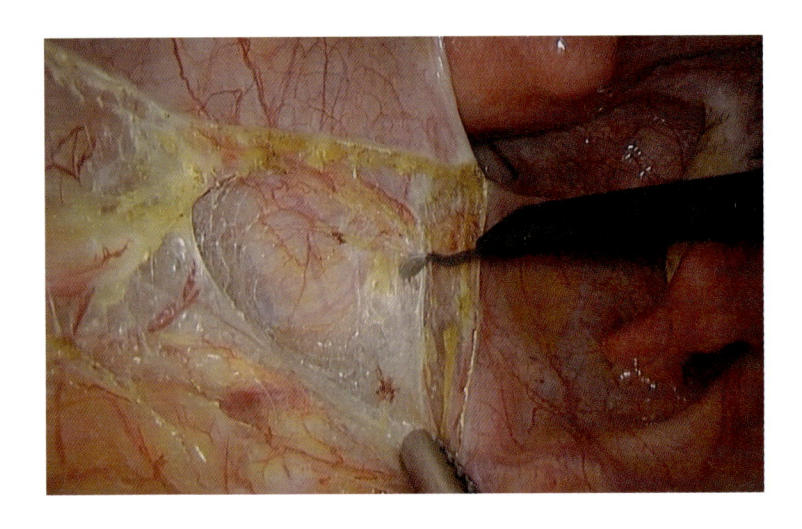

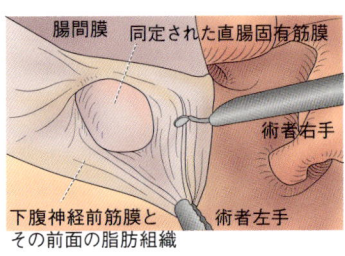

```
腸間膜    同定された直腸固有筋膜
                              術者右手
下腹神経前筋膜と    術者左手
その前面の脂肪組織
```

Exposure

Cut 02と同様の手順で行う。

Dissection

1 ①～②術者左手で下腹神経前筋膜を把持・牽引する。その腸管寄りで切開し、固有筋膜を同定する。
③～④下腹神経前筋膜を背側に落とす層で剥離していき、固有筋膜を広く露出する。

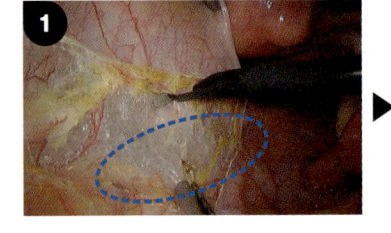

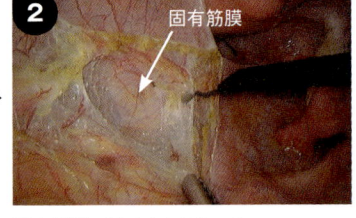

Check Point

- 下腹神経は背側に落ちているか。
- 下腹神経を直接把持していないか。
  → 下腹神経近傍の組織を把持して外側のtractionを作る。

2 固有筋膜

固有筋膜が露出されたところ

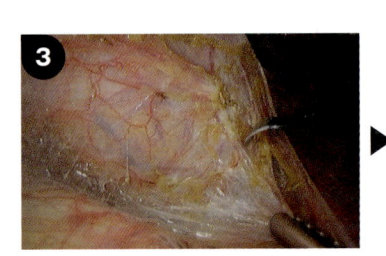

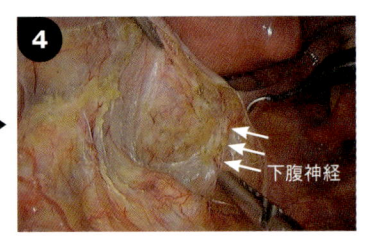

4 下腹神経

下腹神経が背側に落ちていることを確認す

| 直腸後腔に入る

解説

Cut 02で腸間膜の切離線が外側に寄ると，下腹神経前筋膜の背側の層に入ることがある。その場合，広く剥離を進めていくとどこかで下腹神経の前に戻る必要がある。下腹神経の損傷を防ぐには，下腹神経前筋膜と直腸固有筋膜の間の剥離層を選択したほうがよい。

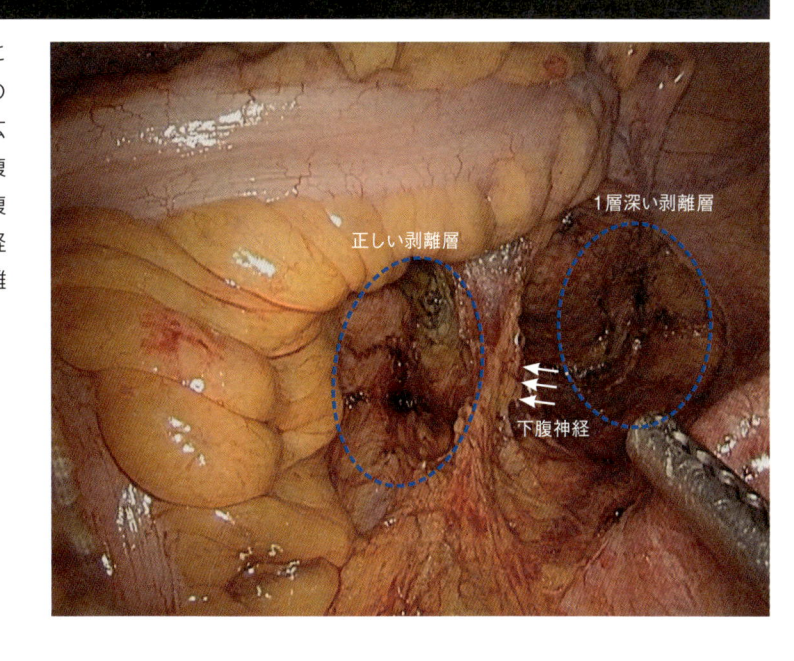

正しい剥離層　1層深い剥離層　下腹神経

Cut 04
直腸固有筋膜に沿って剥離する（ME：mesorectal excision）

Start 07:41
End 10:21

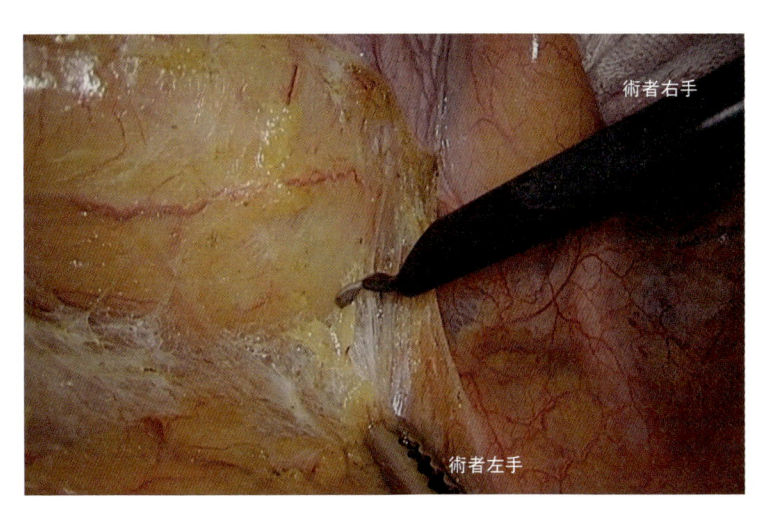

術者右手
術者左手

直腸固有筋膜に沿った剥離ライン 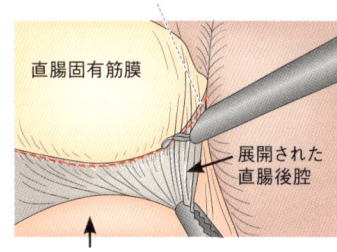
直腸固有筋膜
展開された直腸後腔
下腹神経前筋膜とその前面の脂肪組織

Exposure

Cut 02と同様の手順で行う。

Dissection

1 ①露出された固有筋膜に沿って剥離していく。
②術者の左手で固有筋膜と直腸後腔の疎な結合組織との間にしっかりとテンションをかける。

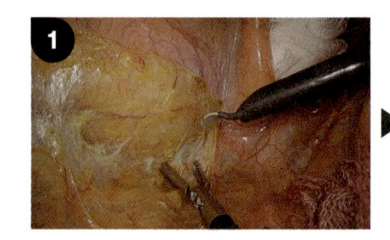

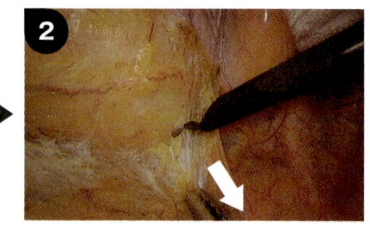

Exposure

腹側へのテンションがなくなったら，助手が肛門側へ持ち替えて腹側に牽引する。

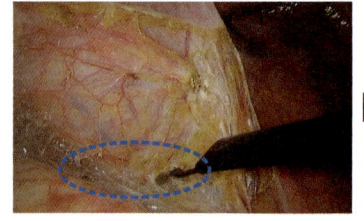

腹側へのテンションがなくなっている（破線の円内）

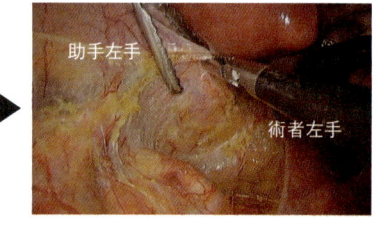

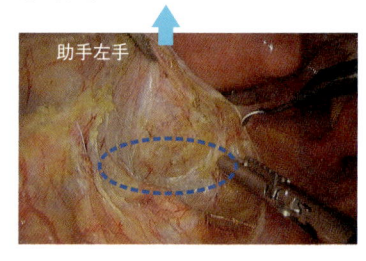

助手左手

助手鉗子の牽引する位置を変えて，再び良好なカウンタートラクションを作り出すことでpoint dissectionが可能となる（破線の円内）

Check Point

- 直腸固有筋膜を損傷することなく剥離しているか。
  → 術者の左手で常にカウンタートラクションをコントロールし，正しい剥離層を意識する。直腸固有筋膜にべったりと張り付く脂肪は下腹神経前筋膜の層に属する脂肪であり，これらの脂肪と直腸固有筋膜の間の剥離を心がけると間違った層に入りにくくなる。

| 直腸後腔に入る |

Pitfall

直腸固有筋膜を常に意識していないと，間膜内に切り込んで郭清リンパ節を露出してしまう。

時に高齢女性など直腸固有筋膜の薄い症例を経験する。このようなケースではとくに直腸固有筋膜内に入り込むことを懸念したうえでの剥離手技を徹底する。

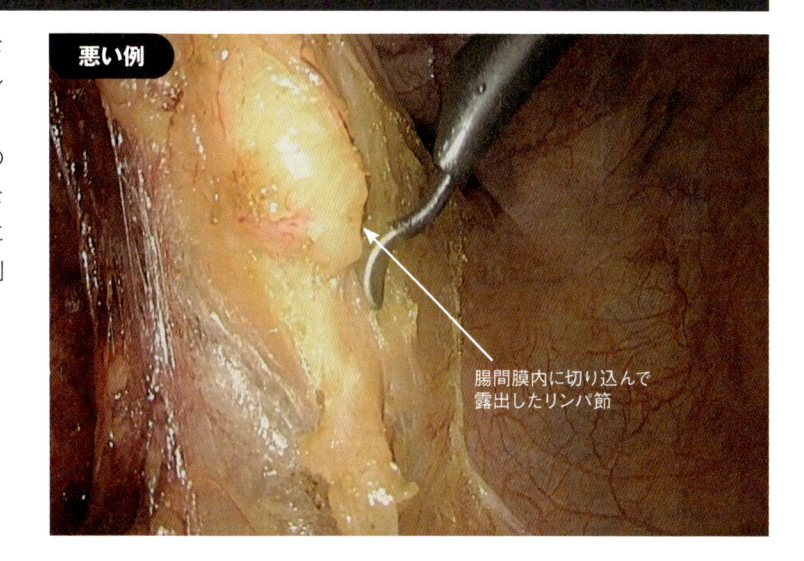

悪い例

腸間膜内に切り込んで露出したリンパ節

Scene 03 IMA処理前の内側アプローチ

IMA処理前の内側アプローチ

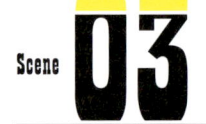

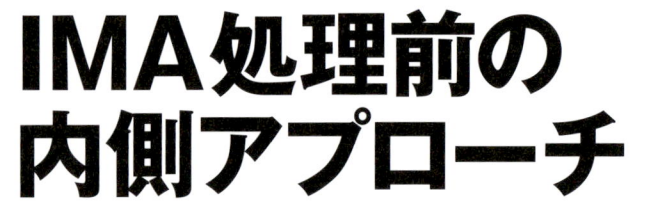

肛門側への内側アプローチが終了した時点からIMA処理前までの手順を述べる。本Sceneでは次のポイントを意識する。①剥離のメルクマールが直腸固有筋膜からIMAへ変わる。②IMAの背側は深い層に入りやすい。③IMVの背側が最も正しい剥離層を同定しやすい。

Cut

❶ 直腸固有筋膜に沿った剥離を頭側に連続させる

❷ SRAを露出しながらIMA根部に向かって下腹神経前筋膜を背側に剥離する

❸ 上方郭清の頭側のラインを決める

❹ IMV背側で腎前筋膜腹側の層を同定する

❺ 腰内臓神経のIMAへの枝（結腸枝）を処理する

Cut 01
直腸固有筋膜に沿った剥離を頭側に連続させる

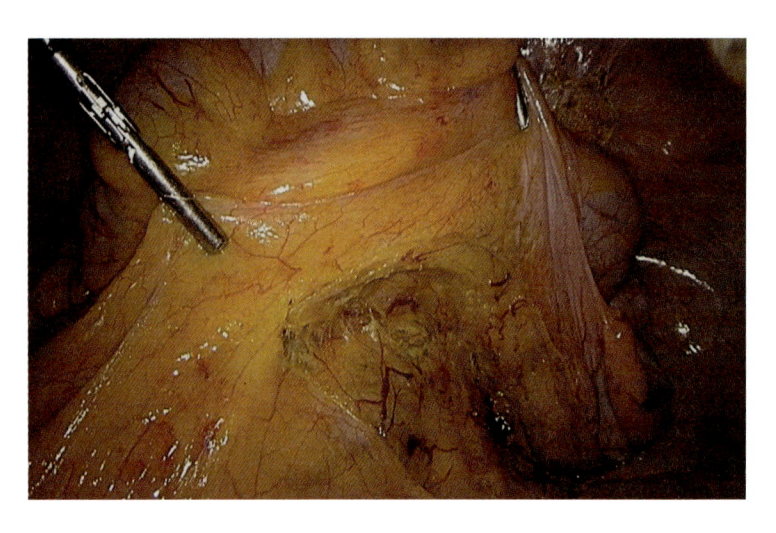

Start 10:21
End 14:01

肛門側で露出した直腸固有筋膜と直腸固有筋膜に覆われたSRA

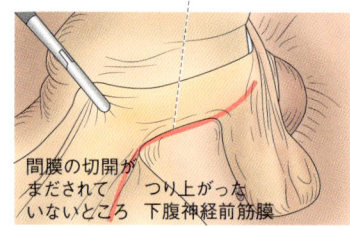

間膜の切開がまだされていないところ　つり上がった下腹神経前筋膜

IMA処理前の内側アプローチ

Exposure

1 助手の2本の鉗子で直腸固有筋膜とSRAが見えるように展開する。この際，助手の左手は肛門側腸管膜を挙上し，右手でSRA近くの腸間膜を挙上する。右手と左手は逆でもよいが，この場面では助手にとってはパラレルな鉗子操作のほうが行いやすい。クロスになった場合には術者が鉗子操作をコントロール，把持し，助手に持たせることもある。

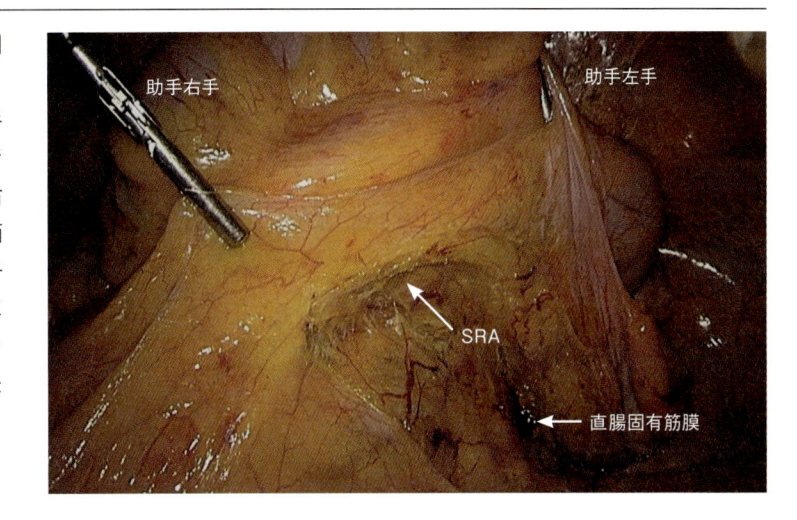

助手右手　助手左手　SRA　直腸固有筋膜

Dissection

2 直腸固有筋膜とSRAをメルクマールに，直腸固有筋膜に沿った剥離を頭側に連続させる。剥離の方向は「上」である。
①下腹神経前筋膜を左手で把持し，手前に引くようにしてテンションをかける。
②直腸固有筋膜と下腹神経前筋膜の境界を頭側に向かって電気メスで切離する。
③鈍的剥離の方向は「上」（ヘラメスの背中で優しくたたくように）。

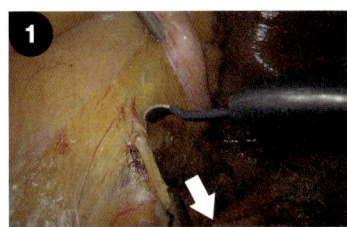

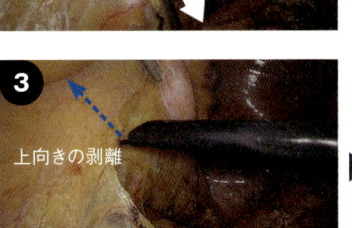

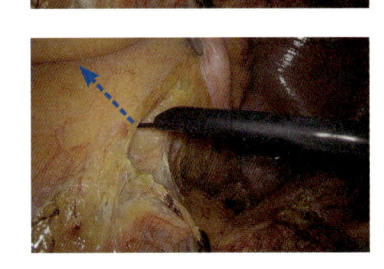

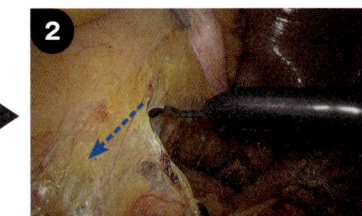

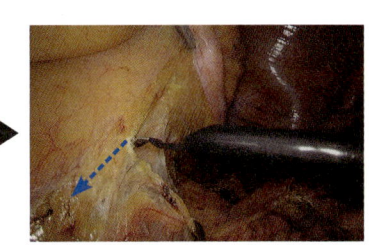

上向きの剥離

①〜③の繰り返し（引っ張って，切って，上）

やさしく上方向にヘラでたたくイメージ！

Check Point
- 肛門側で直腸固有筋膜が広く露出されているか。
- SRAが確認できているか。
- 下腹神経前筋膜に覆われた下腹神経が確認できているか。

Pitfall
つり上がった左下腹神経を損傷しないようにする（損傷しやすいので，この段階ではあまり剥離しなくてもよい）。

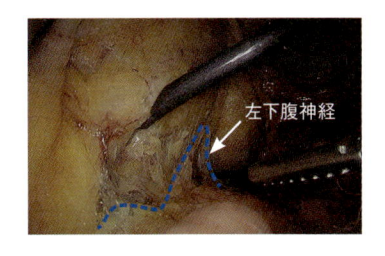

左下腹神経

Cut 02
SRAを露出しながらIMA根部に向かって下腹神経前筋膜を背側に剥離する

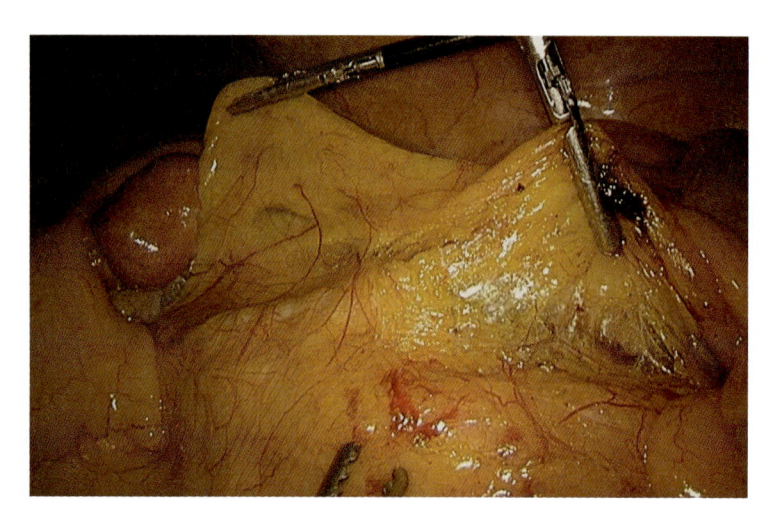

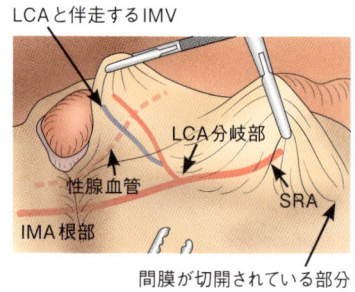

Start 14:01
End 15:31

図中ラベル：
- LCAと伴走するIMV
- LCA分岐部
- 性腺血管
- SRA
- IMA根部
- 間膜が切開されている部分
- SRA
- 下腹神経前筋膜
- 上下腹神経叢～左右下腹神経
- 大動脈

Exposure

1 助手右手鉗子でSRAのpedicleを腹側に挙上する。
この段階ではIMAを持ち上げる角度は30度くらいと意識する。

2 助手左手鉗子でIMV外側の腸間膜を把持して外側腹側に挙上し，IMA，LCA，IMVを面で展開すると同時に，小腸の落ち込みを防ぐ。
このとき，鉗子操作を助手が行うことはむずかしく，通常，術者が鉗子をコントロールし，組織を把持，固定し，そのうえで助手に渡すようにするとよい。
②の鉗子操作で行うべきことは，(a)LCA，IMVを面として認識できるようにすること，(b)Treitz靱帯近傍の小腸の落ち込みをブロックすることである。

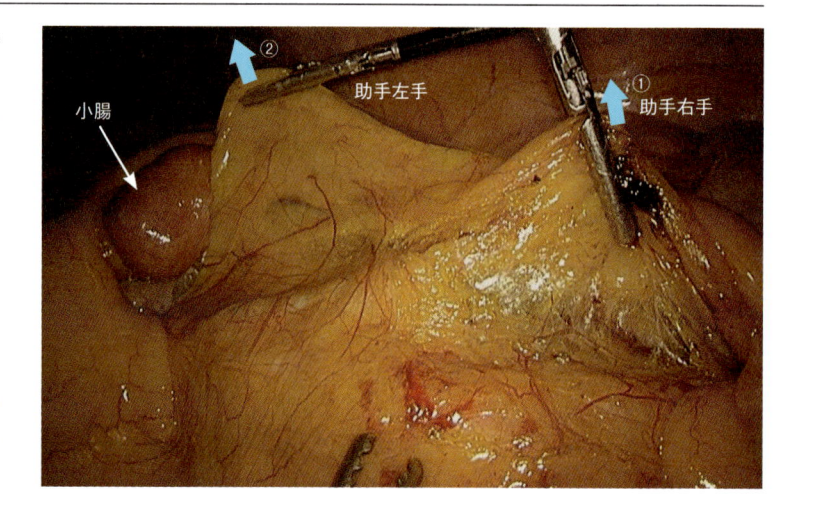

写真ラベル：小腸，助手左手，助手右手，①，②

| IMA処理前の内側アプローチ |

Dissection

3 ①SRA右側の膜を根部方向に向かって切離する。
②左手を手前に引くようにして膜1枚を切る。SRAを露出しながらIMA根部に向かって下腹神経前筋膜を背側に落としていく。
③SRA背側の剥離の際は，術者左手鉗子でSRAを腹側に挙上し，背側の組織を鈍的・鋭的に剥離する。このとき，鉗子を開き，片側のジョーを用いてSRAを引っかけて上に牽引するのがよい。術者の右手デバイスはLCSに持ち替えることで，このあたりのリンパ管からのoozingを防ぐ。

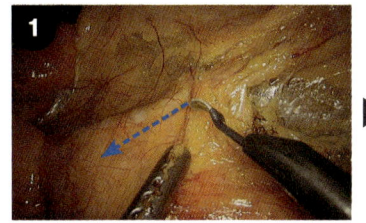

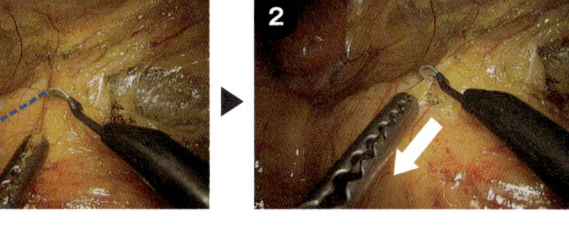

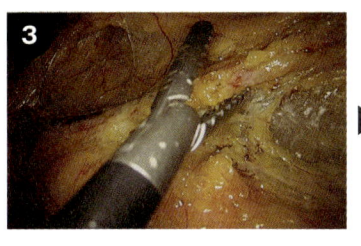

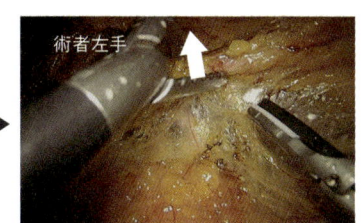

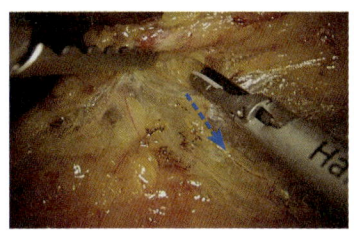

Exposure

4 SRAの腹側への牽引が不十分な場合は，助手右手鉗子でよりIMA根部に近いSRAのpedicleを把持・挙上することで腹側への牽引が可能となる（SRAを立たせたいときは助手右手鉗子は手前に引くようにするとよい）。

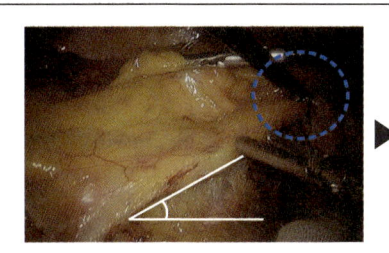

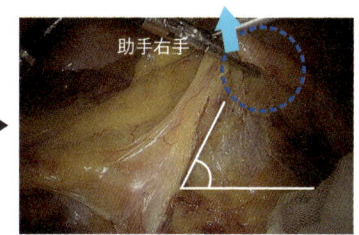

Check Point

● 尿管や性腺血管が背側に温存されているか。

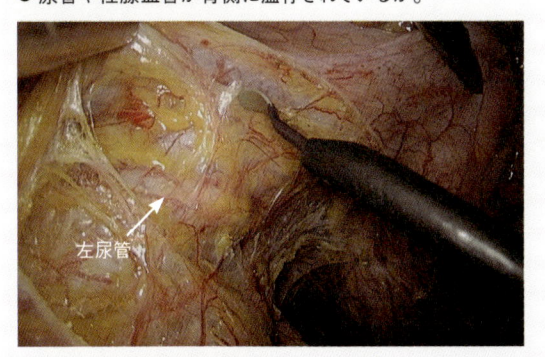

● 上下腹神経叢が背側に温存されているか。

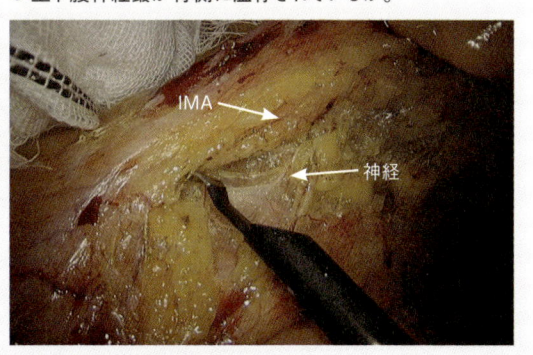

Pitfall

常にSRAの走行を確認しながら切離しないと，SRAから離れすぎたり，腸間膜に切り込んだりすることがある。いったんSRAが露出されたらその走行に沿い，IMA根部に向かった間膜切離を行わなければならない。

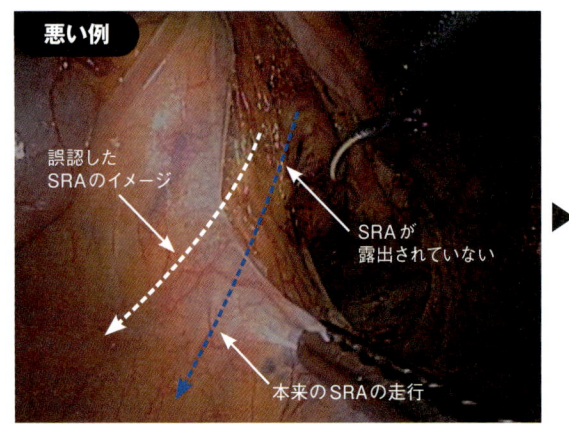

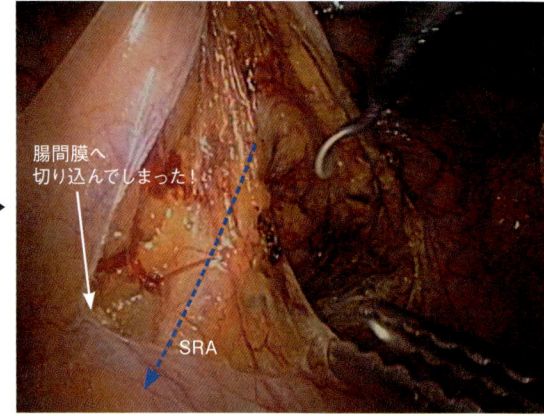

悪い例

誤認したSRAのイメージ
SRAが露出されていない
本来のSRAの走行

腸間膜へ切り込んでしまった！
SRA

Cut 03
上方郭清の頭側のラインを決める

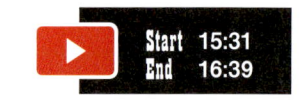

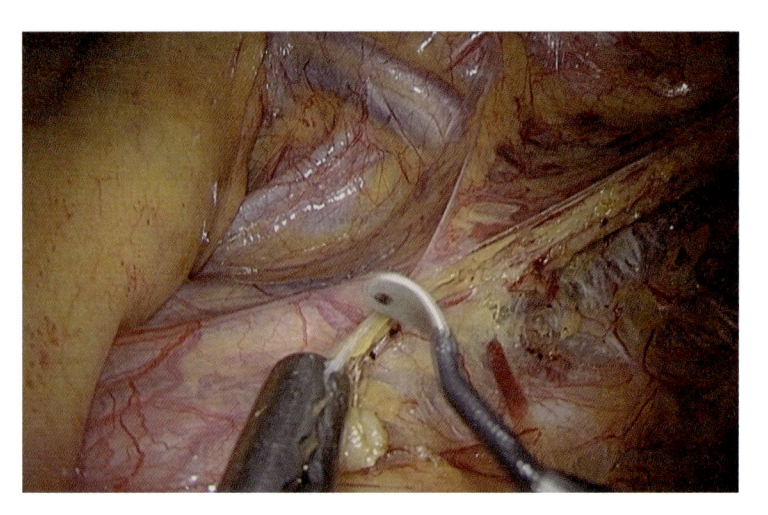

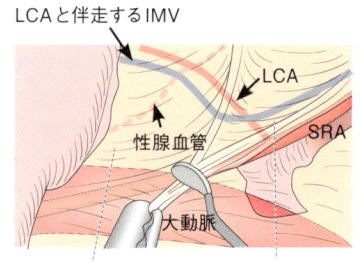

Start 15:31
End 16:39

LCAと伴走するIMV
LCA
性腺血管
SRA
大動脈
IMA根部での処理
LCA分岐部より尾側での処理

Exposure

Cut 02と同様の手順で行う。

Dissection

1 腫瘍の位置や進行度に合わせて上方郭清のラインを決め，IMA腹側の腸間膜をIMVまで横方向に切開する。

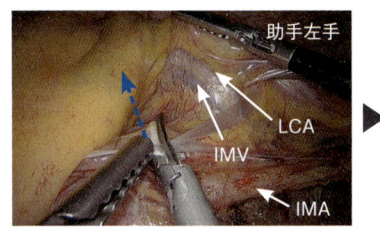

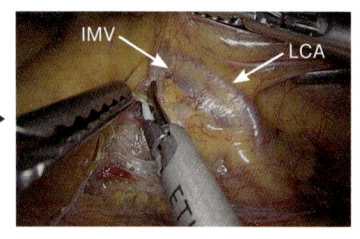

2 ヘラメス，LCSのどちらでもよいが，ヘラメスの場合は膜だけヘラメスで持ち上げ，左手でそれを把持することを連続させるとスムーズな切開が可能となる。

LCSの場合

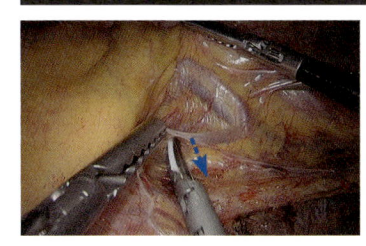

左手で膜だけ把持し，右手で背側の組織を鈍的に剥離する

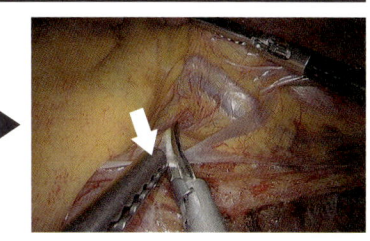

把持した膜をLCSで切離する。このとき左手で膜を手前に引くようにし，LCSはあまり動かさない

ヘラメスの場合

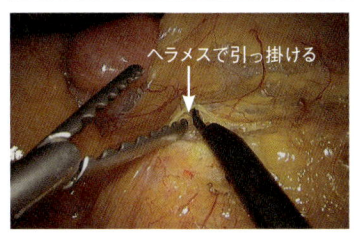

ヘラメスで膜だけを引っ掛けるように持ち上げる

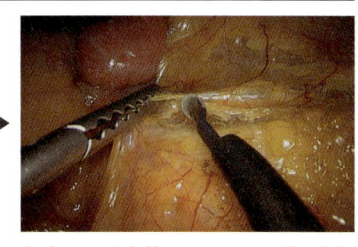

左手でそれを把持し，ヘラメスで膜の背側を剥離し，その分の膜を切る。ここでの剥離は「引っかけて」「持ち上げて」「たたいて」「切る」の繰り返しである

Check Point

- IMA根部およびLCA分岐部の位置は確認されているか。

Pitfall

性腺血管をIMVと誤認しないようにする（特に助手の左手が後腹膜の組織を厚く把持していると，性腺血管がつり上がってしまうので注意する）。また，IMA根部からIMVまでの距離を術前CT画像により把握しておく。それにより，IMAからIMVに至る膜切開の距離がつかめる。

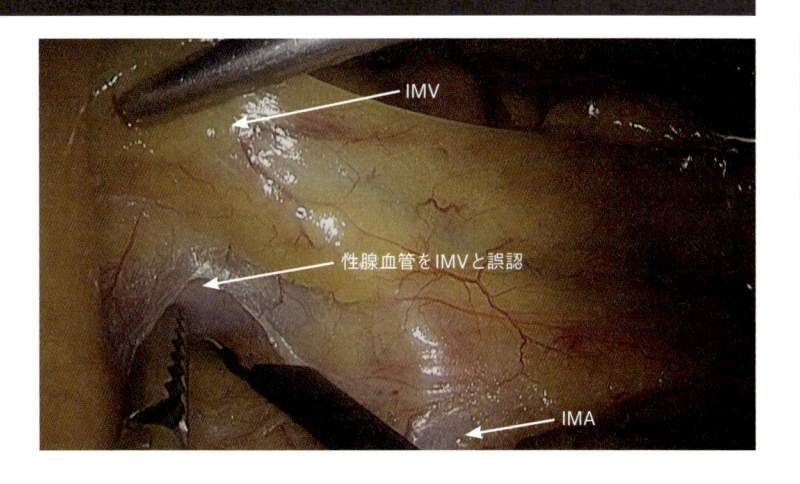

Cut 04
IMV背側で
腎前筋膜腹側の層を同定する

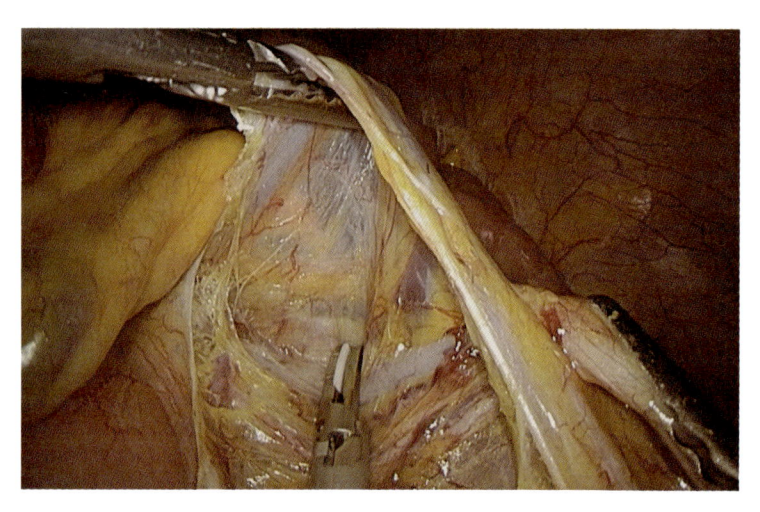

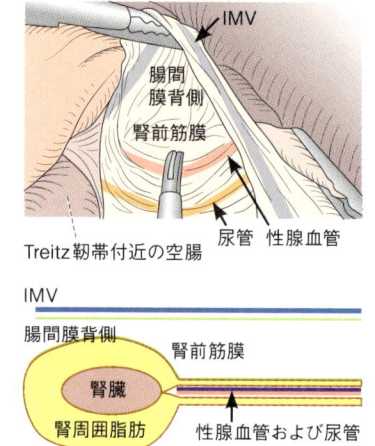

Start 16:39
End 17:35

Exposure

Cut 02と同様の手順で行う。

Dissection

1
①IMVまで腸間膜を切離する。
②左手鉗子でIMVを腹側に挙上する。
③右手デバイスで腎前筋膜を背側に落とすように剥離する。
ここではこのようなone-hand methodによるblunt dissectionを用いることが多い。

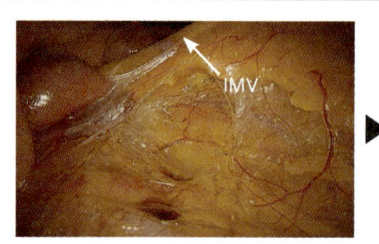

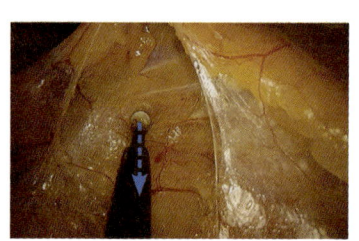

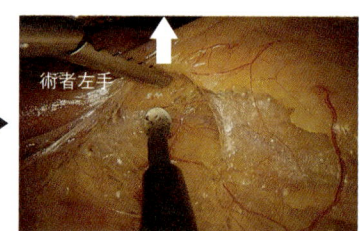

| IMA処理前の内側アプローチ |

2 後腹膜の小血管がメルクマールとなり，この小血管を背側に落とすと正しい層が同定され，fusion fasciaの白い線が見える。

後述するが，体の軸に対して縦方向に走る小血管は後腹膜のもので，横方向に走る血管は腸間膜のものであることを意識する。

性腺血管，尿管を確実に背側に落とす。

白い線
後腹膜の小血管
性腺血管

3 IMVに沿って腸間膜を頭側に切離し，剥離すべき領域のwindowを広げる。

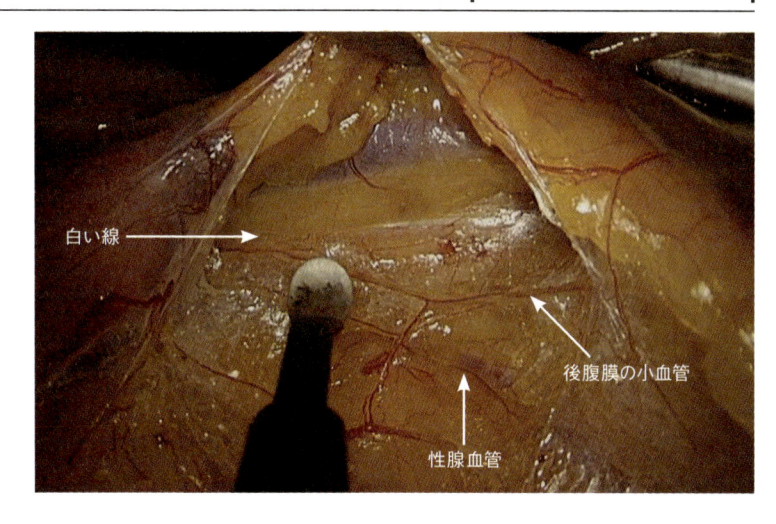

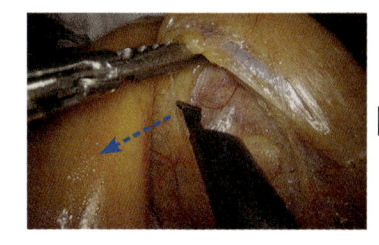

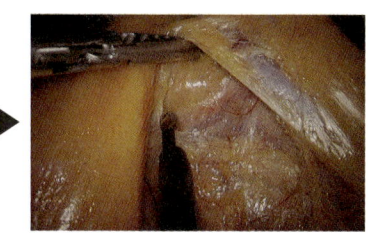

Check Point
- 性腺血管や尿管は背側に剥離されているか。

Pitfall
- IMV外側の腸間膜を把持する際，後腹膜の組織まで一緒に把持してしまうと腎前筋膜腹側の層が同定しづらくなる。
- IMV周囲から出血させないように注意する。
- Treitz靱帯～上部小腸が近いので，電気メスやLCSによる腸管の熱損傷に留意する。
- ここで腎前筋膜を背側に落とす際に，意外に上から落とす意識を持たないと，腎前筋膜を破壊し，1層深い層に入り込むことがある。この場合，性腺血管や尿管が露出し，直接見えてしまう。

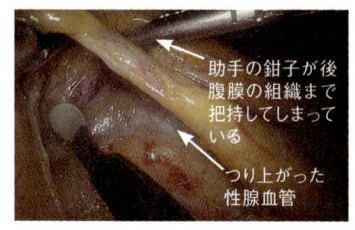

助手の鉗子が後腹膜の組織まで把持してしまっている
つり上がった性腺血管

Cut 05
腰内臓神経の IMAへの枝（結腸枝）を切離する

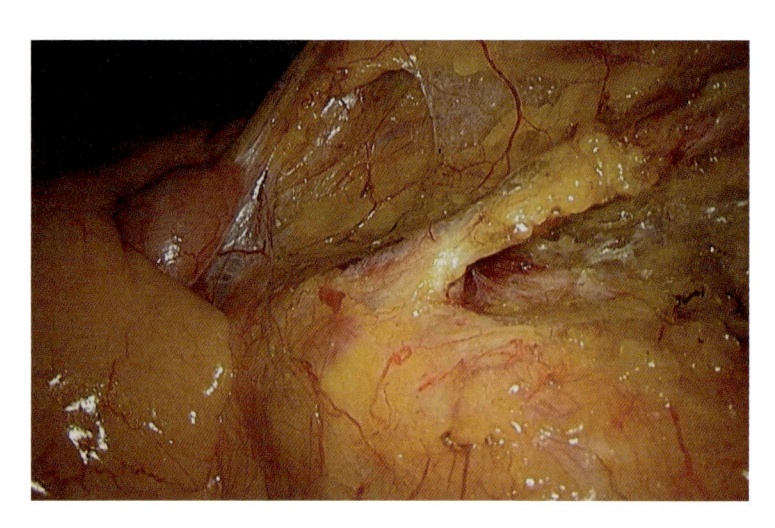

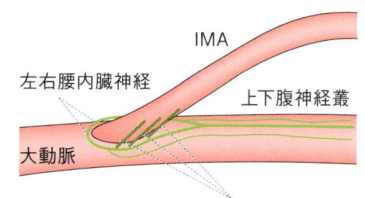

Start 17:35
End 19:30

図ラベル: IMA / 左右腰内臓神経 / 上下腹神経叢 / 大動脈 / 腰内臓神経結腸枝

Exposure
Cut 04と同様の手順で行う。

Dissection

1 IMA右側の腰内臓神経結腸枝は，左手鉗子で手前に牽引し処理できる。

術者左手

2 IMA背側の神経は左手鉗子でIMAを腹側に挙上することで処理しやすくなる。

術者左手

3 血管・神経の周囲は出血しやすいのでLCSが有用である（その際はactive bladeを尾側にすることが多い。これにより血管への熱損傷を回避する）。

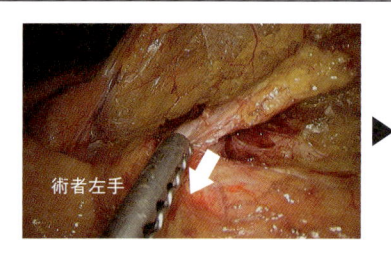

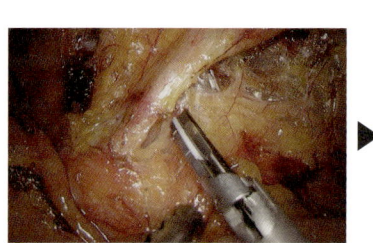

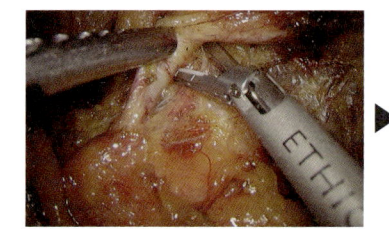

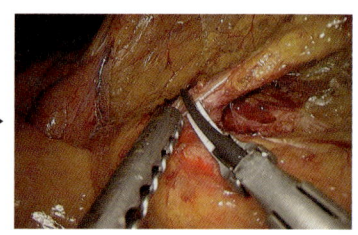

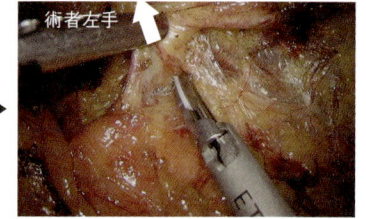

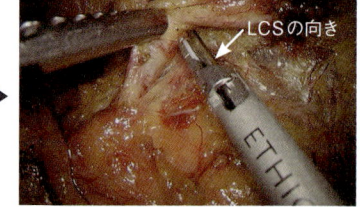

LCSの向き

| IMA処理前の内側アプローチ

4 左腰内臓神経の処理はIMAを切離した後のほうがやりやすいことがある。

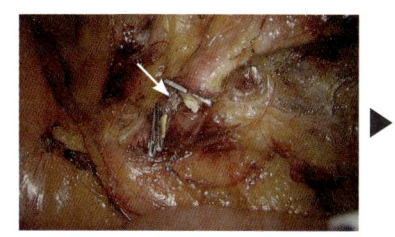

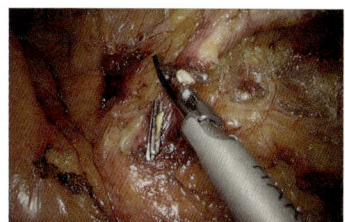

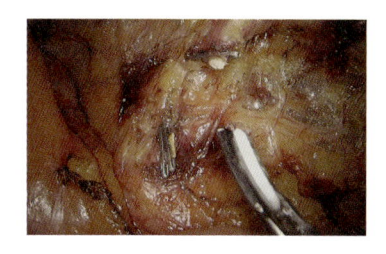

Check Point

- 腰内臓神経〜上下腹神経叢は確実に背側に剝離されているか。
- 左腰内臓神経結腸枝は右に比べ太い（厚い）印象があるため，IMA処理に当たり必ずしも切っておく必要はない。

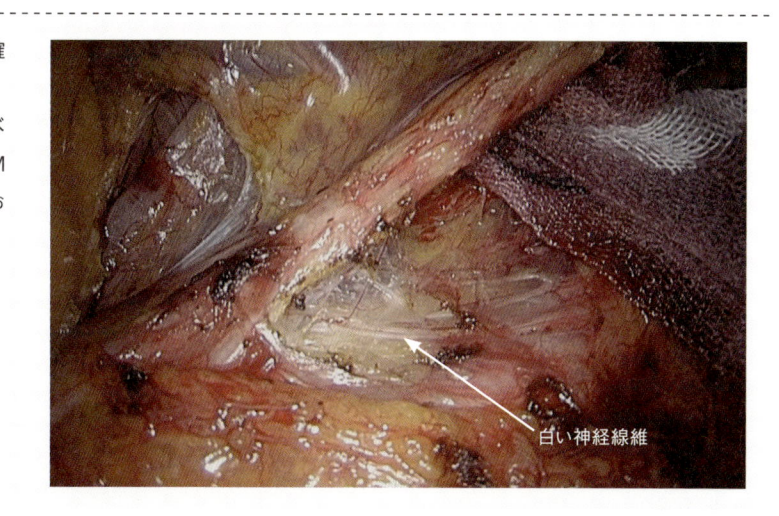

白い神経線維

Pitfall

大動脈を露出すると腰内臓神経が温存されないので注意する。
ただし，腫瘍やリンパ節転移の進展がある場合には，大動脈を露出することがある。

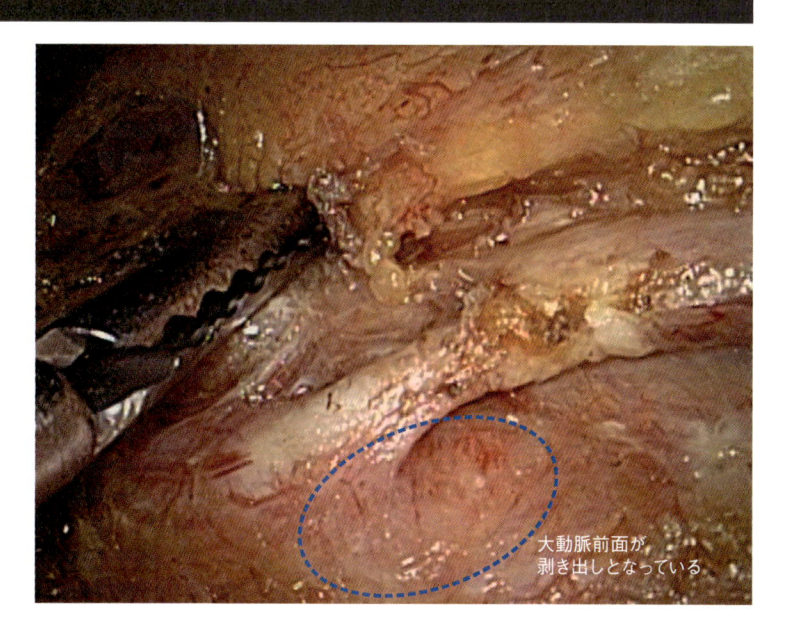

大動脈前面が剝き出しとなっている

Scene 04

Scene 04●血管処理

血管処理

IMA，LCA，IMVの血管処理の手順と留意点を解説する．IMA根部の血管処理ではvessel sheathを処理する場合と，vessel sheathを処理せず，ヘモロックなど比較的大きなクリップで血管処理する場合の2パターンの手技を，LCAについては温存する際の血管処理についても述べた．

Cut

❶ IMA根部の血管処理
❷ LCA/IMVの血管処理
❸ LCAを温存する際の血管処理

Cut 01

IMA根部の血管処理

Start 19:30
End 24:32

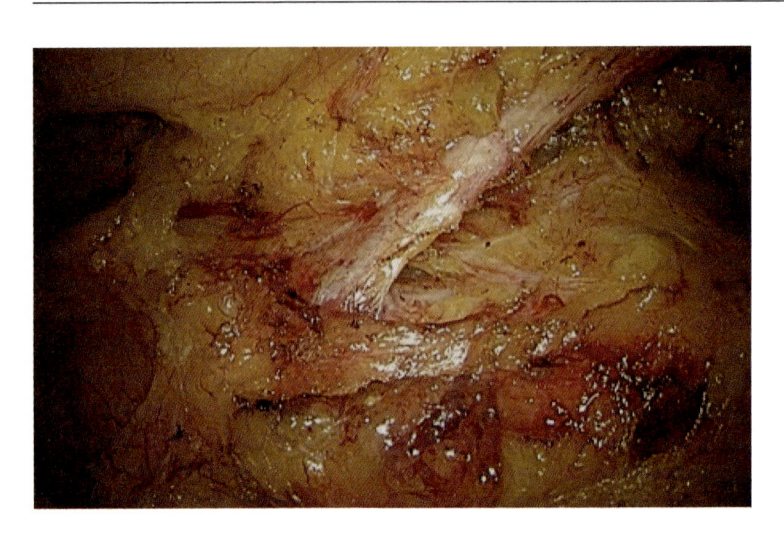

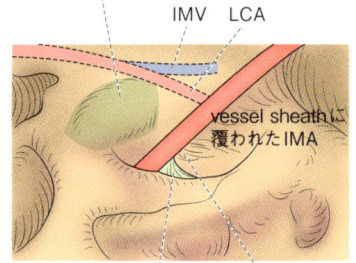

IMV背側の下腹神経前筋膜を温存する層
IMV　LCA
vessel sheathに覆われたIMA
切れた右腰内臓神経
右腰内臓神経の残り

動脈の血管構造

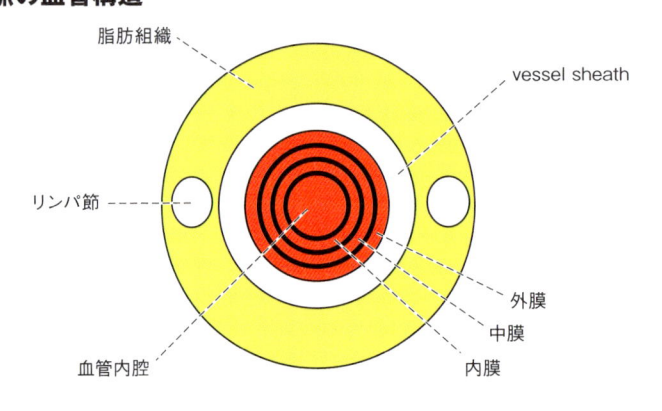

脂肪組織
vessel sheath
リンパ節
外膜
中膜
内膜
血管内腔

近年，本邦を中心にIMA根部周囲のリンパ節を摘除（サンプリング）し，LCA血流を残したうえでLCAの分岐以下でIMAを切離する手技を行う施設がある．このような253番リンパ節サンプリングでは，IMA根部からLCAにかけてのvessel sheathを残すことが多い．血管クリップをする場合，vessel sheathを切離し，血管外膜を引き出してからクリップすることが多い．

| 血管処理

IMAの血管走行

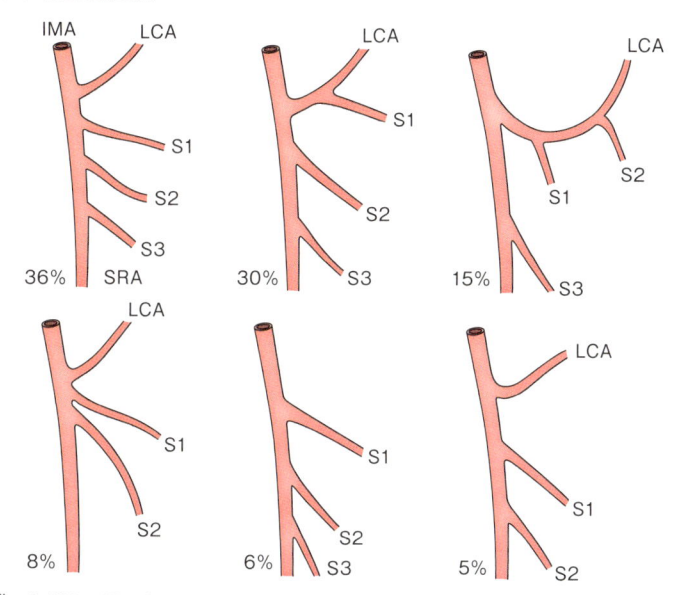

36% / 30% / 15% / 8% / 6% / 5%

出典：Griffiths JD. Surgical anatomy of the blood supply of the distal colon. Ann R Coll Surg Engl. 1956; 19: 241-256.

IMVの血管走行

当院では術前にIMV，IMAの血管走行について5mmスライスでの造影CTによる評価を行っている。2014年に施行した100例の検討では，IMVはIMA根部から中央値2.3cm（範囲1.0〜8.0cm）外側を走行しており，LCA分岐部では中央値1.1cm（範囲0.5〜2.3cm）外側を走行していた。

Exposure

1 Scene 03のCut 02以降と同様の手順で行う。
助手左手でSRA近くの腸間膜を挙上する。血管背側のスペースを作るために挙上する角度は30〜45度程度に調節する。

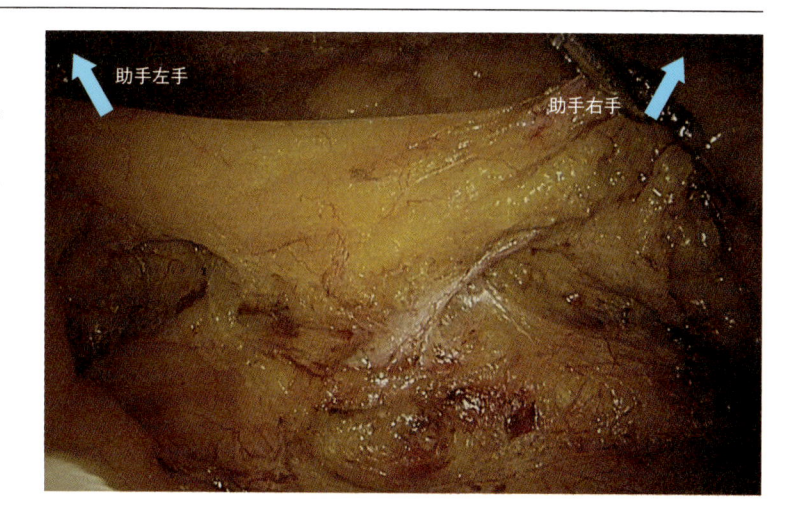

助手左手 / 助手右手

Dissection 01

Vessel sheathを処理する場合

2 Vessel sheathを処理する場合（Dissection 01）と処理しない場合（Dissection 02）の2パターンについて解説する。
まずは，vessel sheathを処理する場合の手順を述べる。
Vessel sheath右側を右手のデバイ

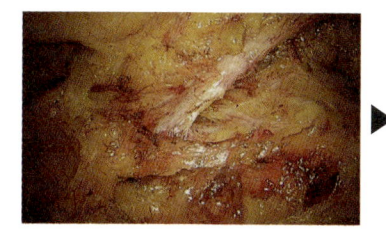

血管右側のsheathは腰内蔵神経結腸枝処理の際に一部切離されている

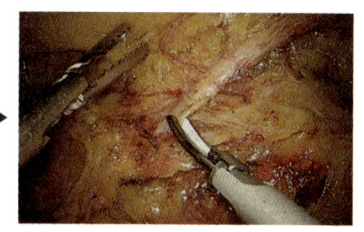

Sheathと外膜の間にティッシュパッドを滑り込ませる

ス（ヘラメスもしくはLCS）で切り，血管右側の外膜を露出する（図のように右腰内臓神経結腸枝を処理する段階で，血管右側のsheathの一部は切離されていることが多い）。LCSのティッシュパッドをsheathと外膜の間に滑り込ませ，血管腹側のvessel sheathを切離する（LCSのティッシュパッドを入れづらい場合は剥離鉗子でsheathと外膜の間を剥離し広げるとよい）。

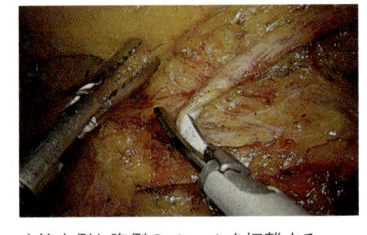

血管右側と腹側のsheathを切離する

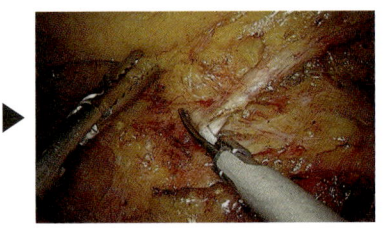

血管左側のスペースも広げておく

3 Exit hallを剥離鉗子で開け，剥離鉗子を血管の背側から通し血管に水平方向に広げる。
背側のvessel sheathは，剥離鉗子を血管外膜とsheathの間に通すことができれば，血管処理前に必ずしも処理しなくてもよい。
中枢側に2個，末梢側に1個クリップする。LCSで切離する際にactive bladeがclipと接触しないようクリップ間は十分なスペースを確保する。
クリップ間のスペースが十分にとれない場合は血管を剪刀で切離してもよい。

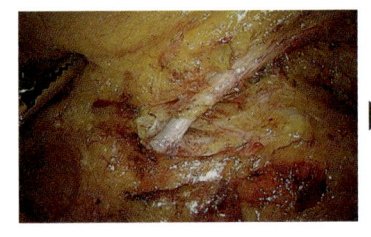

Sheathの処理が終わった状態

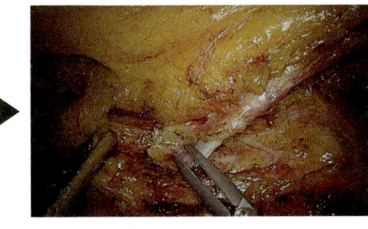

Exit holeを開く

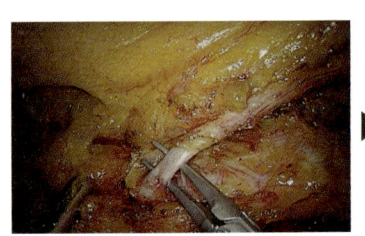

血管背側に剥離鉗子を通す

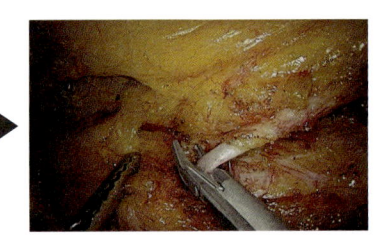

クリップする

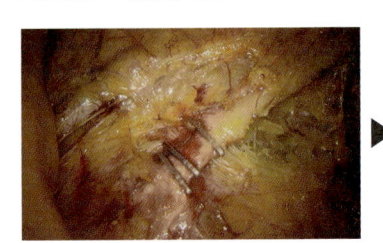

基本は中枢側2個，末梢側1個

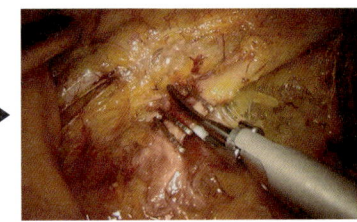

クリップに触らないようにLCSで切離

| 血管処理

4 術者の左手は①のように棒状にして血管左側から血管を押さえることで血管が腹側に上がるのを抑えたり，②のように剥離鉗子の出口にある組織を奥に移動させることによって，剥離鉗子先端のスペースを確保する場合，③のように近くの血管を把持し，血管の向きをコントロールする場合などがある。

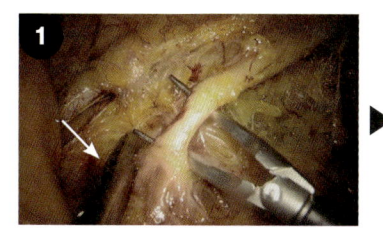

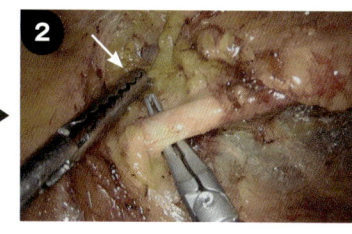

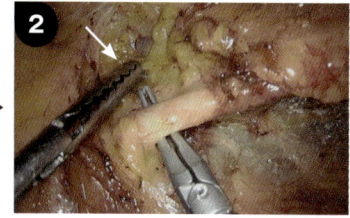

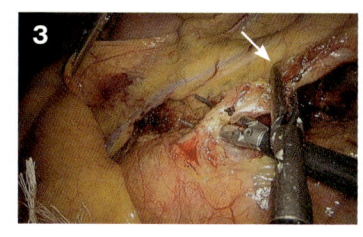

Dissection 02

Vessel sheathを処理しない場合

2 Vessel sheathを処理せずに，ヘモロックなど比較的大きなクリップで血管処理をする場合もある。
左腰内臓神経結腸枝とvessel sheathとの間にexit holeを開け，血管背側より剥離鉗子を通しクリップする。
ヘモロックの場合はとくに，LCSがクリップに触れないように十分注意する必要があり，クリップ間が近い場合は剪刀で切離したほうが安全である。

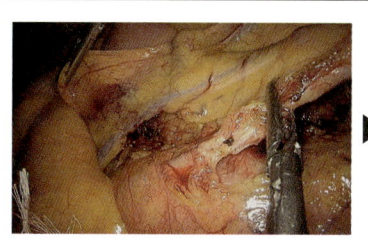

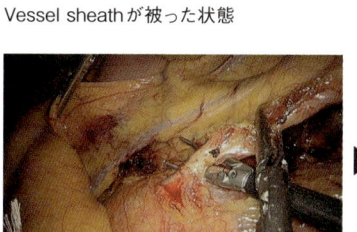

Vessel sheathが被った状態 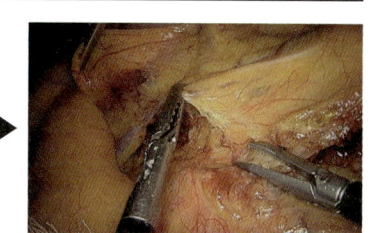 ▶ Exit holeを開ける

血管の背側に剥離鉗子を通す 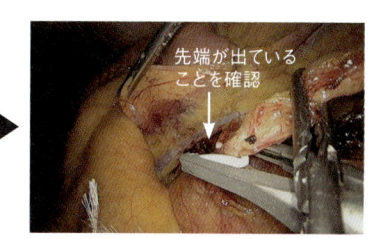 ▶ クリップを通す（先端が出ていることを確認）

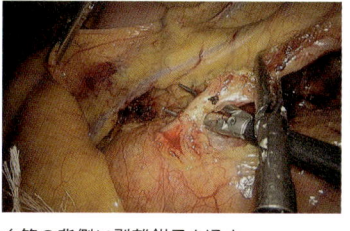

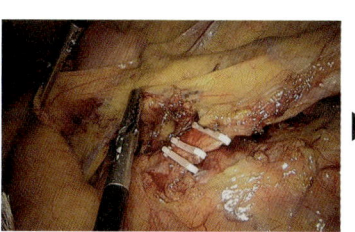

中枢側と末梢側のクリップ間をしっかり空ける 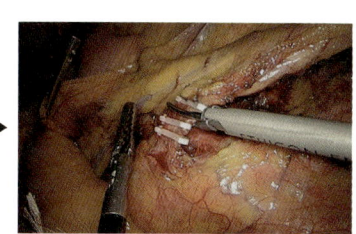 ▶ クリップに触れないように注意してLCSで切離

Check Point

- Vessel sheathが処理されて血管の外膜は露出されているか。
    → Vessel sheathの処理が不十分な状態だと，剥離鉗子を血管背側に通した際に引っかかり出血したり，鉗子を通して無理やり広げた際に出血する原因となる。
- 血管をクリップする際に十分処理された血管のスペースが確保されているか。
    → スペースが確保されていないと，切離時にactive bladeがクリップに当たる原因となったり，clip on clipの原因となる。

Pitfall

Clip on clipした際の扱い方

Clip on clipしたときにクリップを無理やり外すと，引き抜いた際に血管が裂けて出血の原因となる。
このような場合は再度スペースを確保してクリップを追加するほうがよい。

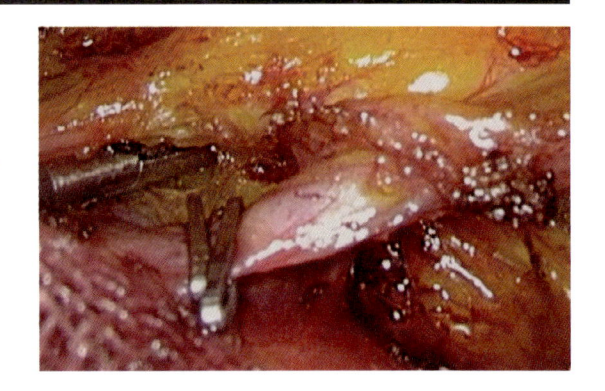

IMA根部処理の位置

①根部に近い位置での処理

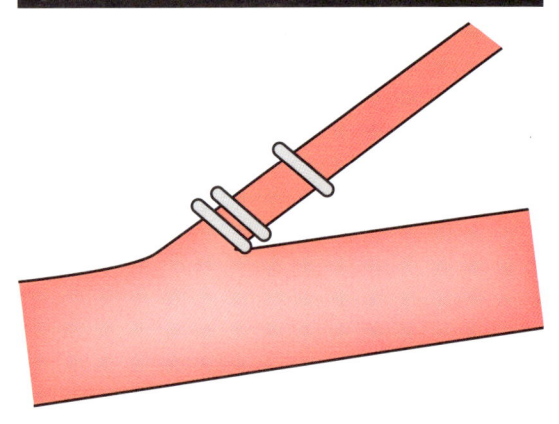

②根部から少し離した位置での処理

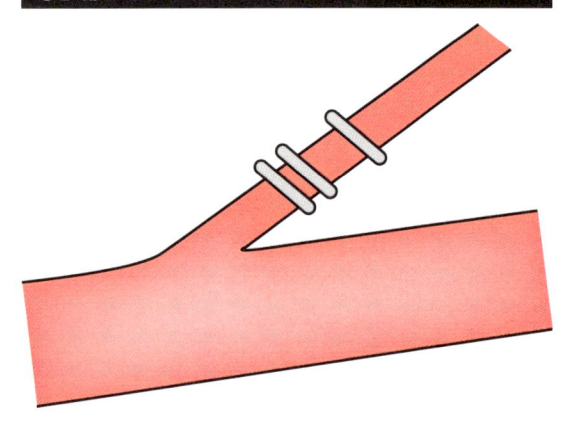

②のほうがoncologyの観点から，No.253の郭清が①と比較して甘くなる。しかし，②のほうが万が一クリップが外れるなどのemergencyな事態に対応できるため，

当院では中枢側の血管断端距離に余裕をもたせて処理をすることが多い。

| 血管処理

Cut 02

LCA/IMVの血管処理

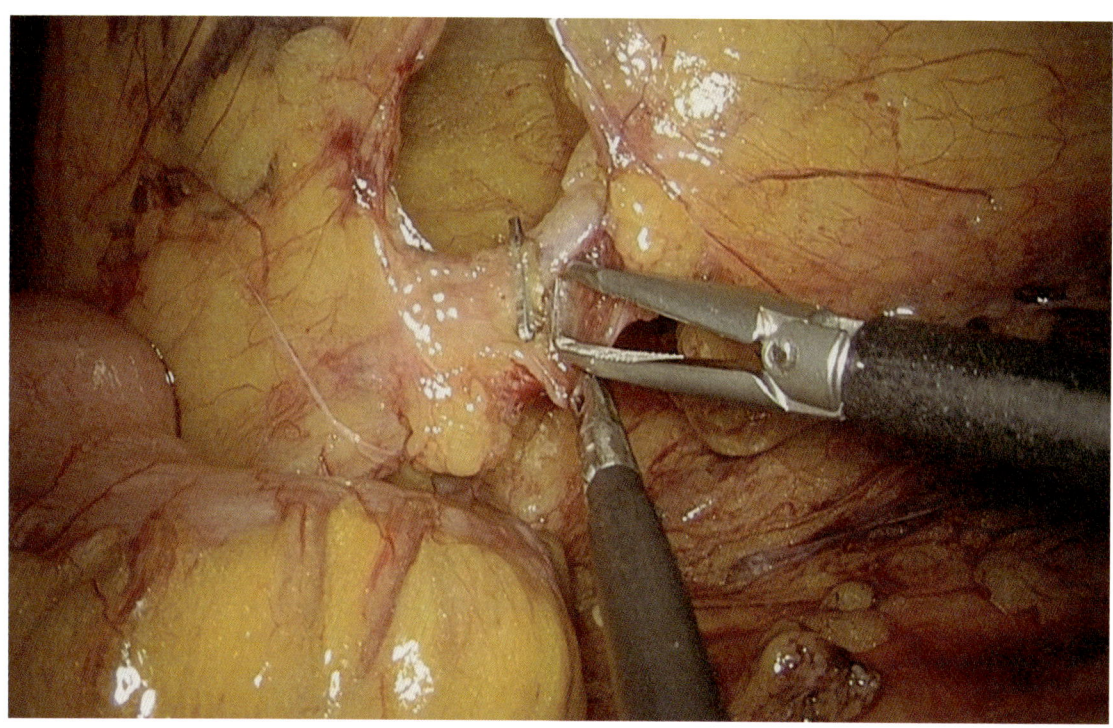

Start 24:32
End 27:34

IMAを根部で処理した際は，同レベルでLCA/IMVを処理する。処理するタイミングは，IMA処理後すぐに行ってもよいが，後で処理したほうが下行結腸の内側受動を行いやすい場合がある

Exposure

1 助手の鉗子2本で腸間膜を面状に展開する。この場合，助手鉗子をクロスにすることが多い。

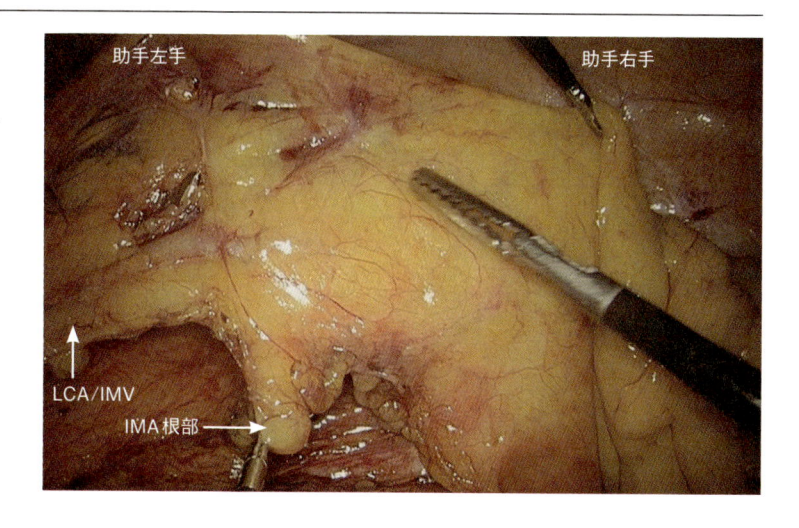

助手左手　　助手右手

LCA/IMV
IMA根部

Dissection

2 IMA根部と同じ高さで処理する場合，LCAとIMVは伴走していることが多い。まず血管を包む腸間膜を切離し，伴走している2本の血管を慎重に剥離する。処理する順番は動脈・静脈どちらが先でもよいが，静脈を先に処理したほうが，静脈が裂けるリスクを回避できる（先に処理しにくい場合は動脈が先でもよいが，残った静脈に過度の力がかからないように注意する）。LCAは確実にクリップできればvessel sheathを剥く必要はない。IMVには小静脈が合流していることが多く，静脈壁自体も裂けやすいので，剥離鉗子は血管に対し垂直に開いたほうが安全である。
中枢側・末梢側に1個ずつクリップするが，LCSでシーリングできれば末梢側のクリップは必須ではないと考えている。

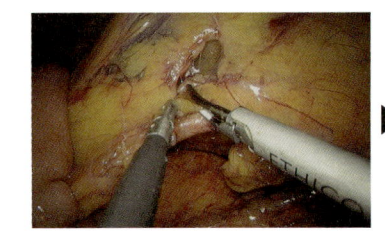

血管を包む腸管膜を切離

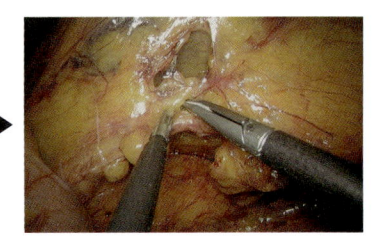

IMVとLCAの間を剥離

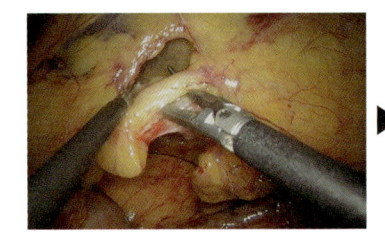

LCAをクリップし切離

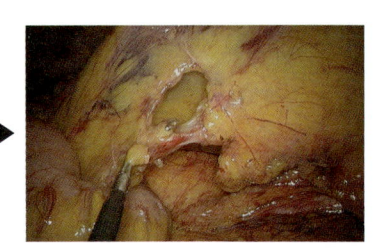

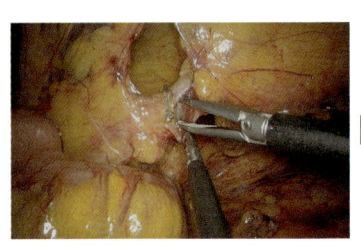

IMV周囲では剥離鉗子は血管に垂直に開く

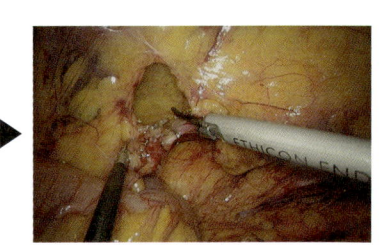

IMVをクリップし切離

Check Point

- IMVから分岐している小血管を意識しているか。
  → 静脈は小血管を分岐していることが多く，血管壁も裂けやすいため，これを損傷しないように剥離鉗子の開く向きは垂直方向に行う。

| 血管処理

Cut 03

LCAを温存する際の血管処理

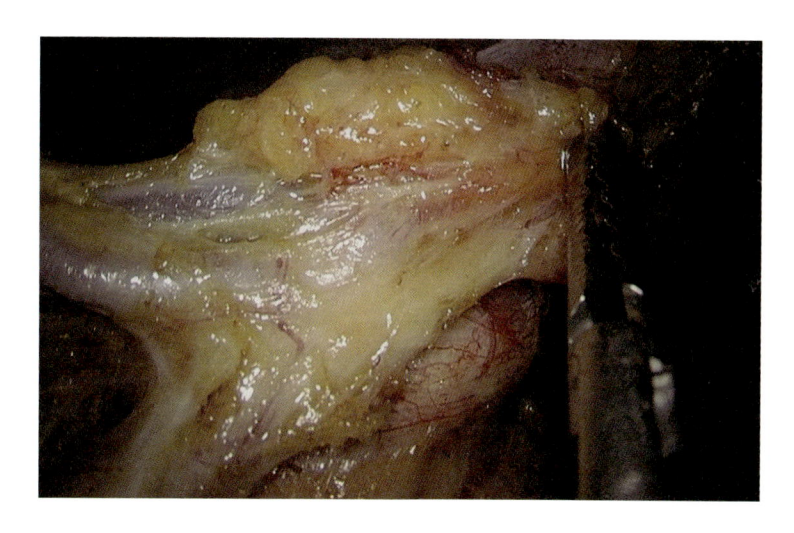

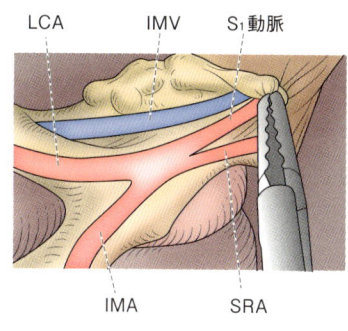

Start 27:34
End 36:01

LCA　IMV　S₁動脈
IMA　SRA

Exposure

Cut 01と同様の手順で行う。

Dissection

1 No.253サンプリングの上縁のラインを決め，郭清脂肪を尾側に剥き下ろす。

郭清脂肪を剥き下ろす際は，リンパ組織近傍の膜を左手鉗子で把持して，腹側尾側に牽引。LCSのティッシュパッドをvessel sheathとリンパ組織の間に入れて処理する。このとき，active bladeが血管壁に接触しないように時計回転させてactive bladeを血管から遠ざける。リンパ組織を末梢側へ剥き上げるにつれて左手鉗子は右手のLCSとクロスするようになる。

左手で把持したリンパ組織は愛護的に扱う。

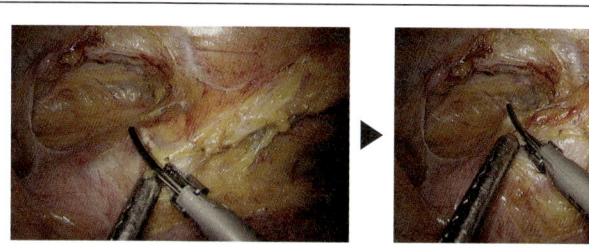

郭清の上縁のラインを決める

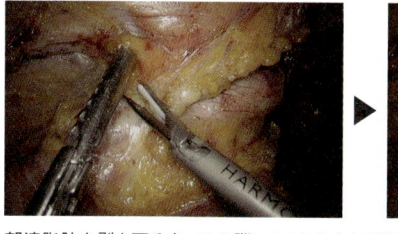

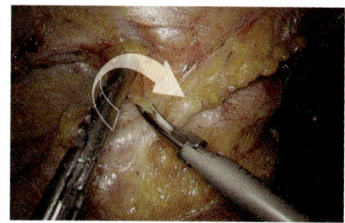

郭清脂肪を剥き下ろす。この際，LCSを少し時計回転させactive bladeを血管壁から遠ざける

085

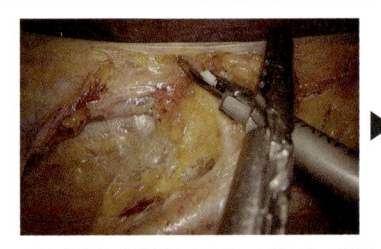

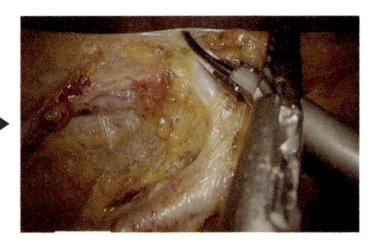

LCAの分岐が確認されたら，LCA沿いにリンパ節を郭清していく

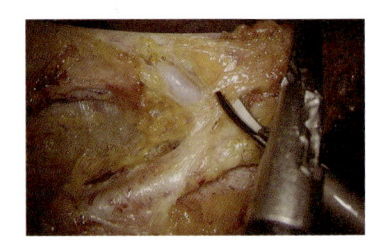

徐々に左手が右手とクロスするようになる

2 LCA，S1（S2），IMVを確認し，おのおのの血管を処理する。

LCAからS1が分岐し，SRAとS1が伴走していることが多く，SRAとS1の間には神経が走行することが多い（写真の症例はLCAからS1とS2が分岐していた）。

この部位でのIMV処理はIMA根部から距離があるため鏡視下での処理は必須ではなく，体外操作での処理も可能であると考えている。

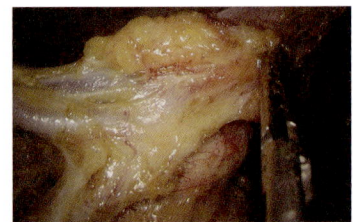

血管の走行を確認

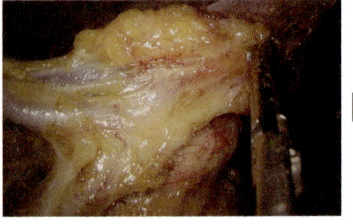

SRAとS1の間を剥離

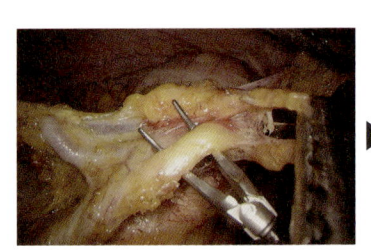

SRAをクリッピングし切離

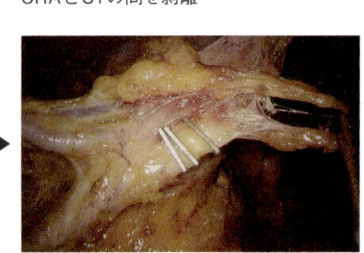

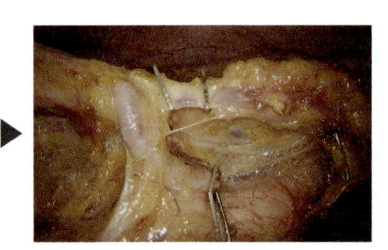

S1（この症例ではS2も）をクリッピングし切離

IMVをクリッピングし切離

| 血管処理 |

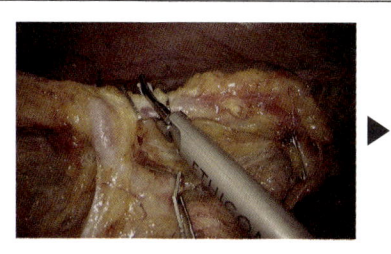

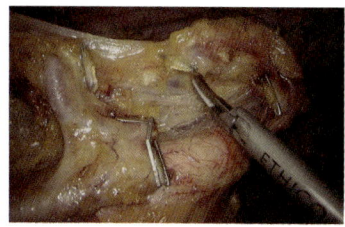

郭清後

Check Point

- 郭清すべきリンパ節は膜のみを把持しているか。
  →リンパ組織を剥き上げる際には腫瘍学的観点から，リンパ組織を大きく把持しないで膜のみを把持挙上するように注意する。
- IMAに並走するようにS状結腸動脈はないか。
  →IMAとLCA分岐の股や，LCAから分岐するS状結腸動脈がIMAに走行していることがあるので注意する。
- 血管処理の際にはvessel sheathを剥く必要があるか。
  →IMAと比較するとここでは腰内臓神経がないため，vessel sheathとその周囲の組織を剥離するのは出血のリスクが少ないため必須とは考えていない。血管の太さに応じてクリップできれば剥く必要はないと考えている。

Scene 05

Scene 05 ● IMA処理後の内側アプローチ

IMA処理後の内側アプローチ

IMA処理後の内側アプローチとして，IMA周囲の左腰内臓神経の枝を処理し，IMA断端を腹側に挙上。IMV背側の層を腎前筋膜腹側の層に向けて広げ，SD junction付近を内側から剥離していく。外側アプローチへ向けた前処理であり，スムーズな外側アプローチへ移行するために欠かせない重要なプロセスでもある。

Cut

❶ IMA周囲の左腰内臓神経の枝（結腸枝）を適切な位置で処理する
❷ IMV背側において腎前筋膜を広く露出する
❸ SD junction付近を内側から剥離する
❹ 内側アプローチで剥離したスペースにガーゼを入れ，外側アプローチへ

Cut 01
IMA周囲の左腰内臓神経の枝（結腸枝）を適切な位置で処理する

Start 36:01
End 36:35

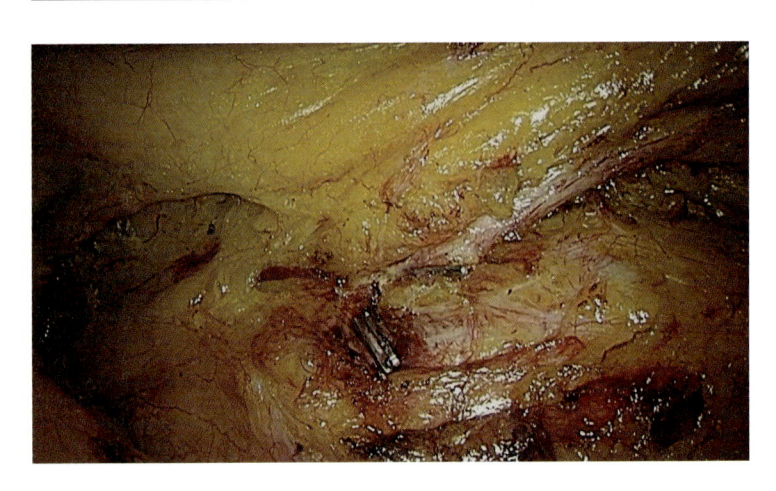

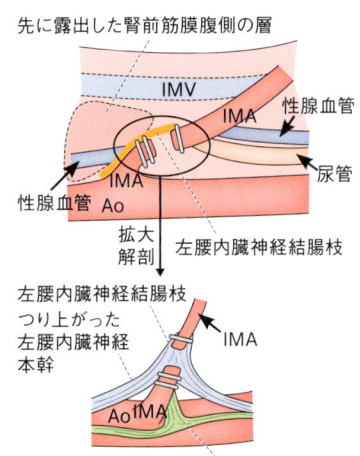

Exposure

1 Scene 03のCut 02の展開を継続する。

助手右手鉗子でSRAのpedicleを腹側に挙上し，助手左手鉗子でIMV外側の腸間膜を把持して外側腹側に挙上する。このとき助手の左手と右手はクロスになるので，助手の左手鉗子は術者が誘導し，助手に持たせることも多い。

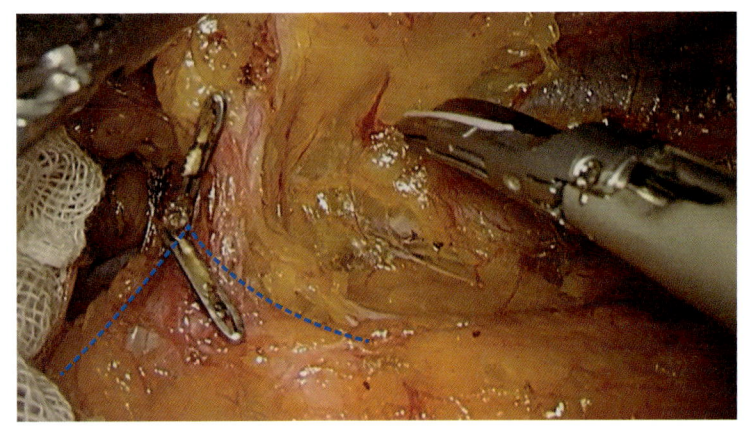

左腰内臓神経本幹は「く」の字状につり上がっていることを認識しておく

Dissection

2
①術者左手鉗子でIMA末梢側断端を腹側に挙上する。
②左腰内臓神経結腸枝を認める。
③左腰内臓神経結腸枝をIMA断端近くで処理する。
④処理が終わるとIMA断端が腹側に挙上される。

このあたりの処理に際しては，リンパ管網が豊富であり，ちょっとした剥離操作でoozingが起こりやすく，視野が赤くなりやすいので注意する。

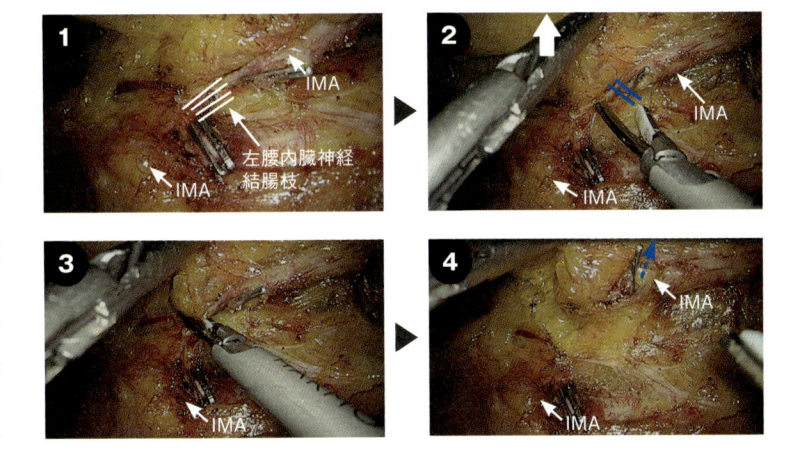

Check Point

- 血管断端のクリップの近くは把持しない。
- 尿管および性腺血管が背側に剥離されているか確認する。

Cut 02
IMV背側において腎前筋膜を広く露出する

Start 36:35
End 42:40

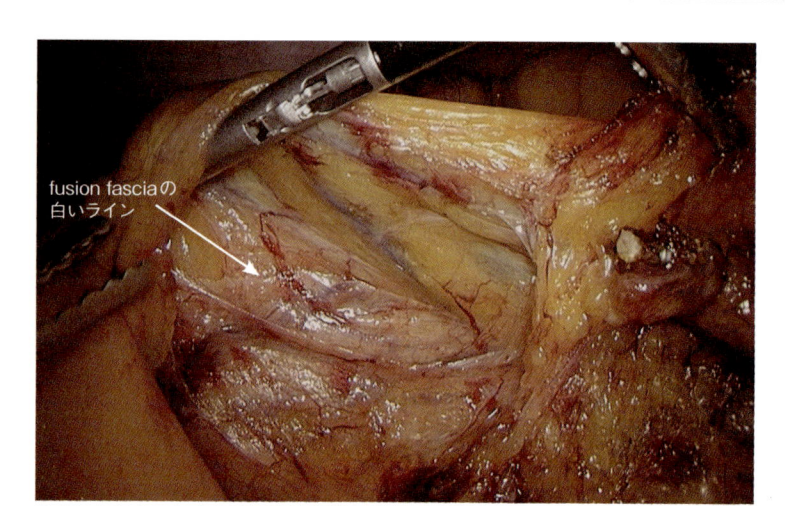

背側から見たIMV

fusion fasciaの白いライン

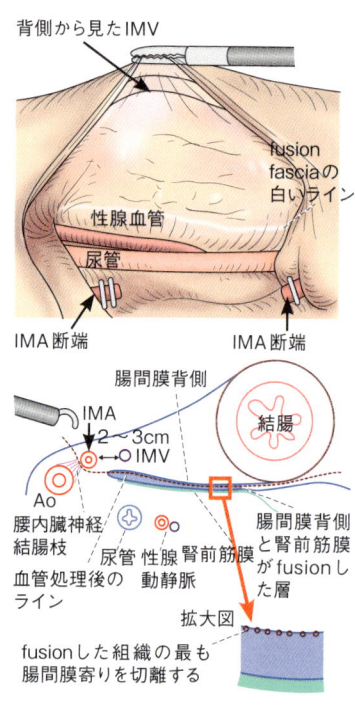

性腺血管
尿管
IMA断端　　IMA断端

腸間膜背側
結腸
IMA
2〜3cm
IMV
Ao
腰内臓神経結腸枝
血管処理後のライン
尿管　性腺動静脈　腎前筋膜
腸間膜背側と腎前筋膜がfusionした層
拡大図
fusionした組織の最も腸間膜寄りを切離する

Exposure

1 剥離層の同定しやすい下行結腸側から剥離を開始する。助手左手はIMV外側の腸間膜を腹側に挙上する。助手右手はIMA近傍の腸間膜の切離部を挙上する。

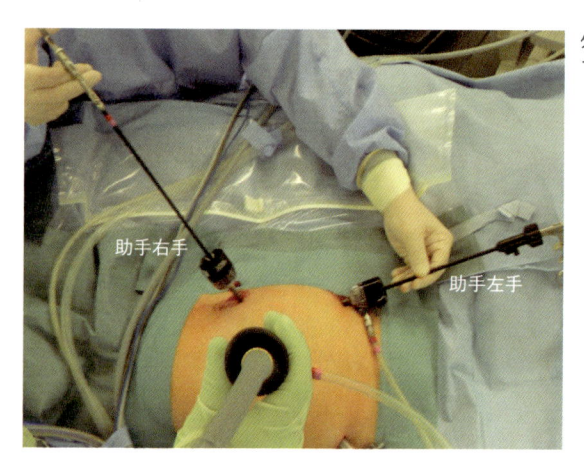

外側〜頭側への剥離の際，助手鉗子はクロスする。パラレルでも持てないことはないが，助手の姿勢が窮屈になることが多い

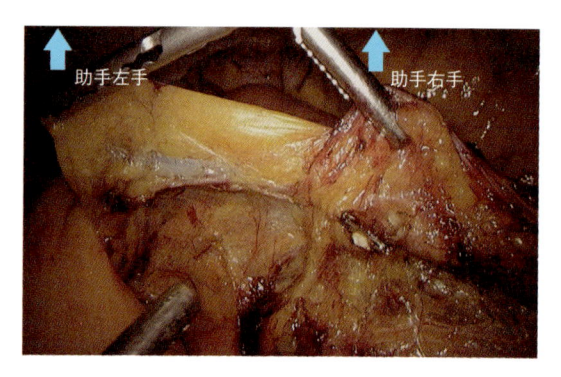

助手右手　　助手左手

助手左手　　助手右手

IMA処理後の内側アプローチ

2 外側への剥離が進むと腹側への挙上が不足してくるので，助手左手鉗子をさらに奥に入れ，腸間膜を腹側に挙上させる（ドームの天井を挙上するように行うドーム状展開）。
助手右手は剥離した空間で鉗子を広げて挙上し，ドーム状展開を補助する。

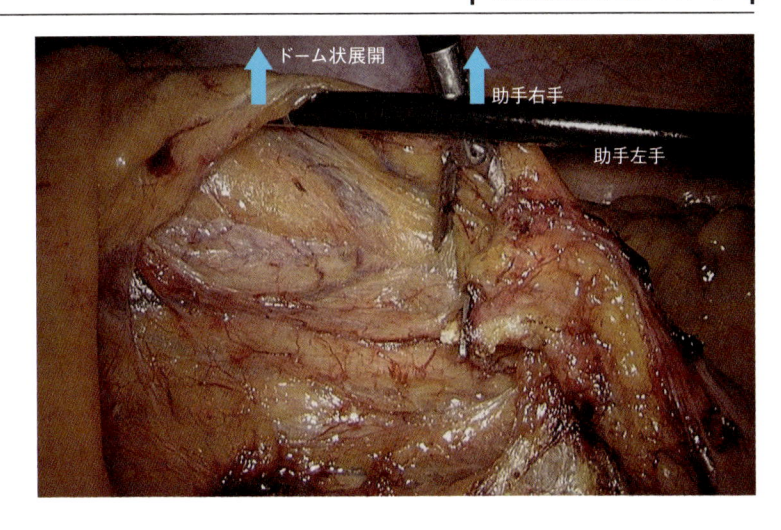

ドーム状展開
助手右手
助手左手

ITO's eye　　　　　　　　　　　　　　　　　　　　　　　　　　　　　　　　　　　　　伊藤の目

下行結腸から脾彎曲にかけての内側アプローチでは，助手鉗子2本によるドーム状展開が有用である。このとき鉗子は腸間膜をつかむのでなく，先端を開いたまま腸間膜の内側を引っかけて上向きに挙上するやり方がよい。この2本の助手鉗子によるドーム状展開は，下行結腸を広い範囲で良好に上方牽引しうる。

Dissection

3 ①Fusion fasciaの白い線が見えるので，これをランドマークに術者左手で腎前筋膜を把持し，手前側に牽引する。Fusionした組織の最も腸間膜寄りを切開する（two-hand method）。
②術者の左手で腸間膜を腹側に挙上し，右手で腎前筋膜を背側に鈍的に剥離する方法も有用である。このとき，ヘラメスの背中面を使用する（one-hand method）。

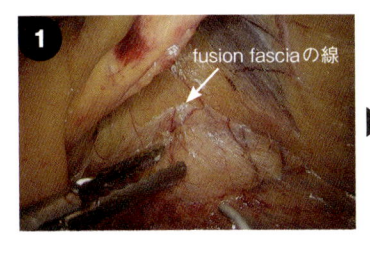

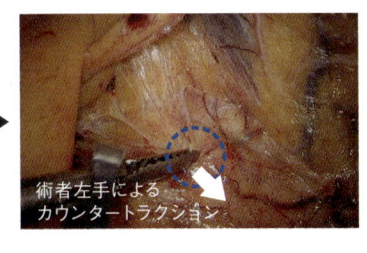

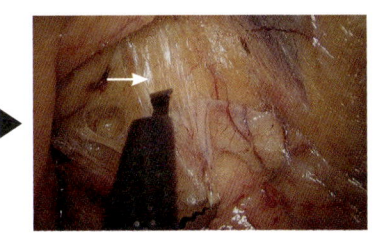

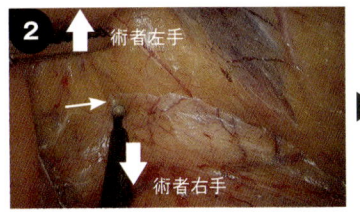

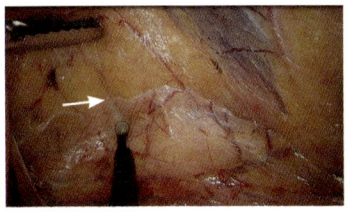

1
fusion fasciaの線
術者左手によるカウンタートラクション

2
術者左手
術者右手

4 | One-hand methodをLCSで行うときは、ティッシュパッドの背側面を使用する。

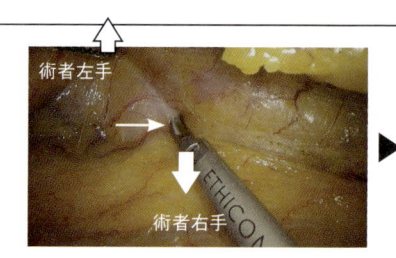

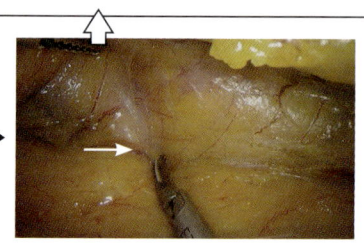

術者左手　術者右手

Check Point

- 腸間膜の血管は水平方向に走行し、後腹膜の血管は頭尾方向に走行することを意識すると正しい剥離層を同定しやすい。
- 尿管・性腺血管の損傷に注意（腎前筋膜を背側に剥離すれば、尿管と性腺血管は自然と背側に剥離されている）。
- したがってここでの剥離の最大のポイントは、腎前筋膜を壊さず、破らず、剥離し続けることに尽きる。

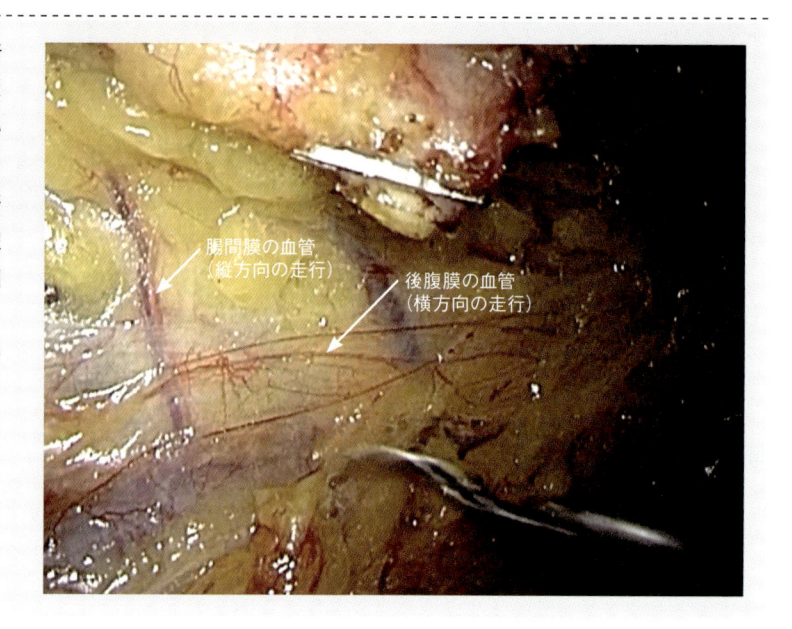

腸間膜の血管（縦方向の走行）
後腹膜の血管（横方向の走行）

Cut 03
SD junction付近を内側から剥離する

Start 42:40
End 45:51

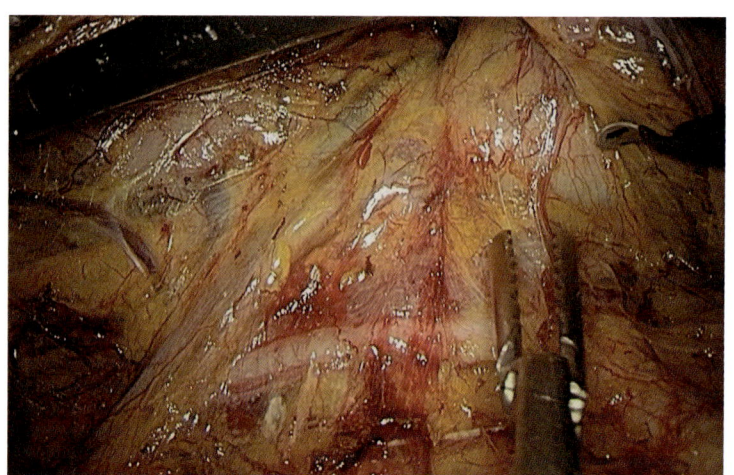

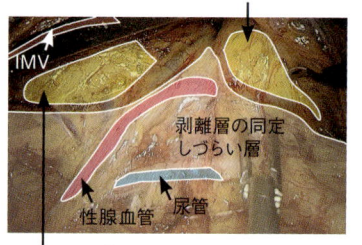

先に剥離したS状結腸〜直腸背側への層
IMV
剥離層の同定しづらい層
性腺血管　尿管
Cut 02で剥離した下行結腸背側の層

SD junctionの頭側と尾側は剥離層が見つけやすい場所であるが、SD junction近傍は生理的癒着を伴い、正しい剥離層を見つけにくい

Exposure

1 SD junction付近は剥離層の同定が困難なため、頭側と尾側で露出した正しい層を連続させるように剥離する。
助手左手は尾側の腸間膜切離部を把持し、腹側へ挙上。助手右手は切離したIMA近傍の腸間膜を把持し、腹側へ挙上もしくは鉗子を広げて剥離した口側腸管を腹側に挙上する（ドーム状展開）。

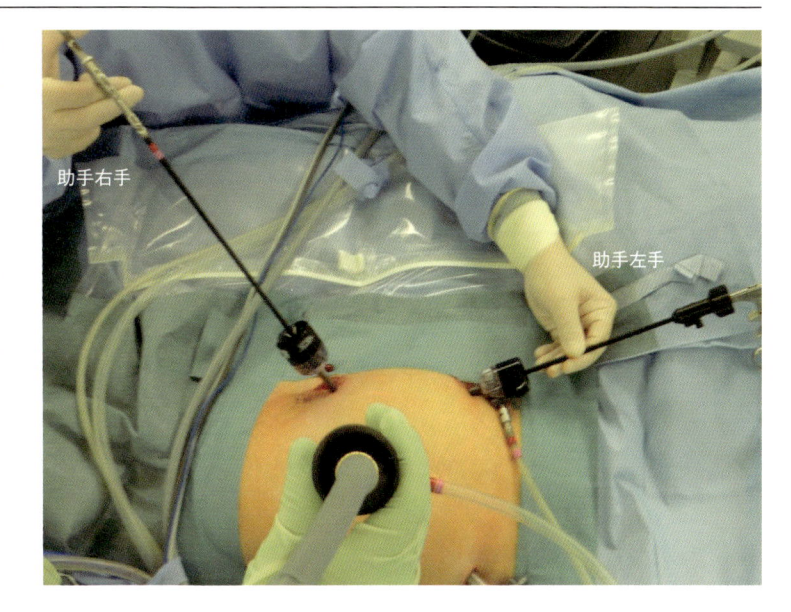

左性腺血管がつり上がっているのが確認される。1層深く入ると左精巣（卵巣）静脈を損傷しやすい。

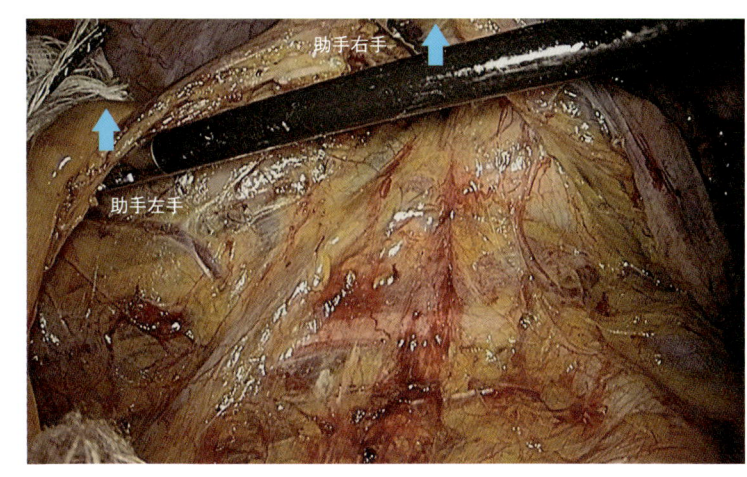

Dissection

2 Cut 02と同様にtwo-handもしくはone-hand methodで腎前筋膜を背側に剥離し、頭尾側の層に連続させる。
正しい層で剥離すれば、性腺血管の表面には腎前筋膜が1枚被った状態になる。

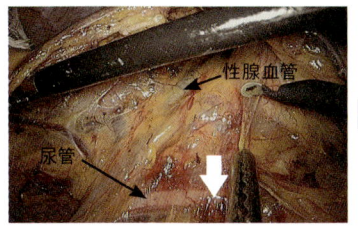

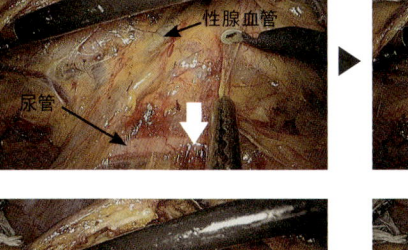

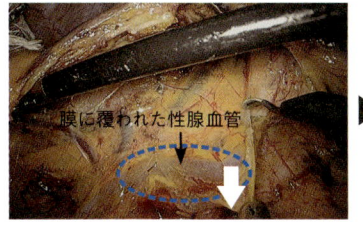

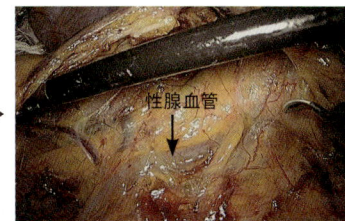

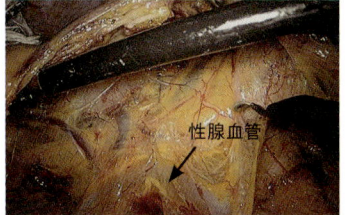

Check Point

- SD junction付近は最も左尿管や左性腺血管が近接する場所であり，常にこれらがつり上がっていないか意識しながら剥離する。
- この隣の領域は，正しい剥離層を同定することが比較的簡単な領域であるので，SD junctionあたりの剥離はあらかじめ剥離された正しい剥離層を保つ意識が大切である。

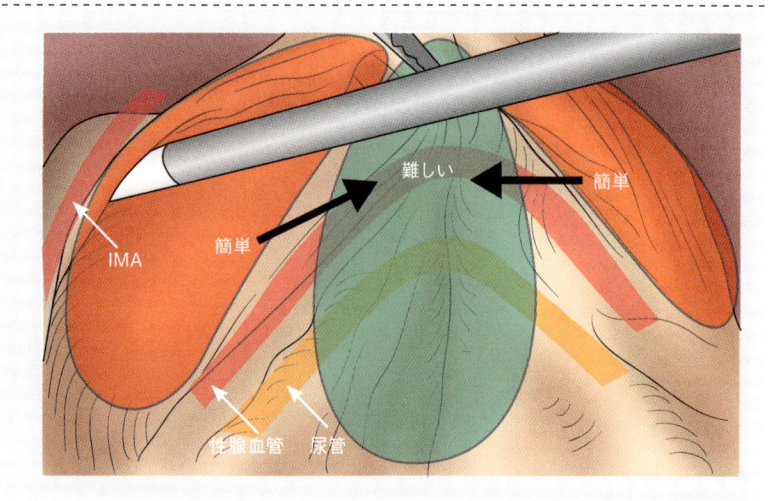

Pitfall

つり上がった尿管・性腺血管を傷つけないようにする。
内側アプローチで剥離層の正しい認識が行いにくい場合は，外側アプローチを加えながら立体的な解剖認識をすべきである。

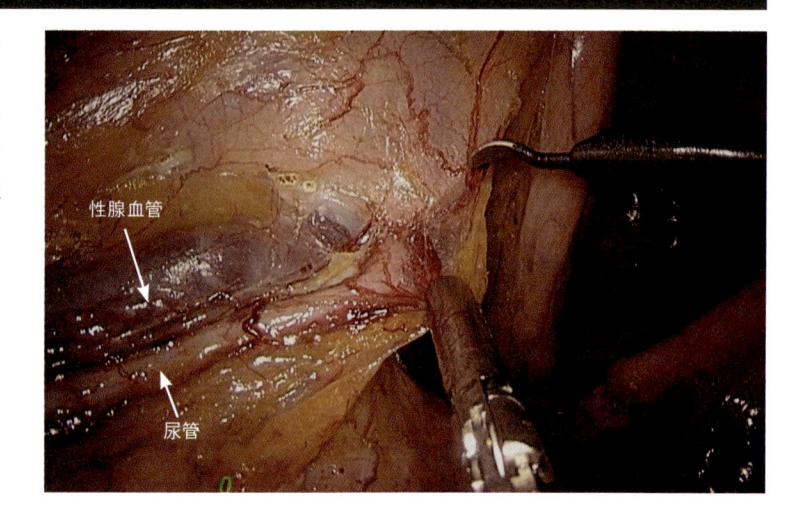

| IMA処理後の内側アプローチ

Cut 04
内側アプローチで剥離したスペースにガーゼを入れ,外側アプローチへ

Start 45:51
End 46:08

Check Point

- 剥離した部位にガーゼを入れることで外側から層を連続させやすくなる。
- ガーゼでIMAのクリップを引っかけないように注意する。

Scene 06 外側アプローチ

内側アプローチ終了後，外側から下行結腸およびS状結腸を授動する際の要点を解説する。Monk's white lineから切開を始め，続いて腎前筋膜から下行結腸間膜を授動して，内側アプローチの層と交通させる。「面で展開する」「off the ground」などの基本手技について詳しく述べる。

Cut

❶ SDJより口側で下行結腸外側のMonk's white lineを脾彎曲に向けて切開する

❷ 腎前筋膜から下行結腸を授動し，内側アプローチの層と交通させる

❸ SDJ付近の生理的癒着を剥離する

Cut 01
SDJより口側で下行結腸外側のMonk's white lineを脾彎曲に向けて切開する

Start 46:08
End 47:21

壁側腹膜
切離ライン＝Monk's white line
下行結腸
腸間膜

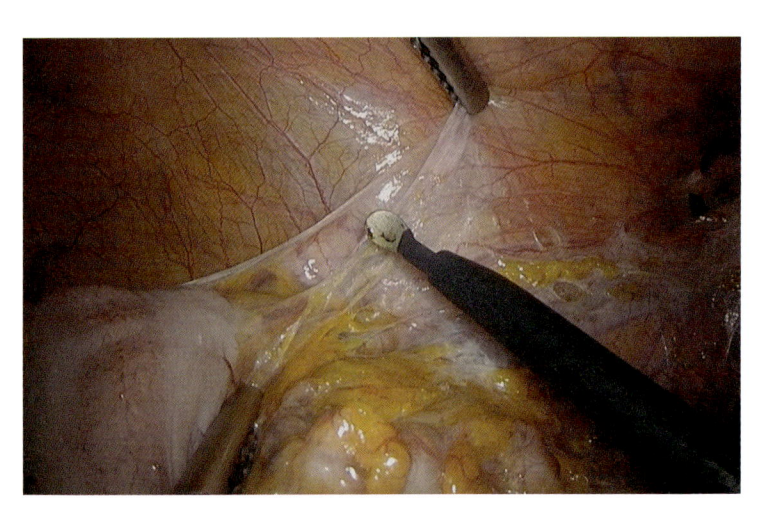

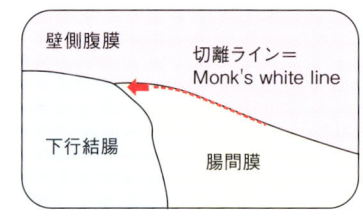

Exposure

1 助手右手はMonk's white lineの外側の壁側腹膜を腹側に牽引する（この場面では助手左手は使わなくてもよい）。
術者左手は腸間膜を把持して内側に牽引する。
SDJ付近は生理的な癒着が多いので，そこを避け，その口側の下行結腸外側からアプローチを始めるのがよい。

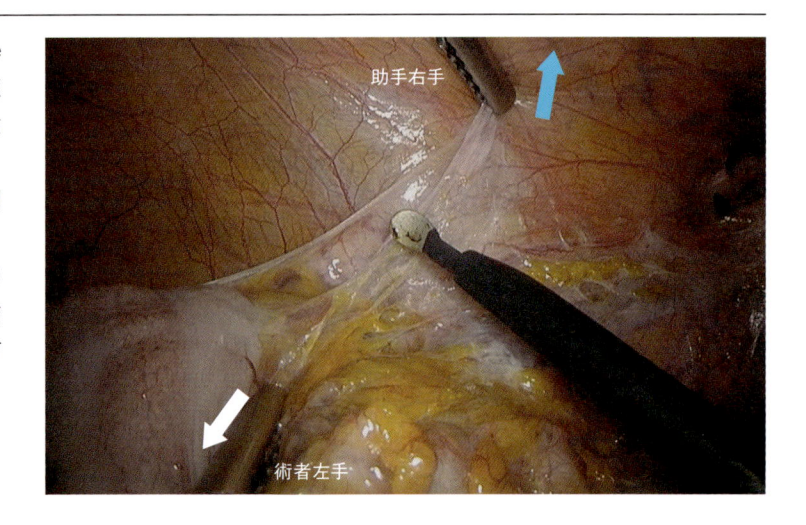

助手右手
術者左手

| 外側アプローチ |

Dissection

2 Traction-counter traction を意識する。

①助手右手と術者左手でテンションをかけて，Monk's white lineに沿って切開する。
②テンションが足りなくなったら，術者右手で壁側腹膜を引っかけて助手にその頭側を持たせる（伊藤の目「引っかけて持たせる」を参照）。
③助手右手と術者左手でさらにテンションをかけて展開する。脾彎曲寄りになると，切離ラインが腸管に近づく。

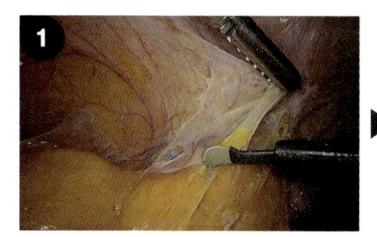

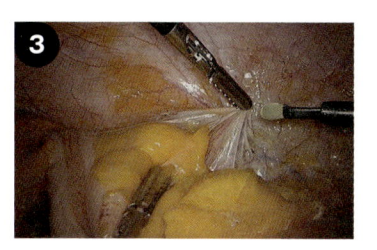

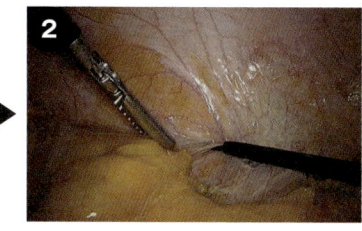

Check Point

- 腸管壁を損傷していないか（注：脾彎曲寄りでは腸管と壁側腹膜が近づく）。

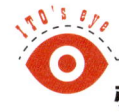

Ito's eye　引っかけて持たせる

伊藤の目

展開を変えるときに，術者右手（もしくは左手）で膜を引っかけて，次の展開に適した部分を助手に持たせる方法である（術者と助手の協調が大事）。
外側アプローチなどの膜を細かく助手に持たせてカウンタートラクションを作る展開のときに頻用するテクニックである。

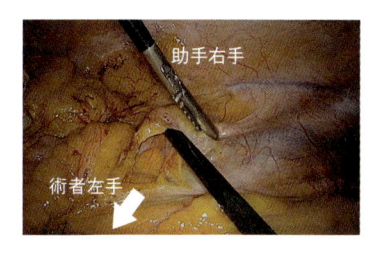

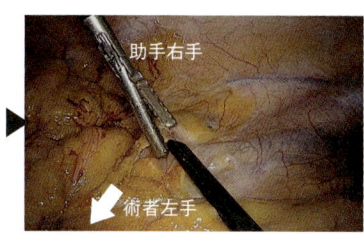

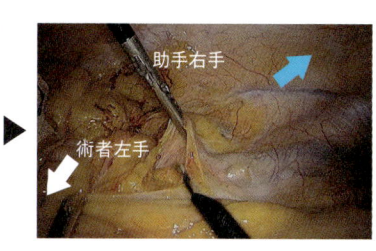

引っかける　→　持たせる

Cut 02
腎前筋膜から下行結腸を授動し，内側アプローチの層と交通させる

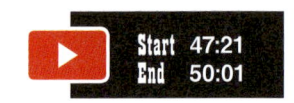

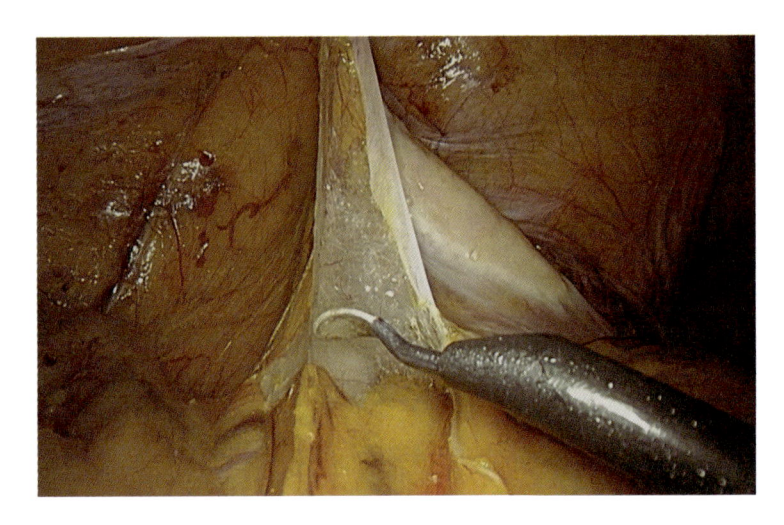

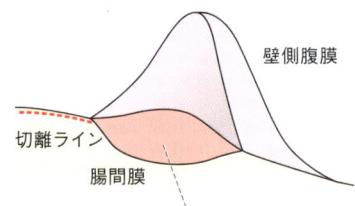

Start 47:21
End 50:01

切離ライン
壁側腹膜
腸間膜

内側アプローチからの剥離層と交通するところ。ガーゼが透見する

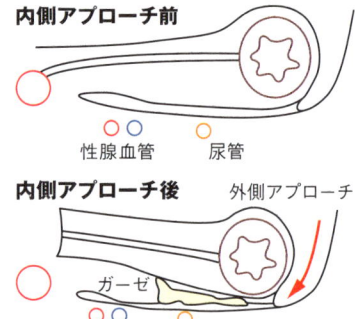

内側アプローチ前
性腺血管　尿管

内側アプローチ後　外側アプローチ
ガーゼ

| 外側アプローチ

Exposure

1 Cut 01に続き，助手右手はMonk's white lineの外側を腹側に牽引する。

授動が進むと，助手右手は腎前筋膜を腹側に牽引して展開する。

術者左手は腸間膜を把持して内側に牽引する。

内側アプローチで広く剥離されている場合には，腹膜切開だけでガーゼが見えてくることもある。あくまでも内側アプローチの程度に依存する。

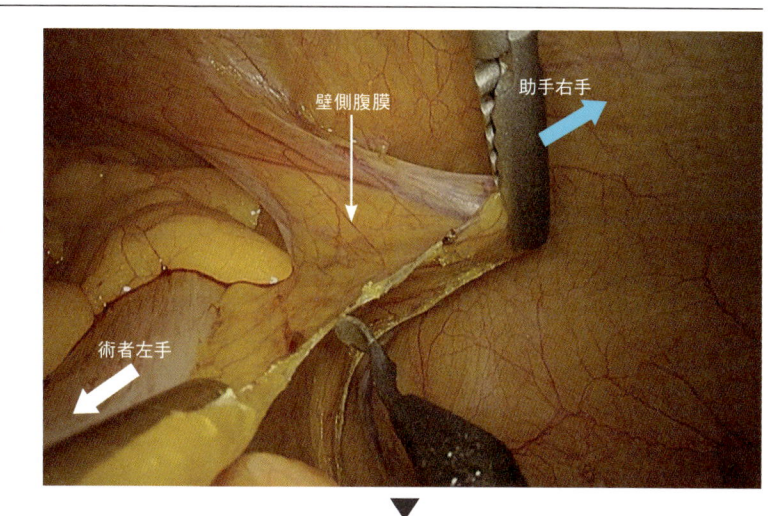

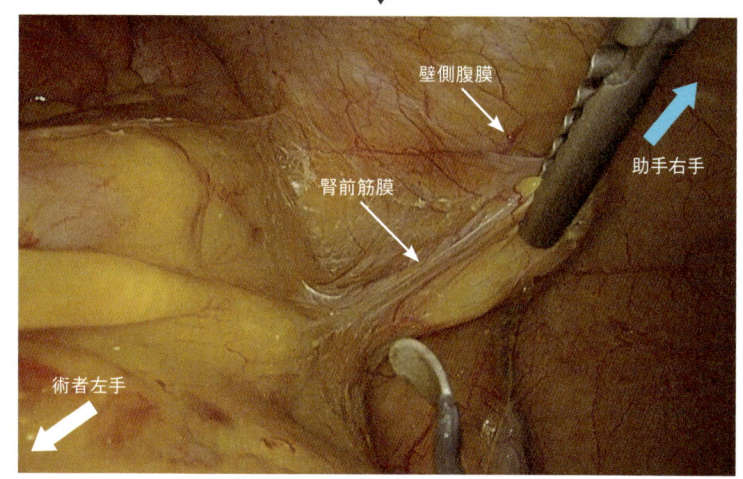

ITO's eye　　　　　　　　　　　　　　　　　　　　　　　　　　　　　　　　伊藤の目

面で展開する

術野を面で展開して，切離線を広く(3D traction)明瞭化する展開方法である。

腸管もしくは腸間膜はたるみやすいので，2点で牽引することによって面を作る。面が形成されれば，切離する部分が線として認識できる。

外側アプローチの脾彎曲寄り，直腸後腔に入る内側アプローチなどで使う。

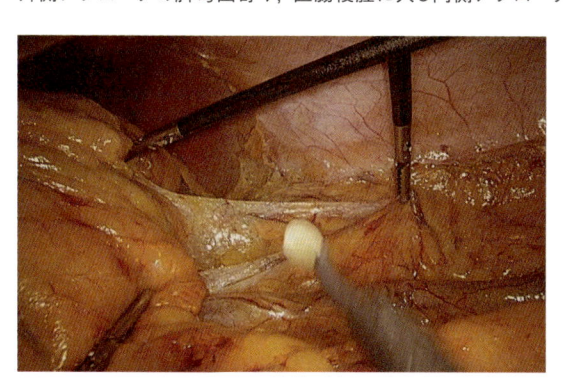

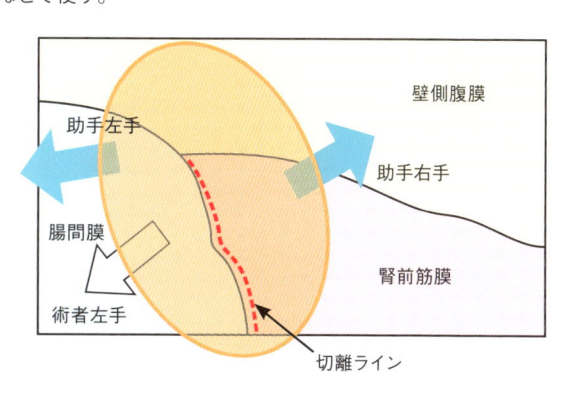

Dissection

2 "Off the ground" を意識する。

①Cut 01に続いて，助手右手は壁側腹膜を腹側に牽引。術者左手も腸間膜を内側腹側に牽引する。背側に空間を作ることによって後腹膜組織を損傷しないようにする（伊藤の目「Off the ground」を参照）。

②腎前筋膜から腸間膜を授動する。引き続き背側に空間を作るようにする。

③助手右手で腎前筋膜を腹側に牽引。術者左手は腸間膜を内側腹側に牽引して展開する。腸間膜を露出するように切開する。

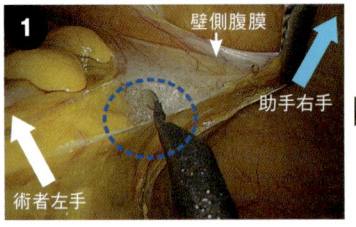

背側に空間を作る（破線の円内）

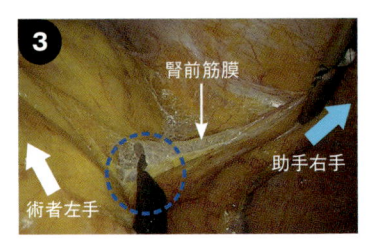

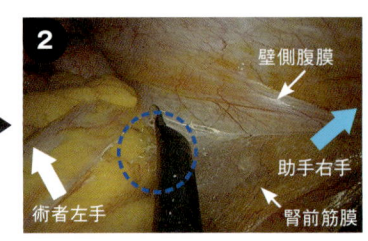

ITO's eye ― Off the ground

膜を切開する場合に，奥の組織を損傷しないように，膜を持ち上げて展開して奥にスペースを作る技である。カウンタートラクションを作った後に少し腹側に組織を持ち上げ，「地面から浮かせる」イメージで展開する。これにより電気メスを用いたpoint dissectionにおいても裏の組織損傷を回避しつつ，迅速な剥離が可能となる。

外側アプローチや直腸周囲の処理などで使う。

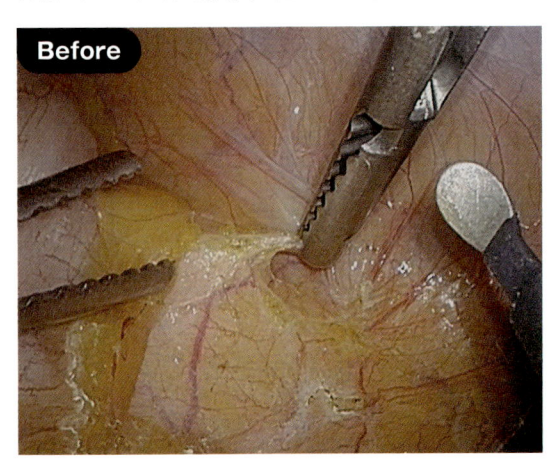

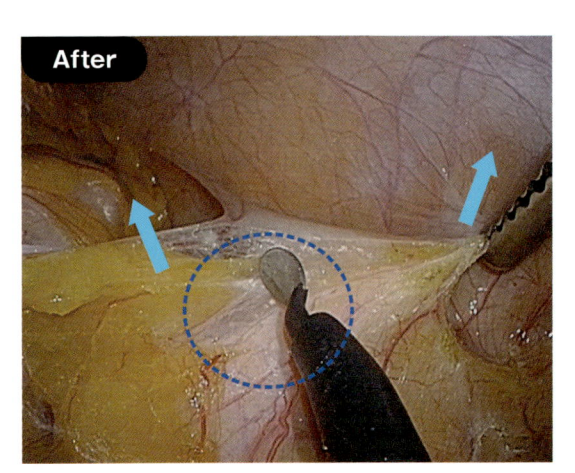

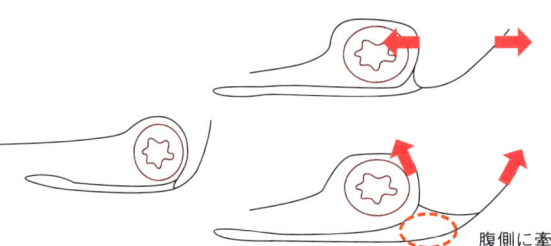

腹側に牽引すると，背側に空間ができる

| 外側アプローチ

3 | ①助手右手で壁側腹膜もしくは腎前筋膜を腹側に牽引。術者左手は腸間膜を内側に牽引して展開する。腸間膜を露出するように切開する。
②内側アプローチ終了時に挿入したガーゼが透見される。それを目印に切開し，先の層と交通させる。

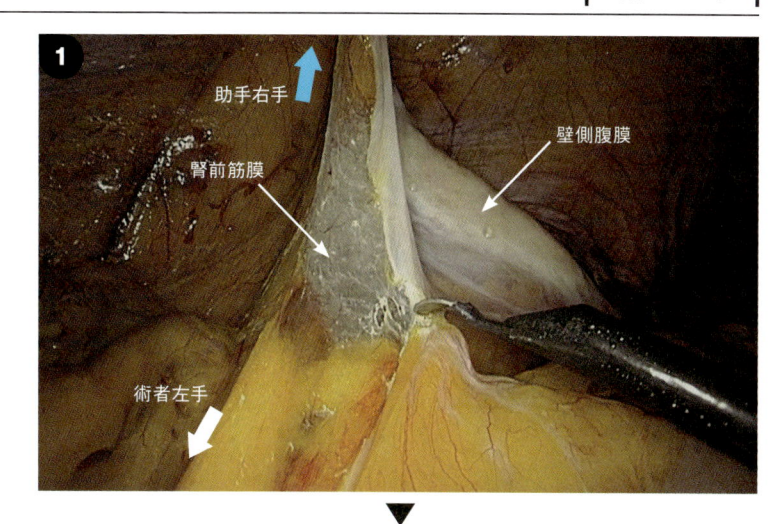

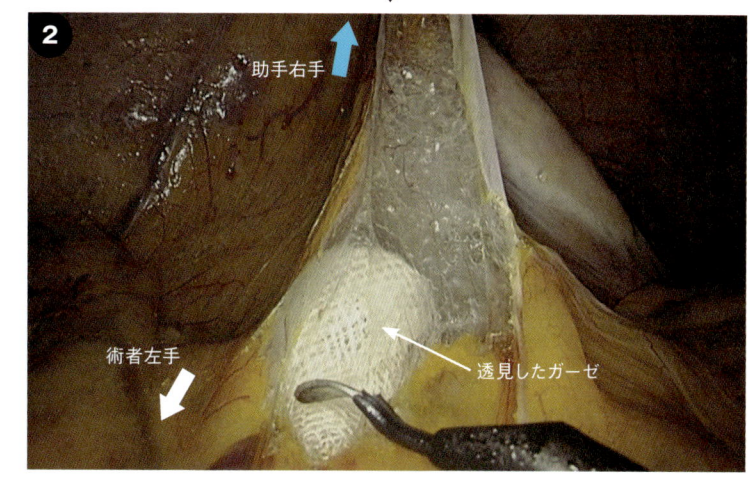

1 助手右手／腎前筋膜／壁側腹膜／術者左手

2 助手右手／術者左手／透見したガーゼ

Check Point

- SDJ寄りでは，背側に性腺血管や尿管が近い。性腺血管と尿管が背側に落ちているか。
- 助手の鉗子で性腺血管や尿管を直接把持していないか。
- 脾彎曲寄りでは，腎前筋膜に切り込んでいないか。
- 大網の脂肪の位置はどこか。

Pitfall

外側アプローチは内側アプローチと比較して，内視鏡手術の性質上，層の同定が困難である。唯一のランドマークは腎前筋膜の組織である。
内側アプローチで十分に外側まで剥離しておくことが重要である。外側から層の同定が難しい場合には，再度内側アプローチに戻る方法もある。
カウンタートラクション&off the groundを常に意識すべきシーンである。

Cut 03
SDJ付近の生理的癒着を剥離する

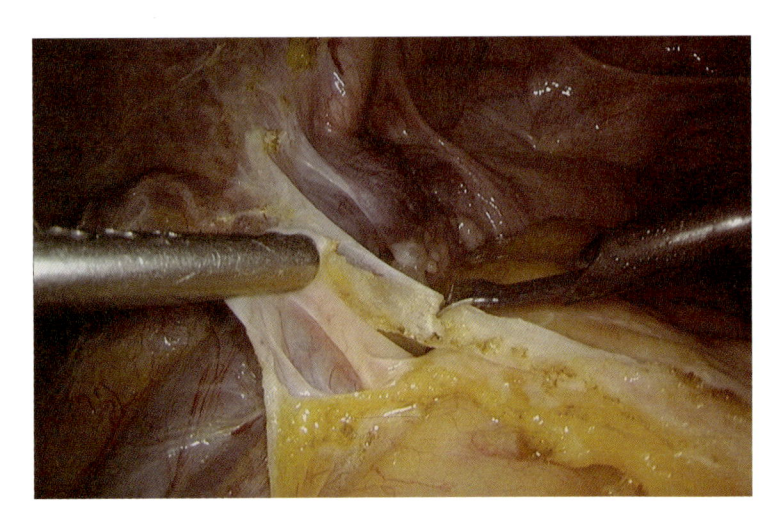

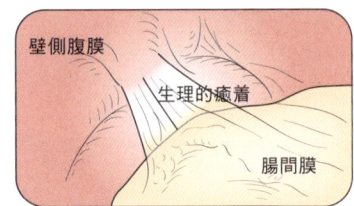

Start 50:01
End 51:43

壁側腹膜
生理的癒着
腸間膜

Exposure

1 助手右手は壁側腹膜を外側に牽引する。
術者左手は腸間膜を把持して内側に牽引する。

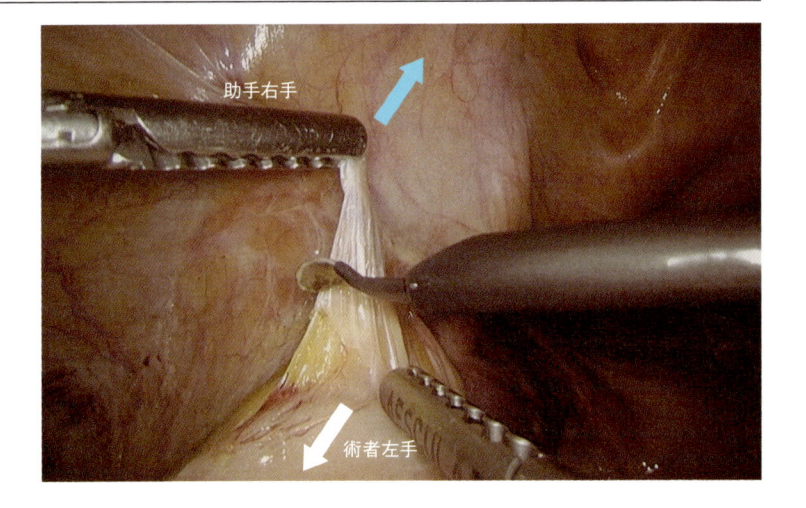

助手右手
術者左手

外側アプローチ

Dissection

2 ①助手右手で壁側腹膜を外側に牽引する。術者左手で腸間膜を内側に牽引し、生理的癒着を表面からなでるように、浅く広く切開する（伊藤の目「癒着剥離は腸間膜寄りで」を参照）。
②生理的癒着が外れたら、さらにテンションをかけて展開する。

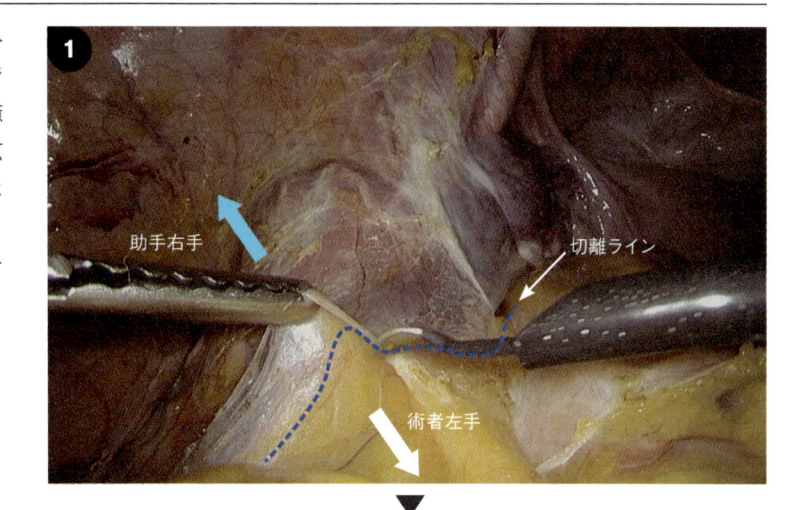

Check Point

- 壁側腹膜が完全に残っているか（切り込んでいないか）。→切り込むとすぐ奥に性腺血管と尿管がある。
- 腸間膜に切り込んでいないか。

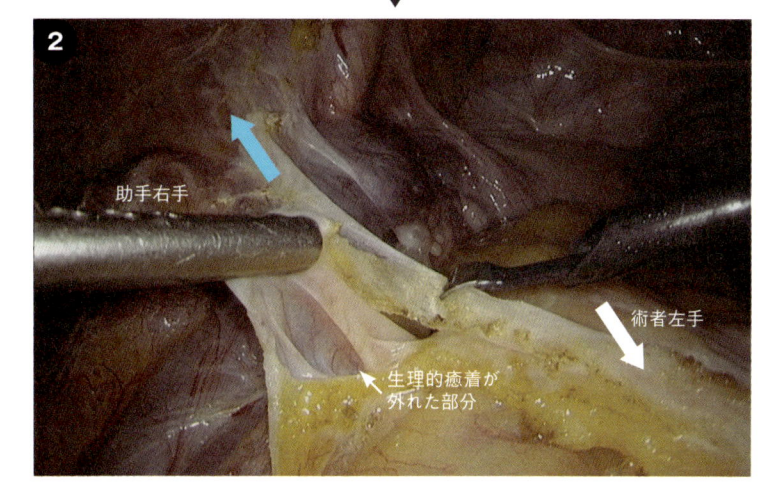

1　助手右手　切離ライン　術者左手

2　助手右手　術者左手　生理的癒着が外れた部分

ITO's eye 伊藤の目

癒着剥離はちょっとだけ腸間膜寄りで

腸間膜と壁側腹膜の癒着を剥離するときは、癒着そのもののラインよりも若干腸間膜寄りで行うと、正しい層を保つことができることが多い。「若干腸間膜寄り」というのは、ヘラメスの背中で癒着そのもののラインを触れながらほんのちょっと内側（1mmくらい内側）を切るイメージである。

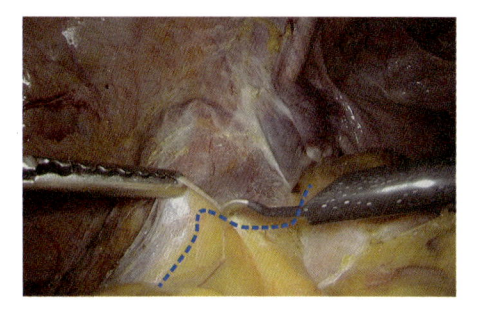

Scene 07 直腸周囲剥離

Scene 07●直腸周囲剥離

直腸の周囲を剥離する。前Sceneまでの操作で右側方，直腸後腔の剥離操作は終了しているため，残る左側の操作を行う。操作の際，直腸後腔を明らかにし，つり上がってくる左下腹神経を損傷しないように注意しなければならない。

Cut

❶ 直腸を頭側やや右側に引き出し，直腸後腔が見えるように直腸を浮かし左側腹膜を切開する

❷ 直腸の牽引を強め，クモの巣状の層を広げ，直腸固有筋膜に沿って切離する

Cut 01
直腸を頭側やや右側に引き出して左側腹膜を切開する

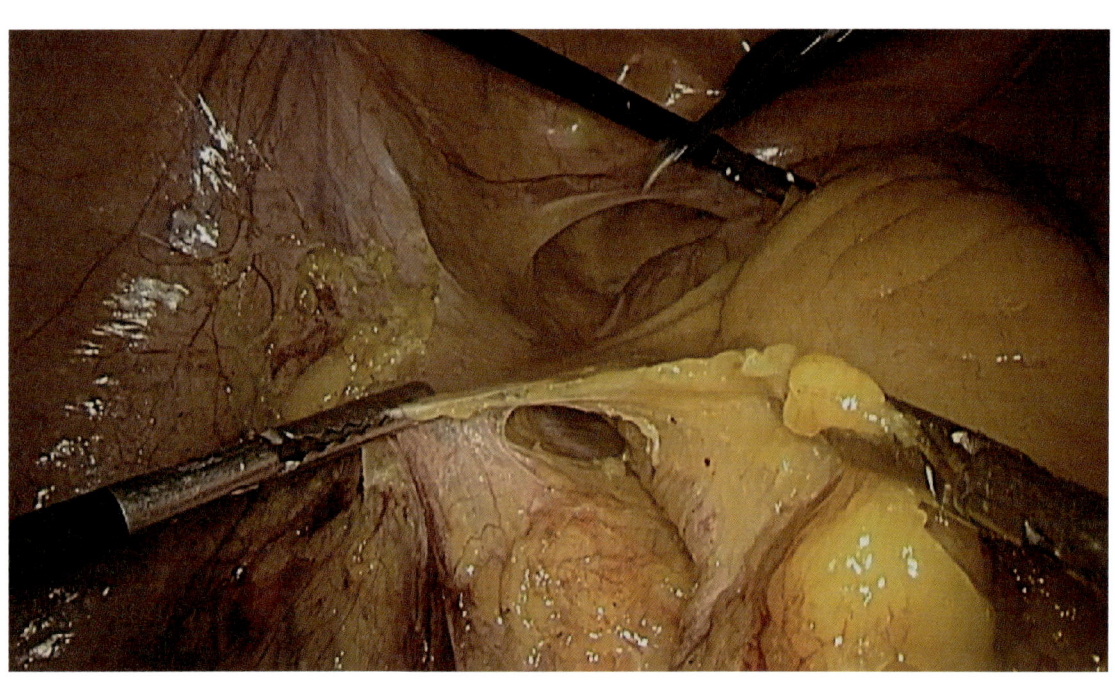

Start 51:43
End 52:21

直腸を頭側，やや右側に引き出し，直腸後腔が見えるように直腸を浮かし，左側腹膜を切開する

| 直腸周囲剥離 |

Exposure

1 S状結腸およびS状結腸間膜を右側に展開する。術者が骨盤内に落ち込んだ直腸を引き出す。可能なかぎり直線化し、直腸を浮かせ直腸後腔を明らかにする。面を上下させて前Sceneまでの剥離範囲を確認し、腹側からの切開のみで操作が終了するのであればCut 01のDissection 02へ。背側の直腸後腔から切離線をつなげる必要があればCut 01のDissection 01へ。この視野展開では助手鉗子はパラレルに展開される。

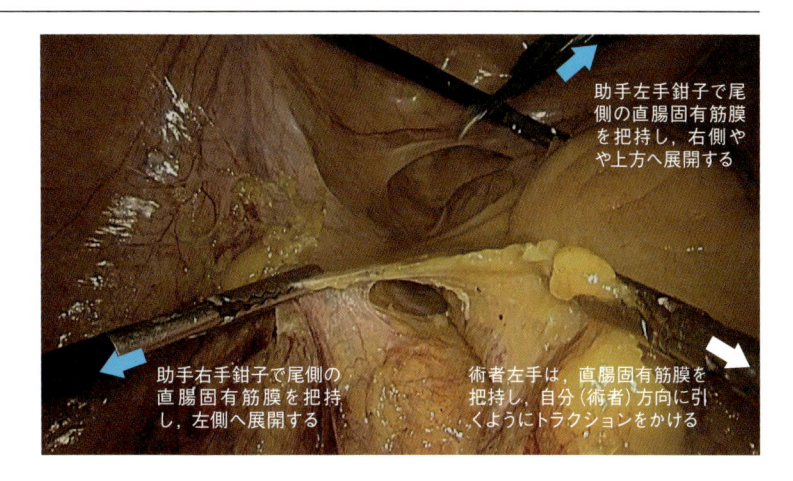

助手左手鉗子で尾側の直腸固有筋膜を把持し、右側やや上方へ展開する

助手右手鉗子で尾側の直腸固有筋膜を把持し、左側へ展開する

術者左手は、直腸固有筋膜を把持し、自分（術者）方向に引くようにトラクションをかける

Dissection 01

2 ①直腸をやや寝かせて、左側の腹膜を尾側へ向けて切開する。腹膜を切開することによって直腸の牽引が容易になる。
②〜③右側と同様に左側のくぼみから約10mmくらい直腸寄りで切開する。

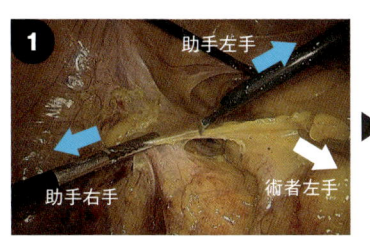

1 助手左手／助手右手／術者左手
助手は切開するべき部位に対して面を作るように展開する

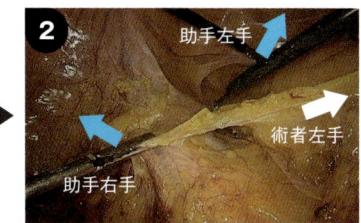

2 助手左手／助手右手／術者左手
助手左手鉗子は、off the groundを心がける

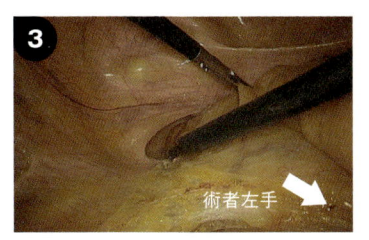

3 術者左手
直腸を若干寝かすように術者左手鉗子で調節し、展開する

Check Point

- 直腸が浮き、直腸後腔は明らかになっているか。
- 直腸固有筋膜は、同定できているか。
  → 可能なかぎり直腸を牽引し、直腸後腔を明らかにすることで直腸固有筋膜をきちんと同定できる（可能なかぎり直腸を牽引するが、完全な直線化は困難なことが多い。より尾側の操作が必要な場合〈LAR，ISR等〉は、恥骨上にポートを追加挿入し、牽引を補助することによって直腸直線化の一助とすることもできる）。
- 助手左手鉗子で直腸周囲の腸間膜を右上方に牽引できているか。

Pitfall

左下腹神経を損傷しないようにする（助手の展開が不十分な場合、切開線が左側に寄りすぎてしまう）。

Dissection 02

前Sceneまでの操作で左下腹神経がすでに直腸固有筋膜から外れている場合

2 ここまでの直腸周囲剥離操作が十分であれば、膜切開を直腸固有筋膜に沿って行うだけで終了する。ただし、この場ができているということは直腸後腔剥離の操作をやりすぎていると考えることもできる。直腸後腔剥離の際には、左側へ寄りすぎて、左下腹神経を損傷したり、左側方腔に入り込むことがないように注意する。

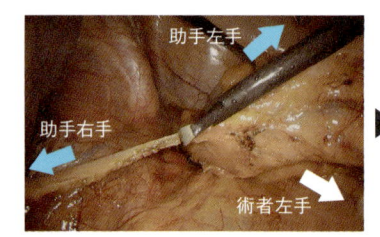

術者は、左手鉗子でトラクションをコントロールしつつ、助手が作る面を切開していく

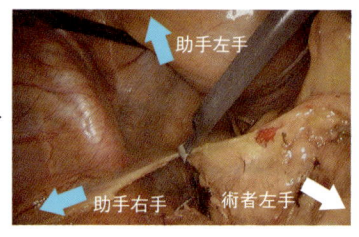

操作部位がより尾側へ及んだ場合、助手の展開方向が若干変化する

ITO's eye — 伊藤の目

なぜ直腸右側と展開方法が違うのか

術者が患者右側に立っているため、右側の場合と同様に行うと鉗子がクロスしてしまう等の理由がある。しかし、いちばん重要な意図は、術者がカウンタートラクションに最も関与する鉗子を常にコントロールできる、ということがある。直腸左側の剥離操作では直腸固有筋膜を把持して手前に牽引することがキートラクションである。

※術者が左側に立ち位置を変えれば、右側と同様の展開で操作を行うことは可能である。

Cut 02
直腸の牽引を強め、クモの巣状の層を広げ、直腸固有筋膜に沿って切離する

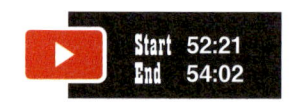

Start 52:21
End 54:02

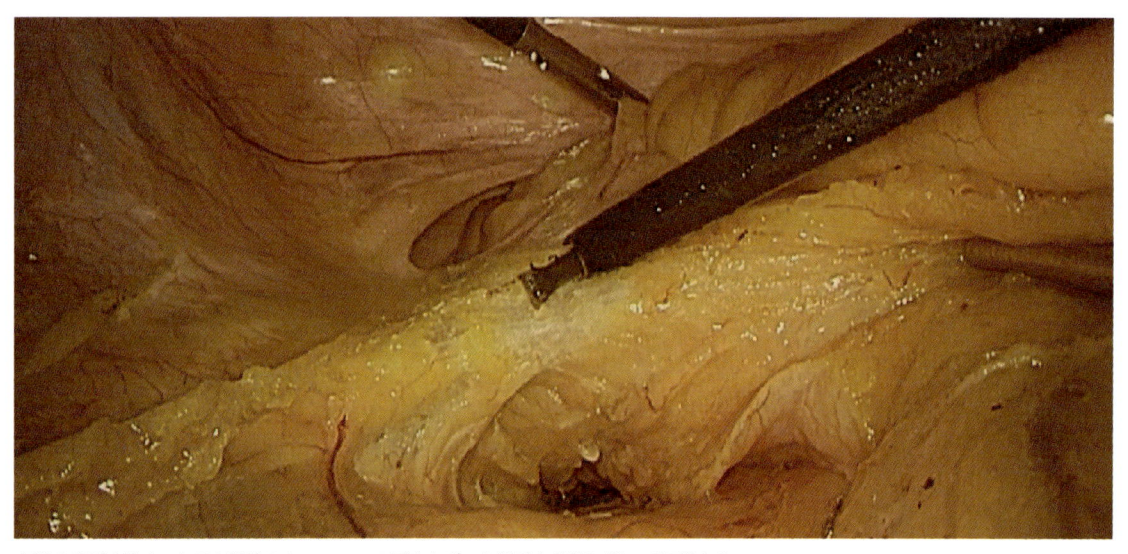

直腸の牽引を強め、クモの巣状の"アワアワ"の層を広げ、直腸固有筋膜に沿って切離する

| 直腸周囲剥離 |

Exposure

1 | 直腸右頭側への牽引を強め，"アワアワ"の層を広げる。

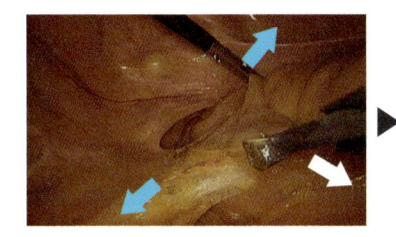

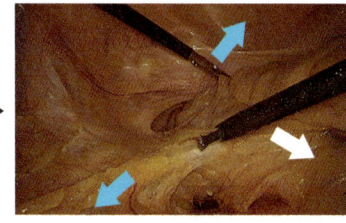

Dissection

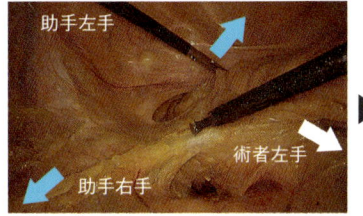

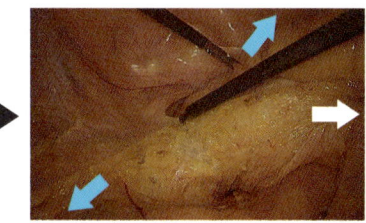

2 | 先述のように術者左手鉗子で調節し，"アワアワ"の層を広げつつ，直腸固有筋膜に沿った層で切開を尾側に進める。

3 | 助手右手鉗子は，術者の操作と合わせて把持する部位を尾側へと進めていく。

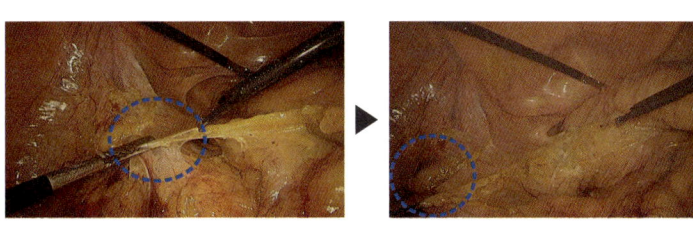

Check Point

- 直腸後腔は，明らかになっているか。
- 直腸固有筋膜は同定できているか。

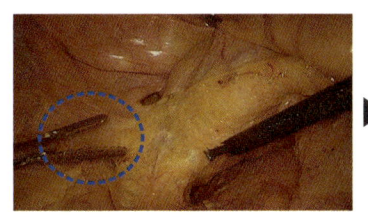

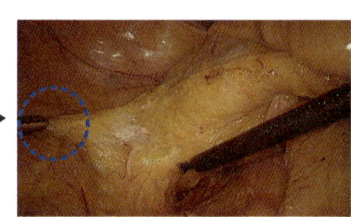

Pitfall

①直腸固有筋膜に厳密に沿って操作を行わなければ左下腹神経を切離してしまう。
　→術者左手が引く動きを行い，十分にトラクションをかけることによって直腸固有筋膜に沿った切開を行える。すなわち，良好な3D tractionを構築することこそが左下腹神経損傷を防ぐ最も重要なことである。
②操作の際に，腫瘍を把持したり不用意に触れないように注意する。

Scene 08 ● 直腸腸間膜処理

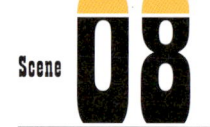

直腸腸間膜処理

腫瘍下縁から10cm程度もしくは腹膜翻転部から10cm程度の腸間膜にマーキングし，直腸右側の腸間膜処理から開始。このとき直腸を立たせた状態で右側からの処理が可能か，寝かせた状態で開始するかで助手の展開は異なる。次いで直腸後壁，直腸左側の順に処理していく。

Cut

❶ 腸間膜処理の位置決め
❷ 直腸右側の処理（立たせて可能な場合）
❸ 直腸後壁の処理（立たせて可能な場合）
❹ 直腸左側の処理（立たせて可能な場合）
❺ 寝かせて処理する場合の左右側壁処理（直腸下部，腫瘍が大きいとき）
❻ 寝かせて処理する場合の後壁処理

Cut 01

腸間膜処理の位置決め

Start 54:02
End 54:32

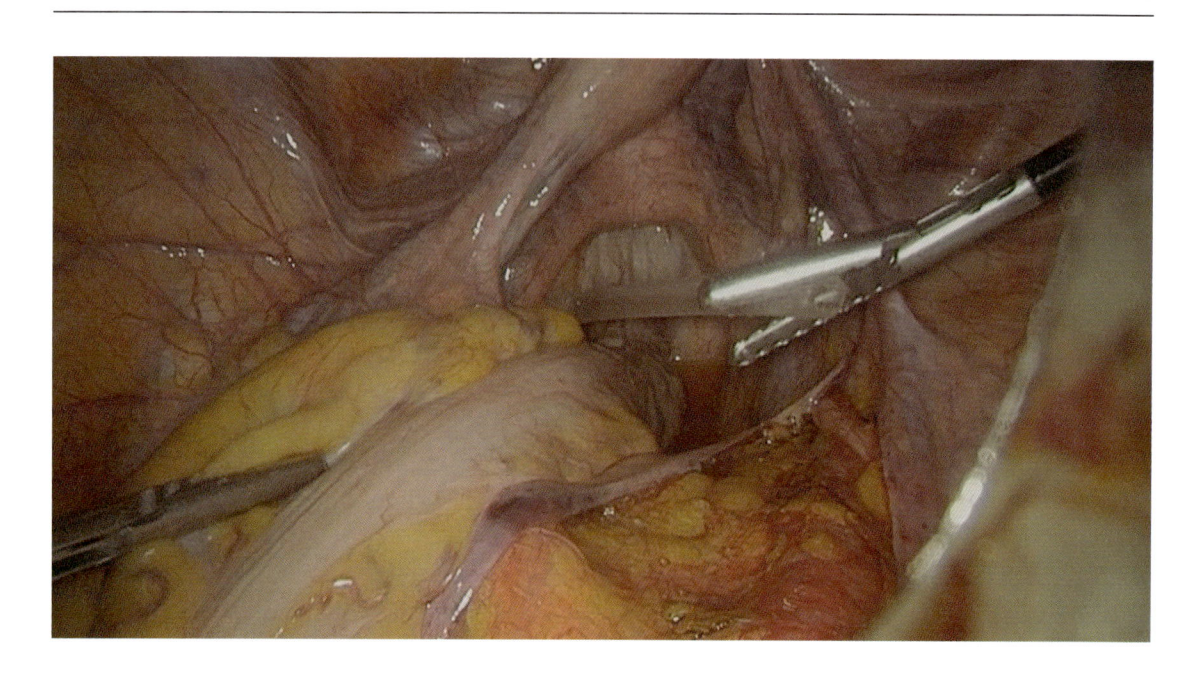

Exposure

1 ①助手左手鉗子にて癌以外の直腸RS程度の部分を把持して腹側，左側に牽引して直腸を直線化する。
②助手右手鉗子にて女性であれば子宮，男性であれば膀胱を腹側に展開して腹膜翻転部を確認できるようにする。

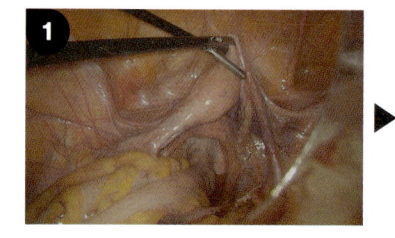

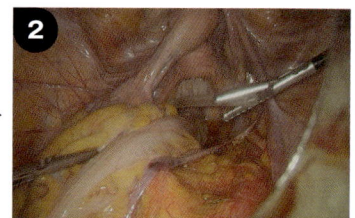

直腸腸間膜処理

Dissection

2 鉗子の金属部分，もしくは10cmに切離したネラトンなどを使用し，腫瘍下縁から10cm，あるいは腹膜翻転部から10cmを測定して，電気メス，ピオクタニンまたはクリップで腸間膜右左側に印を付ける。

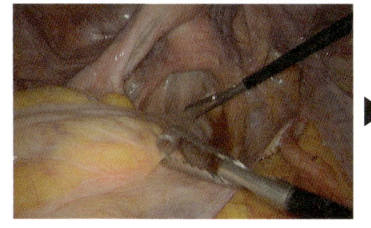

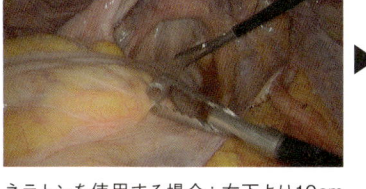

ネラトンを使用する場合：右下より10cmに切離したネラトン挿入し，腹膜翻転部から測定する

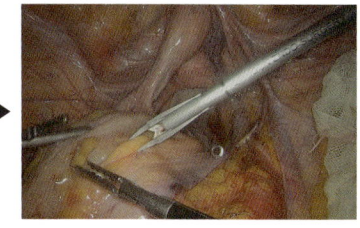

右側にクリップ

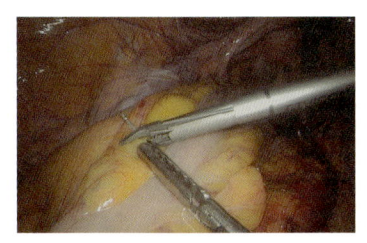

左側にクリップ

ITO's eye 伊藤の目
2種類の展開方法

直腸腸間膜処理は高い位置なのか，低い位置（腹膜翻転部近く）なのかで2通りの展開方法がある。高い場合は，直腸を基本的に立たせて，右側→後方→左側の順に処理する。低い場合は，直腸を寝かせて，右側か左側→後方の順に処理することが多い。

Cut 02
直腸右側の処理（立たせて可能な場合）

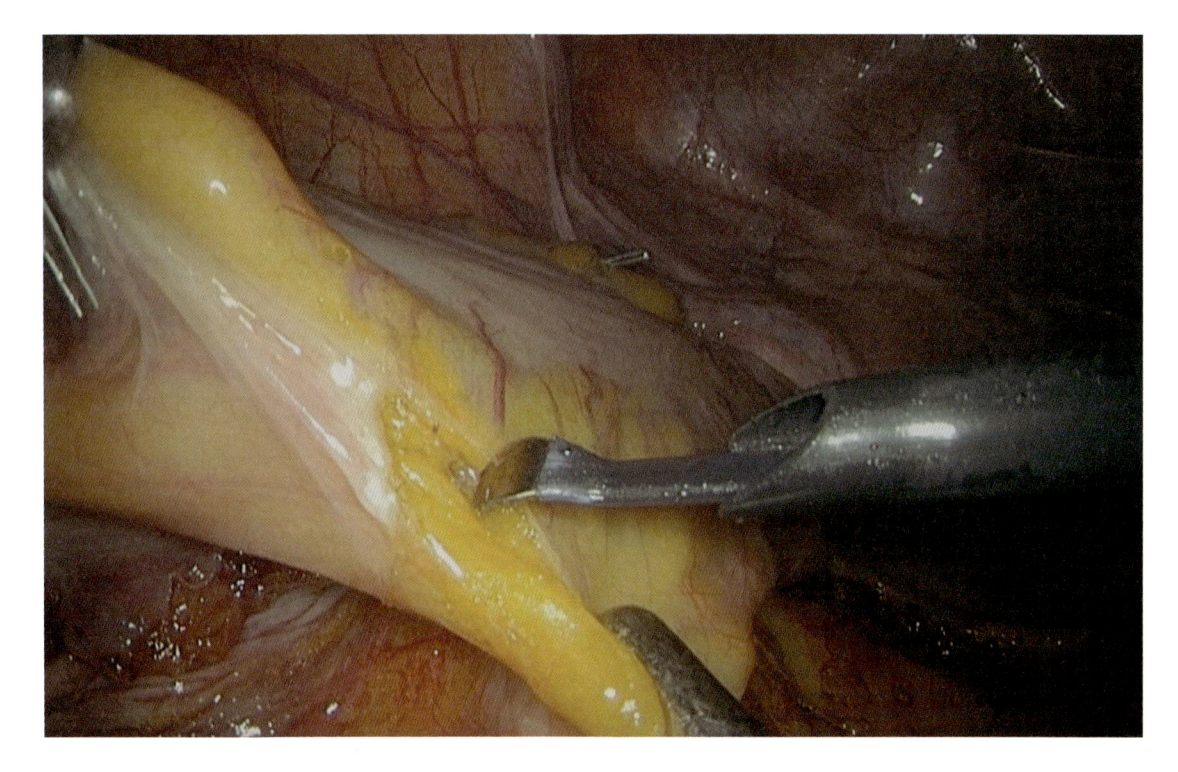

Start 54:32
End 56:15

Exposure

1 処理ラインの漿膜を，まず切離するために助手左手鉗子にて切離終点あたりの腸間膜，助手右手鉗子にて切離予定部より5cmほど口側の腸間膜を把持して面にする。このとき，やや左側に倒し，切離面を術者に向けるようにややひねる。

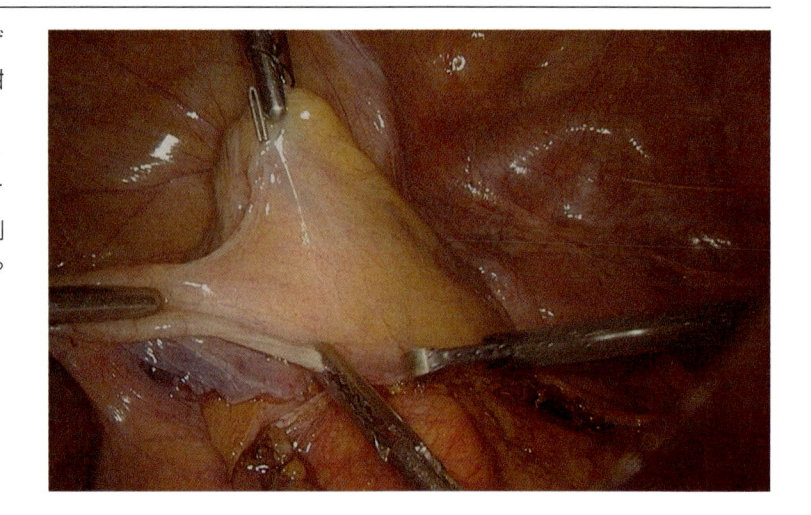

Dissection

2 ①漿膜を直腸に直交するように電気メスにて切離。術者左手は腸間膜を把持してトラクションをかける。

②漿膜切離後に助手は左右の鉗子を時計回りにやや回転させる。これは，直腸剥離を始める腸間膜と直腸壁の間を見せるためである。術者は間膜を外側，手前にトラクションをかけて電気メスにて腸間膜−腸壁間に入る。

③助手は腸間膜処理が右側から後壁に向かうのに合わせて今度は反時計回りに2本の鉗子を回転させながら調節する。左手は間膜を把持して腸間膜−腸壁に沿ってLCSを用いて剥離，切離を繰り返して処理していく。

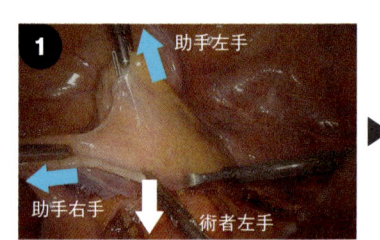

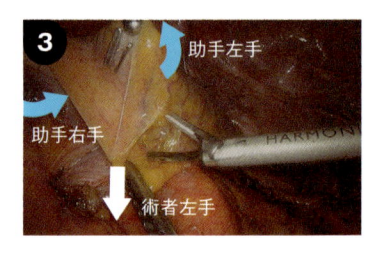

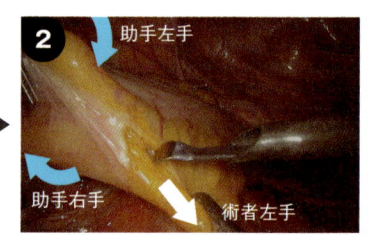

Check Point

腸間膜が水平に処理できているか
- 術者の右手鉗子の軸は左下に向かっているので，意識しないと腸間膜処理が左下に向かいやすい。
- 水平の処理をするために，
  ① 経験で水平に処理する（上級者向け）。そのときは右側の入口を作り，立たせて水平に引く
  ② 左右のクリップを確認しながら処理する
  ③ ピオクタニンで腸間膜処理予定ラインをマーキングする

  方法が挙げられる。
- ハーモニックで剥離，切離するときにactive bladeを腸間膜側にする。

Cut 03
直腸後壁の処理
（立たせて可能な場合）

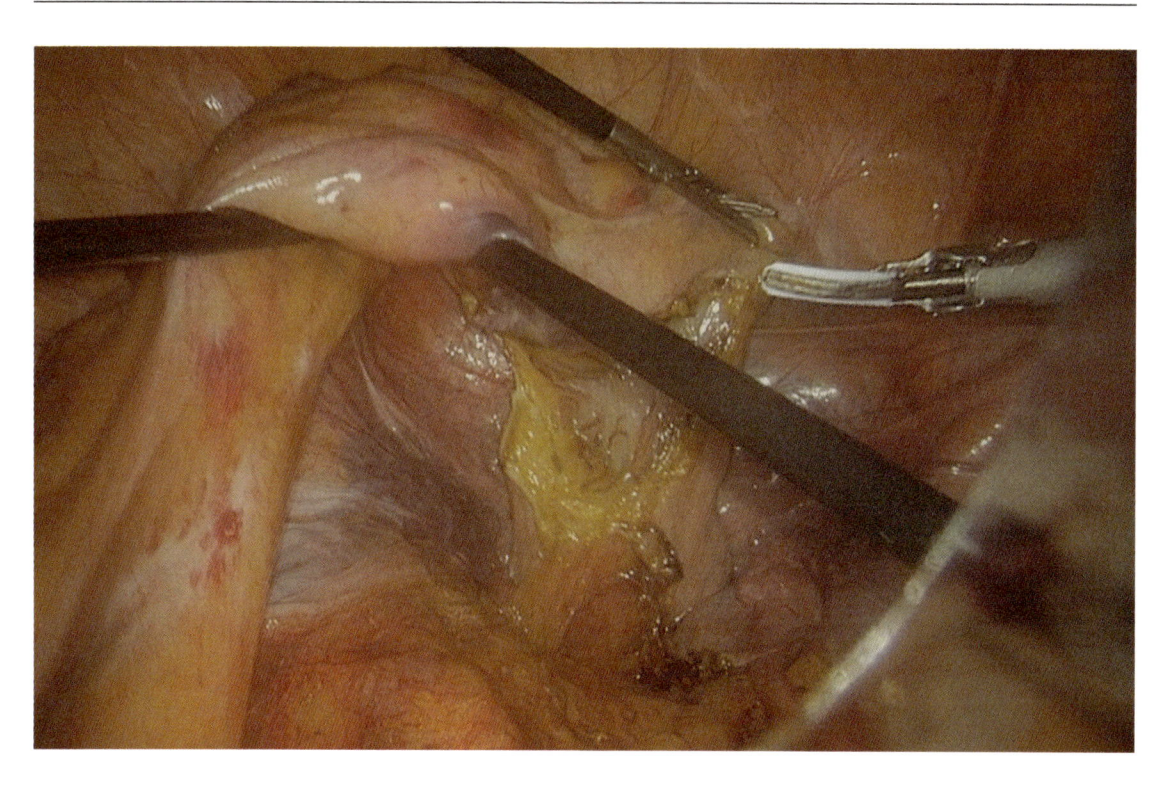

▶ Start 56:15
　 End 57:11

Exposure

1　助手は，左手鉗子にて処理する2〜3cmほど頭側の直腸右側の腸間膜，右の鉗子で直腸左側の空間に滑り込ませるイメージで直腸を立てる（クロス法）。このときに助手の右手鉗子はS状結腸が骨盤内に落ち込まない場合は直腸の周囲の腸間膜を把持し，落ち込む場合は腸間膜をつかまず鉗子の腹で結腸の落ち込みを防ぐとよい。

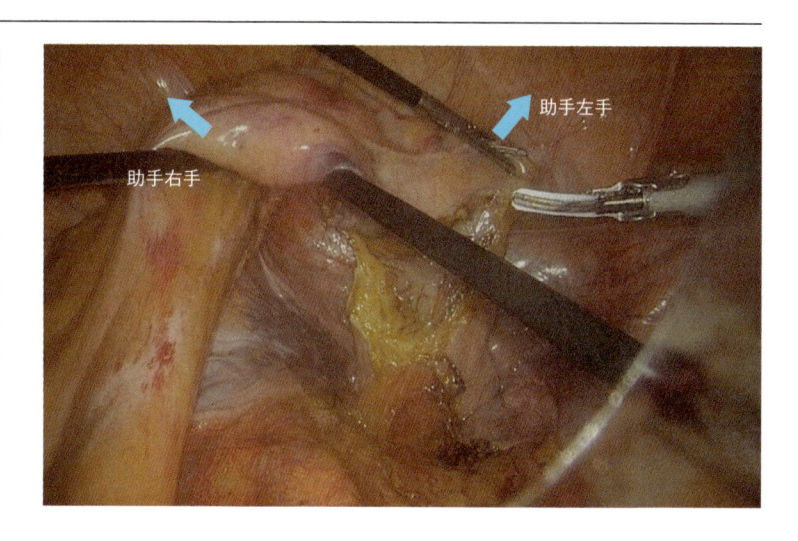

助手右手　助手左手

Dissection

2 術者は引き続き左手鉗子で腸間膜を把持し，引きながら腸壁と腸間膜の間を剥離して処理していく。

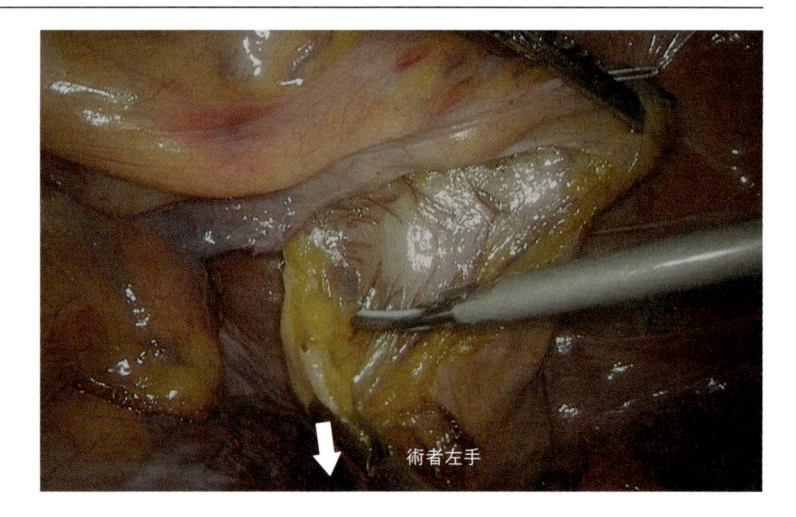

Check Point

- S状結腸が長くて骨盤内に落ち込むときは助手右手鉗子の腹で押さえる。
- 直腸を立たせる展開のときに重要なことは，いかにS状結腸の骨盤内への落ち込みを防ぎながら直腸を立たせるか，である。

Cut 04
直腸左側の処理（立たせて可能な場合）

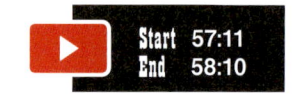

Start 57:11
End 58:10

Exposure

1 助手は，左手鉗子にて処理する2〜3cmほど頭側の直腸右側の腸間膜，右の鉗子で直腸左側の直腸腸間膜と固有筋膜の間に滑り込ませるイメージで把持して直腸を立てる（クロス法）のは先ほどと同様。徐々に左壁に向かってきた場合は反時計回りに回転させながら，直腸左側の処理を行いやすいようにする。

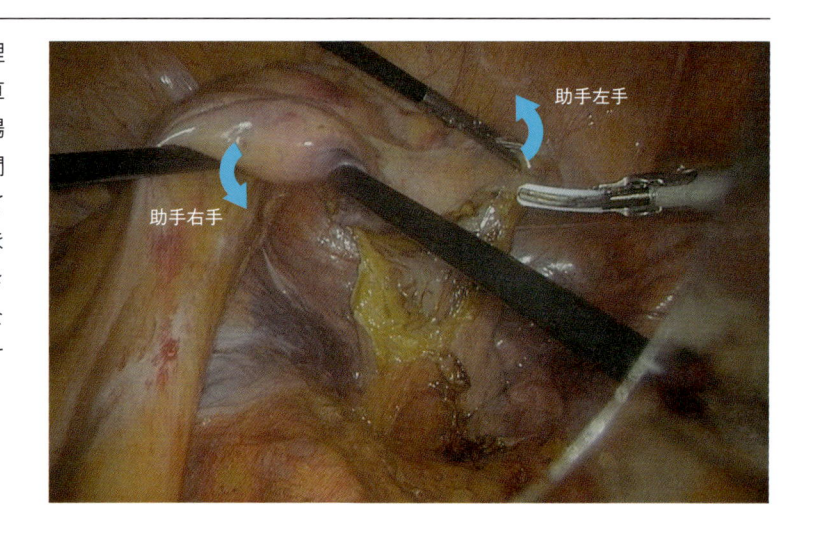

直腸腸間膜処理

Dissection

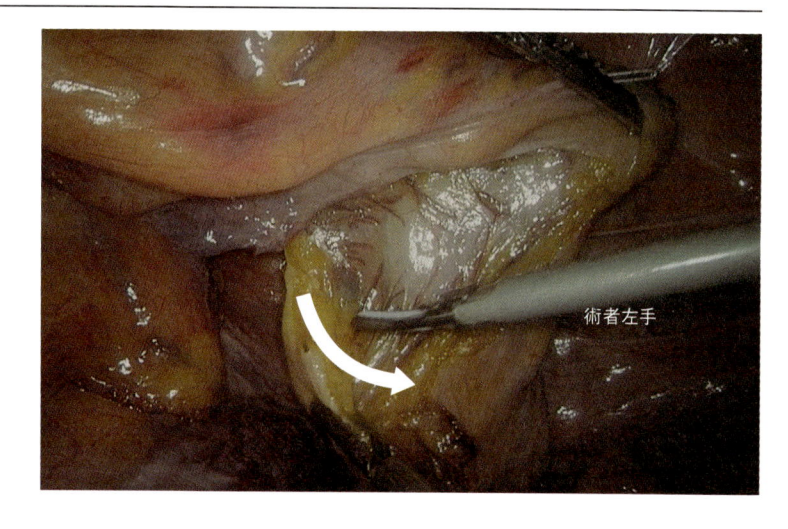

2 術者は引き続き左手鉗子で腸間膜を把持し，引きながら腸壁と腸間膜の間を剥離して処理していく。最後の左側は奥襟を引き出すイメージで引いて処理する。

術者左手

Pitfall

LCSを使用するときは先端のcavitationに注意する。

腸間膜処理の高さにより血管の走行に違いがあることに注意。

肛門近くになると，3時，7時，11時に3分岐する。

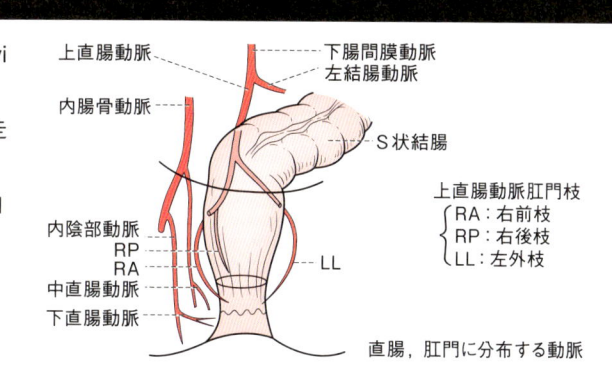

上直腸動脈 — 下腸間膜動脈／左結腸動脈
内腸骨動脈
S状結腸
内陰部動脈
RP
RA
中直腸動脈
下直腸動脈
LL
上直腸動脈肛門枝
　RA：右前枝
　RP：右後枝
　LL：左外枝
直腸，肛門に分布する動脈

Check Point

- 助手が立たせてひねりを効かせることで直腸右前壁が認識でき，最初の腸管壁と腸間膜間の剥離開始ポイントを同定できる。
- 立たせて右側に入口を同定できる場合と，少し寝かせて右側の入口を同定する2通りがある。
- 術者は左手鉗子で腸間膜を引くことで，剥離ポイントをさらに同定しやすくなる。原則的に術者は左手鉗子で腸間膜を引き，右手エネルギーデバイスで処理するtwo-hand methodで行う。
- 腸管壁へのエネルギーデバイス熱傷は十分に注意する。特にエネルギーデバイスで剥離するときは十分に注意する。熱傷予防としては，剥離は剥離鉗子，切離はエネルギーデバイスと交互に行うのが一番安全。きちんと剥離してoff the腸管にする配慮を持つべきである。
- 助手の展開として前述の左鉗子で右側を把持，右鉗子で左側を把持するクロス法と，左鉗子で左側を把持，右鉗子で右側を把持するパラレル法がある。

- 原則はクロス法で行う。クロス法のメリットは，S状結腸の落ち込みを右手鉗子による防波堤で防げることである。
- 助手は直腸をしっかり立たせることが重要。右前壁が確認できる位置から徐々にひねるときは，リンゴの皮剥きのようなイメージで行う。
- 助手はしっかり立たせることで剥離ポイントを面にする。場を崩さないようにする。
- 腸間膜が厚い症例では，直腸固有筋膜をまず全周に処理してから厚みのある腸間膜を数回に分けて処理する。2枚おろし，3枚おろしのイメージで処理する。
- 直腸の動脈は個人差はあるが，基本的には口側では6時に1本，肛門側にいくほど3時，7時，11時の3本あるので意識しながら処理する。動脈はきちんとシーリングできるようにシーリングデバイスの先端ではなく，可能なかぎり中央になるようにシーリングする。

Cut 05
寝かせて処理する場合の左右側壁処理（直腸下部，腫瘍が大きいとき）

Start 58:10
End 69:04

間膜処理する位置が肛門側になると，直腸を立たせた場合に術者右手の軸が腸壁に向かってしまい，立たせた状態での右側，左側の処理が困難になる。寝かせて処理する場合は，①右→左→後壁，②左→右→後壁の順で行う。直腸の肛門側になればなるほど左側の処理は困難であり，イメージとしては右側40％，左側10％，後壁50％ぐらいの割合で行う。

Exposure

1 寝かせる場合は直腸癌のときであり，われわれは通常，恥骨上のポートを使用する。

直腸を直線化するために，恥骨上ポートから腸鉗子にて少し離れた直腸を把持して頭腹側に牽引する（恥骨上ポートがない場合は助手右手鉗子にて少し離れた直腸脂肪を把持して，頭腹側に牽引する）。

助手左手鉗子は処理する部分より2～3cm頭側の直腸固有筋膜右側を把持し，面になるように引く。

術者左手で切離ラインより2cmほど口側の腸間膜を把持し，面になるように引く。

このとき，助手左手と術者左手は共同作業で面にする。

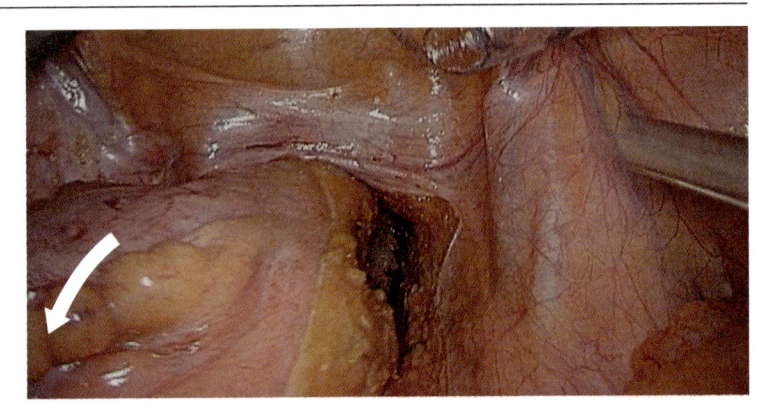

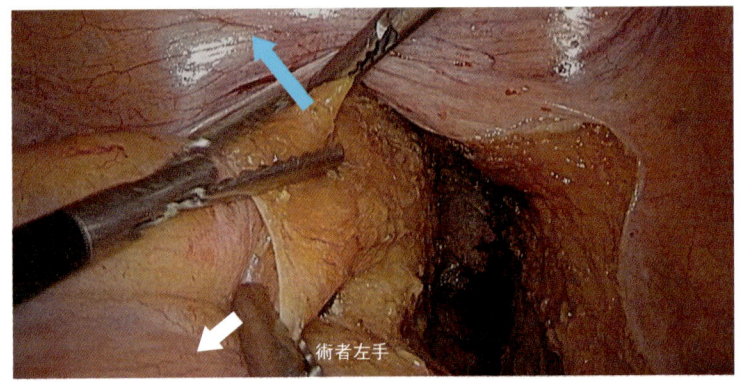

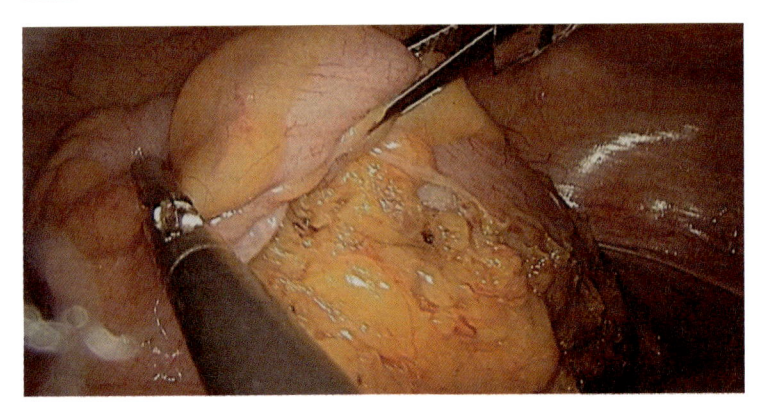

術者左手

Dissection

2 助手の右手の鉗子を直腸の牽引として使用するので、術者左手の鉗子が面の展開に必要となる場合があり、そのときはone-handの手術となる。場合によっては恥骨上ポートからの鉗子で直腸を頭側に牽引すると直腸を有効に寝かせることができる。

①〜②3D tractionを何とか作ったら腸管壁−腸間膜の間を、熱傷しないよう剥離鉗子で剥離していく。

③〜④右前方を処理する場合は、助手左手で前壁の腹膜を把持して視野を確保する。術者の左手鉗子は視野展開に使われることが多く、その場合、one-handで処理していく。

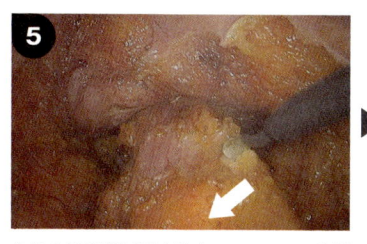

⑤右前を処理後は引き続きone-handで右側を処理する。術者左手鉗子で処理する腸間膜の2cm程度口側を把持して面になるように左側、腹側に引き、電気メスにて処理する（腸管の熱傷をしないように）。

⑥〜⑨直腸右側の剥離が進むと、面を作るために術者左手鉗子の把持する位置を背側にして進めていく。術者の左手鉗子を効果的に使い面を作り、かつこまめに持ち替えながらベストな視野をつくる。

⑩〜⑬右前から後壁右側終了後はそのままの視野で術者左手1本で面を作り、左前の処理を開始する。この場面では視野確保が困難であり、one hand手術が多くなる。術者左手1本で処理する2〜3cm口側の腸管を鉗子を閉じて背側、左側に牽引し、面にする。

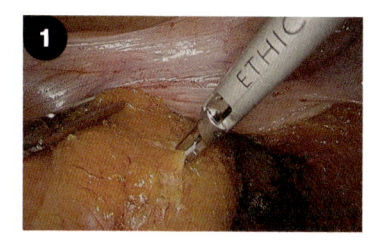

1 面にしたら腸管壁−腸間膜の間を剥離していく

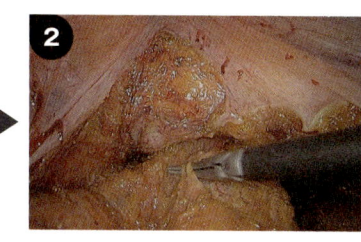

2 熱傷しないように剥離鉗子で剥離

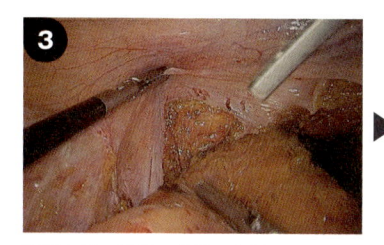

3 助手左手で前壁の腹膜を把持して視野確保

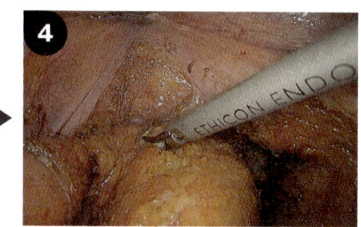

4 One-handで処理していく

5 右前を処理後は引き続きone-handで右側処理

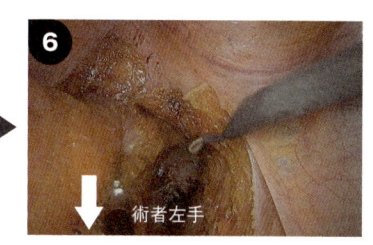

6 術者の左手で面を作る

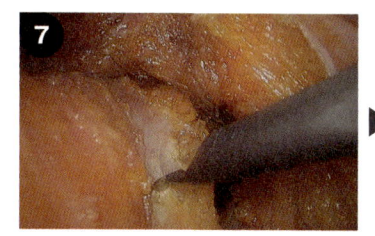

7 熱傷しないように丁寧に処理する

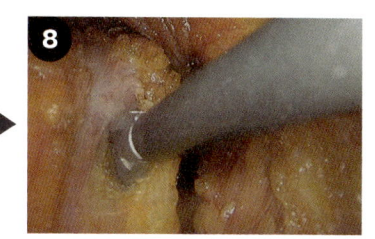

8 右側〜後壁にかけて熱傷しないように丁寧に剥離鉗子を使い、処理していく

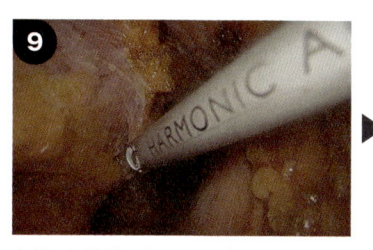

9 右側から後壁にさしかかる部分まで処理する

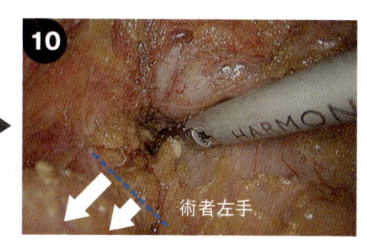

10 左前の処理を開始する

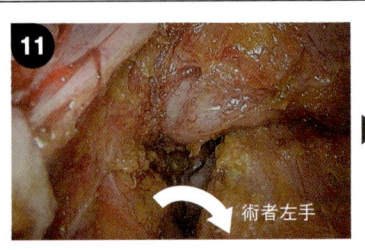

11 左前から左側へ向かうときは術者左手鉗子で左側の腸間膜を把持して腹側，右側へと引き出すイメージ

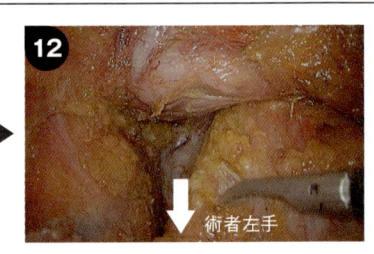

12 One-handで剥離。左手1本で面を作りかつトラクションをかける

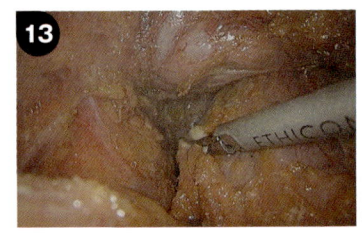

13 One-handで処理する

Cut 06

寝かせて処理する場合の後壁処理

Start 58:10
End 59:04

Exposure

1 最後に立たせて後壁処理を行う。

①助手左手で腸間膜処理部より5cm程度口側右側前壁の漿膜を把持して左側，腹側へ牽引する。
②恥骨上ポートからの腸鉗子を，直腸を背側から押し上げるようにして直腸全体を牽引する。腸間膜がたるまないように面にする。

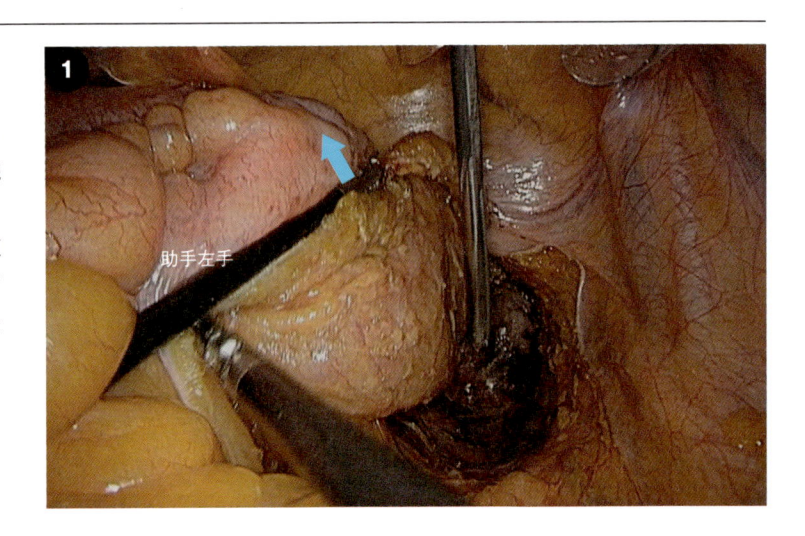

| 直腸間膜処理 |

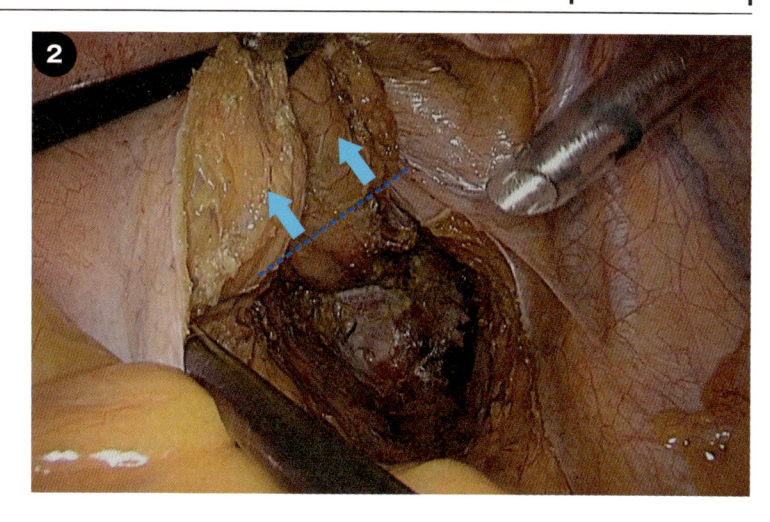

Dissection

2

①術者左手で腸間膜にトラクションをかけて処理していく。

②後壁も進んでいくと，術者左手1本で面を作り，かつトラクションをかけるようにしないと視野を確保できない。術者左手で処理する2cm口側の腸間膜を把持して腹側，頭側，左側かつ少し背側に牽引して，面およびトラクションを作る。

③最後はさらに腸間膜を引きずり出すイメージで，背側，右側への牽引を追加して処理する。そうすると左側の処理した部分とつながる。

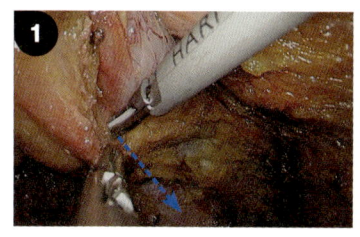

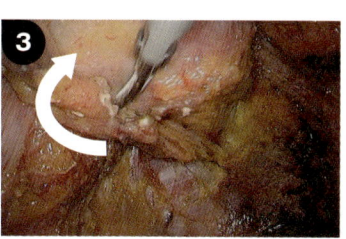

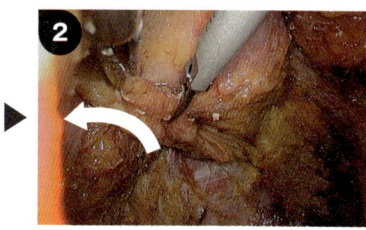

Scene **09** ● 切離・吻合

切離・吻合

直腸腸間膜処理終了後，吻合までの手順を述べる。肛門側直腸の切離については，切離部位が高い場合と切離部位が低い場合の2つのケースに分け，切離部位が低い場合ではさらに，右下からの横切りを行う方法，恥骨上からの縦切りで進める方法それぞれに解説を行った。

Cut

❶ 肛門側直腸を切離する（切離部位が高い場合）
❶ 肛門側直腸を切離する（切離部位が低い場合）
❷ 口側結腸を切離する
❸ 吻合

Cut 01
肛門側直腸を切離する（切離部位が高い場合）

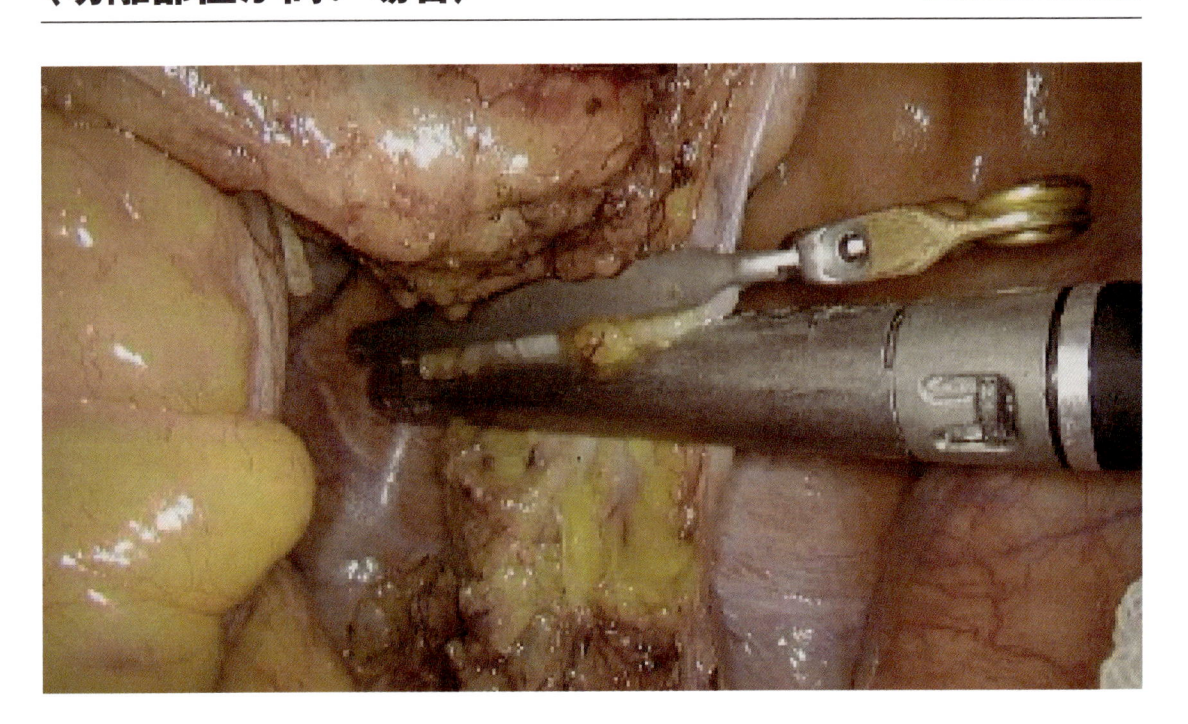

Start 69:04
End 70:10

Exposure

1 助手の両手鉗子で切離ラインが水平になるように腸管を立たせて，直腸左側にスペースを作るように展開する。

S状結腸が短い場合
助手左手→切離予定ラインやや口側で，直腸右側の腸間膜を把持し，腹側に挙上する。
助手右手→切離予定ラインやや口側で，直腸左側の腸間膜を把持し，腸管を腹側に挙上する。

S状結腸が長い場合
助手左手→切離予定ラインやや口側で，直腸右側の腸間膜を把持する。
助手右手→鉗子を棒のように用いて直腸左壁の下にくぐらせ，鉗子全体で腸管を腹側に挙上する（鉗子の腹でS状結腸の落ち込みを防ぐイメージ）。

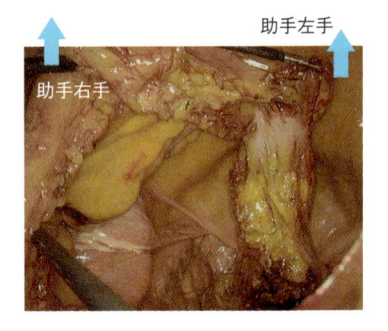

助手右手　助手左手

| 切離・吻合 |

2 右尾側12mmポートから着脱式クランパーを挿入し、切離予定ラインやや口側をクランプする。

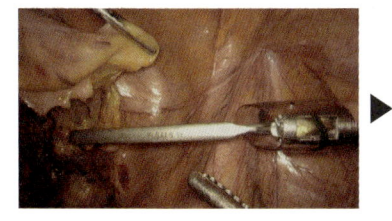

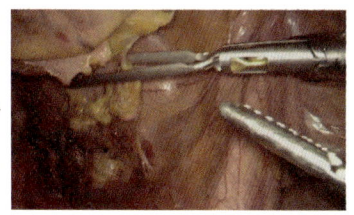

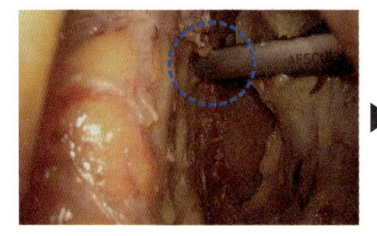

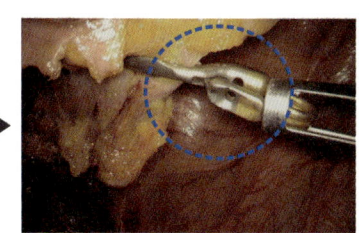

クランパー先端を確認する　　クランパーがずれないように慎重に外す

3 直腸洗浄を行う（イソジン入り生食2L）。

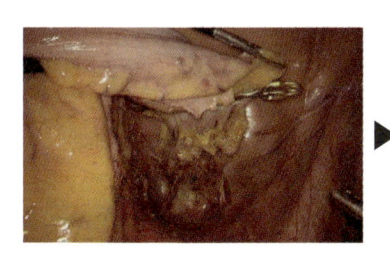

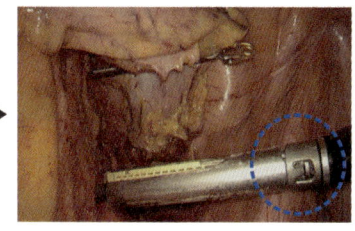

ポートから自動縫合器が根本まで挿入されていることを確認する

4 自動縫合器のカートリッジを直腸の画面奥側にし、クランパーに沿わせるように垂直に挿入する。

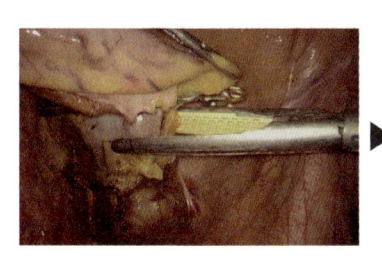

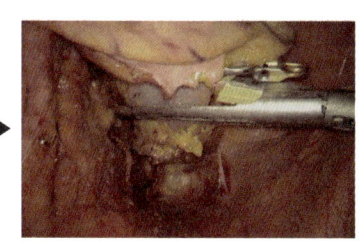

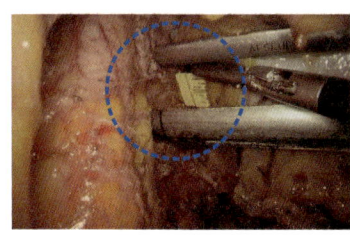

カートリッジ先端が出ていることを確認する

ITO's eye　伊藤の目

腸管切離のコツ

自動縫合器の根元で腸管がアコーディオン状にならないように注意する

術者左手を腸管に添えると、うまく切離できることもある

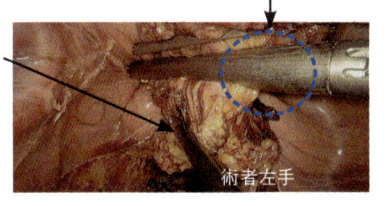

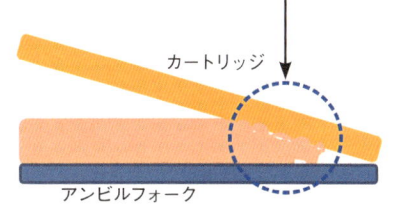

術者左手

カートリッジ
アンビルフォーク

5 ①先端に巻き込みがないことを確認し，クランパーに沿って腸管をクランプし，15秒待つ。
②肛門側腸管を切離。15秒待ち，自動縫合器をリリースする。
③切離腸管断端にステープルが確実にかかっていることを確認する。

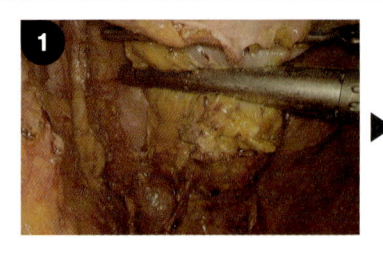

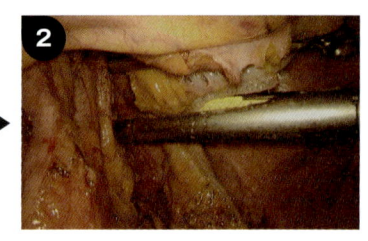

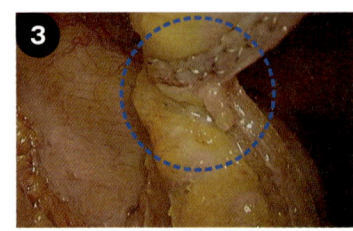

1回で切離できない場合

1回で切離できない場合は，切離を追加する。腸管がアコーディオン状にならない程度に術者左手を腸管に添えると，うまく切離できることもある。

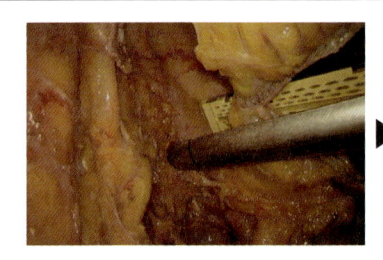

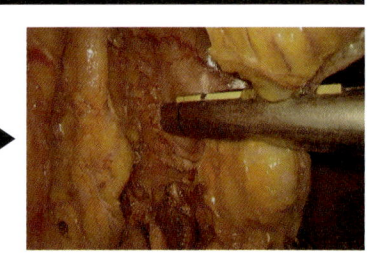

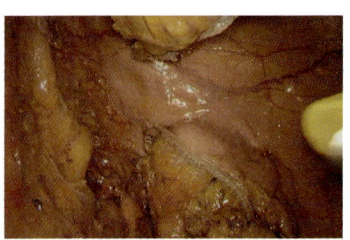

6 気腹終了前に肛門側切離断端を術者の右手鉗子で把持しておく。

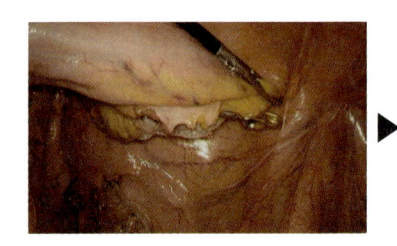

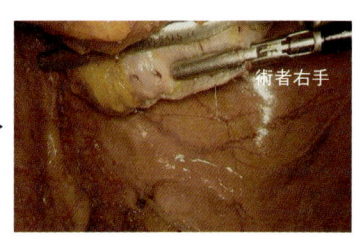

Check Point

- ポート挿入部を見て，自動縫合器が根本まで完全に開いていることを確認する。
- 自動縫合器は腸管軸に対してなるべく直角に挿入できているか。
- 自動縫合器を直腸にかける際に，先端に余分な組織の巻き込みがないか（場合により，術者左手鉗子で確認したり，直腸左壁に添えることもある）。
- カートリッジを腸管に無理に押し込まないようにする。

→腸管がアコーディオン状に変形し，縫合不全リスクが上昇する可能性がある。
- 2回に分けて切離する場合は，切離ラインがギザギザにならないよう注意する。←ステープル間の組織血流が低下＝虚血
- 挿入時に着脱式クランパー先端や自動縫合器のアンビルフォーク側で腸管を損傷しないように注意する。

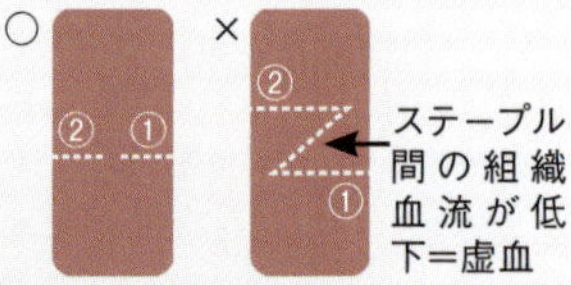

| 切離・吻合

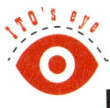

ITO's eye 自動縫合器の製品特徴

伊藤の目

Powered ECHELON FLEX™
(ETHICON ジョンソン・エンド・ジョンソン株式会社)

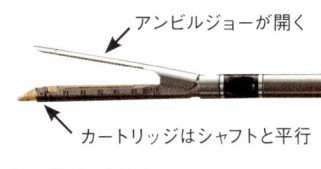

↙ アンビルジョーが開く

↖ カートリッジはシャフトと平行

操作手順の概要

① ジョーをクローズ(ファイヤー前に余分な組織や体液を逃がし,把持した組織をステイプリングにより,より適した厚さに近づけながらより平行に先行圧縮)
② クローズ後,約15秒待つ(さらに余分な組織や体液を逃がし,より適切なステイプル形成がサポートされる)
③ ファイヤー
④ 刃が先端まで走ったところで,約15秒待つ(金属の戻りを予防し〈弾性を固着〉,圧迫止血の効果もある)
⑤ 刃を根元まで戻して,リリース
※ 腸管に対する挿入方向にとくに決まりはない。

特徴

- カートリッジが手前にあるほうが,刃の進み具合を確認しながら,ファイヤーできる。
- カートリッジが腸管の奥にあるほうが,先端を確認しやすい(色がついているため)。
- カートリッジが腸管の奥にあるほうが,ステープル形成不全を確認しやすい。
- カートリッジがシャフトと平行であるため,より安全に腸管の奥側に挿入しやすい可能性がある(結局のところ,各施設や術者の好みで選択されているのが現状)。

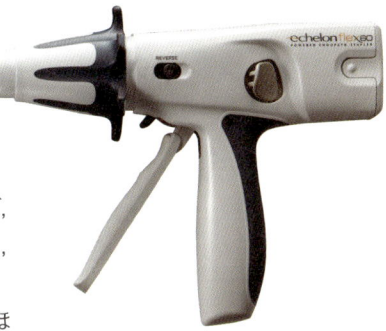

エンドGIA™ トライステープル™
(コヴィディエン ジャパン株式会社)

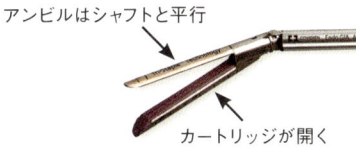

↙ アンビルはシャフトと平行

↖ カートリッジが開く

操作手順の概要

① ジョーをクローズ
② クローズ後,十数秒待つ
③ ファイヤー
④ ファイヤー後,リリース
※ 腸管に対する挿入方向にとくに決まりはない。

特徴

- アンビルジョーがシャフトと平行であるため,腸管の奥側により挿入しやすい可能性がある。ただし,腸管損傷がないように注意が必要(現状では,各施設術者の好みで選択されているが,カートリッジが腸管手前,アンビルジョーを腸管奥側にして挿入している施設も多い)。

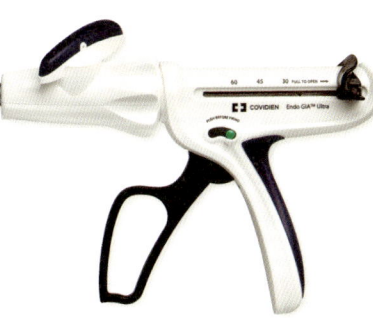

121

Cut 01
肛門側直腸を切離する
（切離部位が低い場合）

Start 70:10
End 71:15

右下からの横切り

これは主に上部直腸から下部直腸の病変に対する切離方法である。

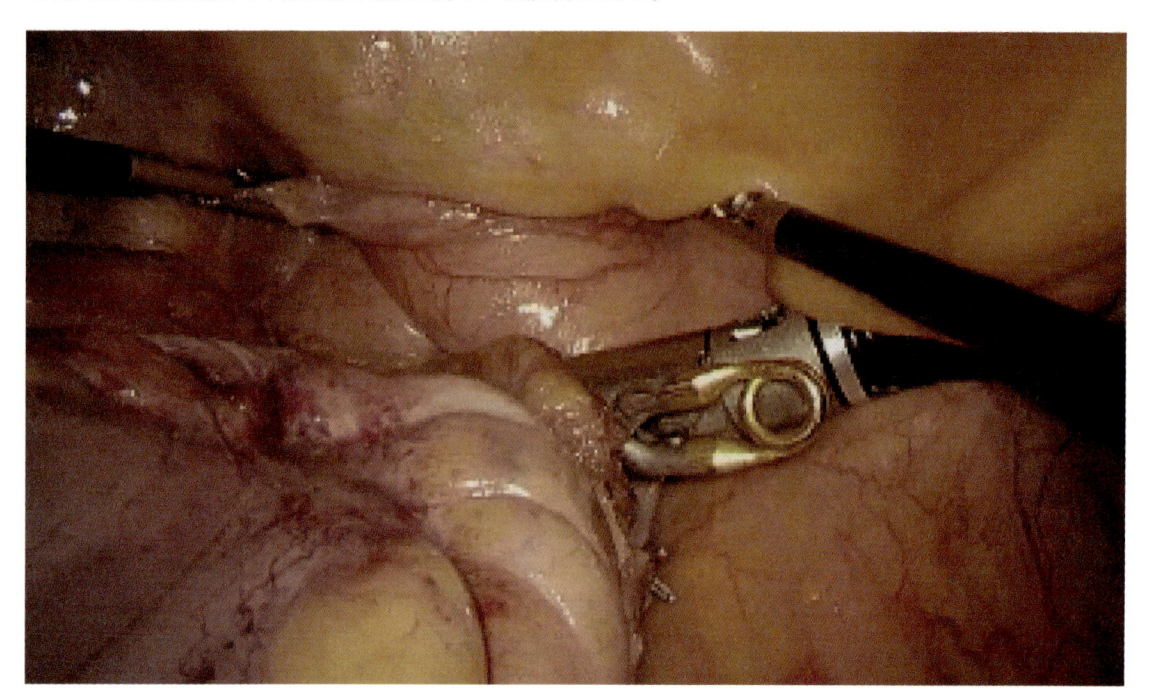

Exposure

1 ①助手の右手で直腸右壁，左手で直腸左壁を把持し，頭側に牽引。腸管を直線化し，斜めに寝かせるように展開する。
②クランパーの向きに合わせて，直腸右壁を少し頭側に浮かせるようにする。右尾側12mmポートから着脱式クランパーを挿入し，切離予定ラインやや口側をクランプする（直腸右壁から）。
③助手左手で直腸を右側に押し当てることで，クランパー挿入を補助することがある。
④直腸洗浄（イソジン入り生食2L）を行う。

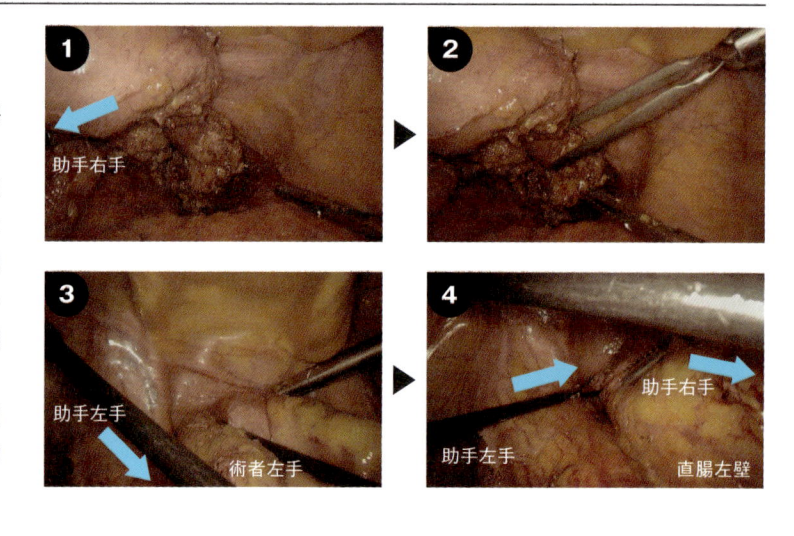

| 切離・吻合 |

2 自動縫合器のカートリッジを直腸背側に沿わせるように挿入する。必要があれば縫合器の角度を曲げて挿入する。
直腸左側よりカートリッジ先端を確認（直腸を寝かせて，腹側からのぞき込むようにして），自動縫合器をクランプし，15秒待つ。
肛門側腸管を切離。15秒待ち，自動縫合器をリリースする。
1回で切離できない場合は，切離を追加する。

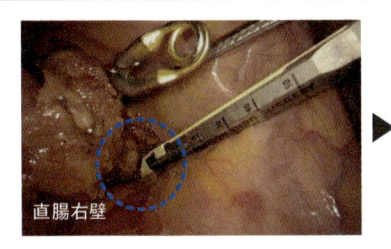

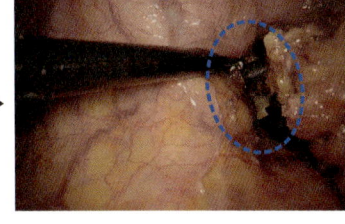

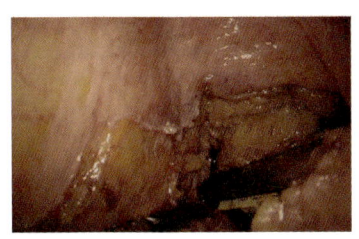

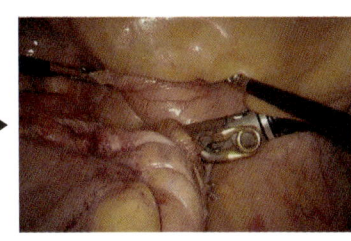

直腸右壁

恥骨上からの縦切り

下部直腸病変に対する切離はこの方法を用いている。それは，切離ラインが斜めにならないことと，1回のファイヤーで切離できるからである。

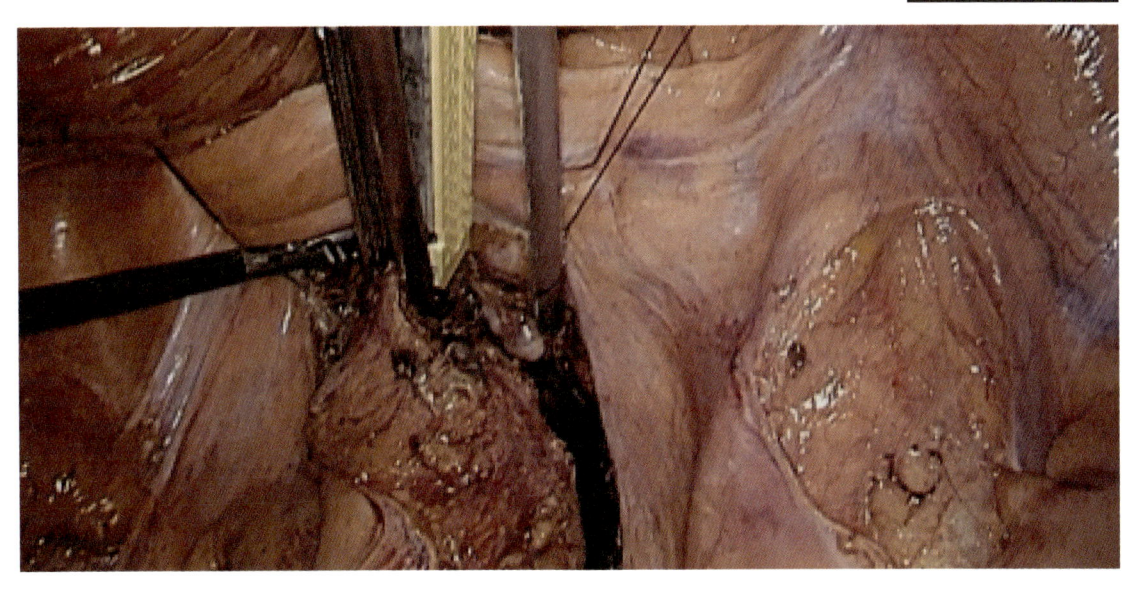

Start 71:15
End 72:05

Exposure

1 助手左手で直腸前壁の視野を確保する。精嚢や子宮を糸で吊り上げて視野を確保する場合もある。
術者左手で腸管を直線化するように頭側に牽引する。

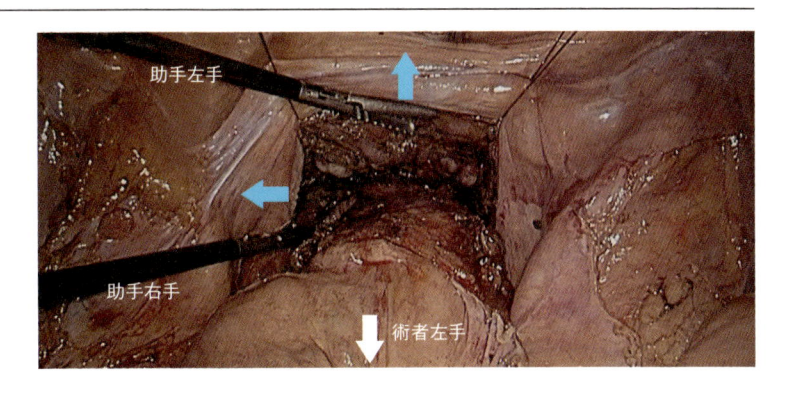

助手左手
助手右手
術者左手

123

2
① 恥骨上ポート創部で小開腹する。
② 小開腹創にwound retractorを装着。
③〜④ Wound retractorに手袋を装着し、環指にドワイヤン鉗子、示指に12mmポートを装着し、ドワイヤン鉗子はネラトンチューブで、ポートは絹糸で手袋に固定し、再気腹する。

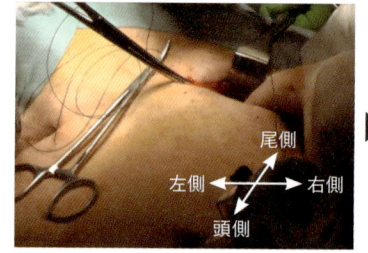

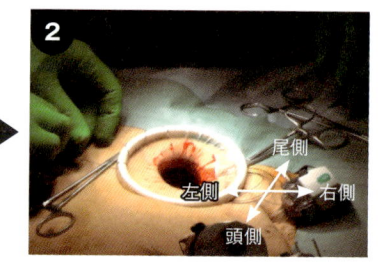

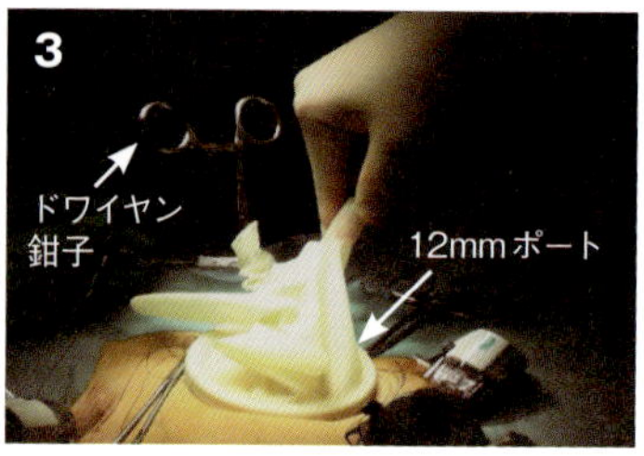

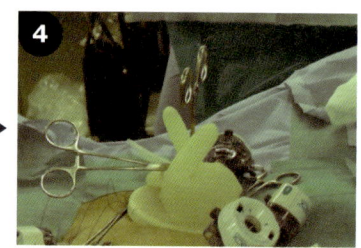

3
① 手袋に装着したドワイヤン鉗子で腸管切離ラインのやや口側を縦方向にクランプする。
② その際、直腸右側→左側を見て、腸管損傷がないこと、周囲組織の巻き込みがないことを確認する。最後に直腸後壁を見てドワイヤン鉗子の先端が出ていることを確認する。

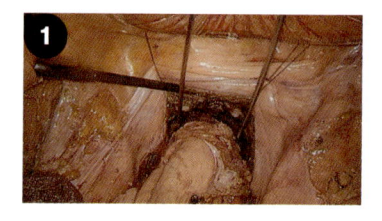

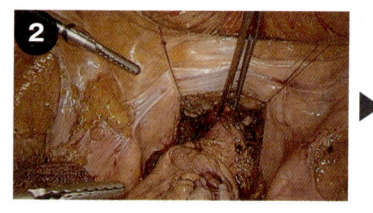

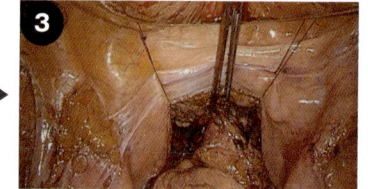

直腸洗浄（イソジン入り生食2L）

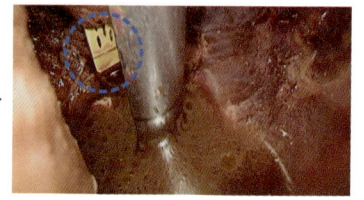

体外での操作

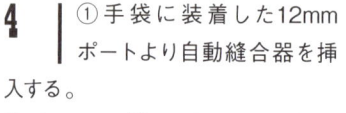

術者右手　　助手右手
術者左手　　助手左手
術者右手でドワイヤン鉗子を操作

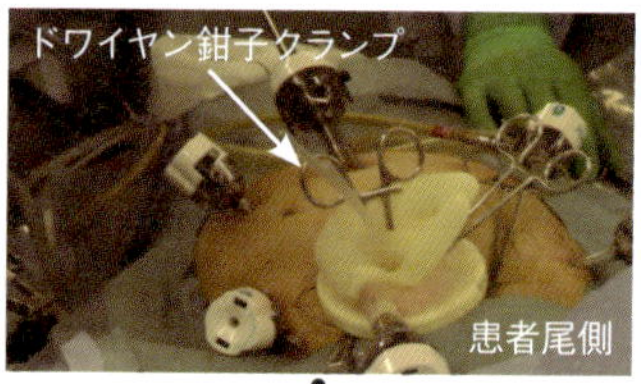

ドワイヤン鉗子クランプ
患者尾側

術者右手で自動縫合器挿入

4
① 手袋に装着した12mmポートより自動縫合器を挿入する。
② ドワイヤン鉗子に沿って、腸管に縦方向に自動縫合器を挿入する。このとき、腸管損傷がないよう適宜直腸両側から確認しながら進める。
③ 直腸右側から見て、自動縫合器のカートリッジ先端が出ていることを確認する。

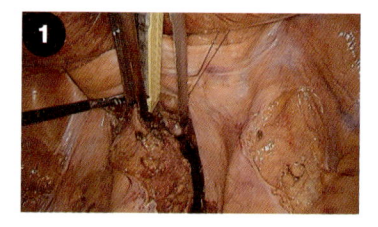

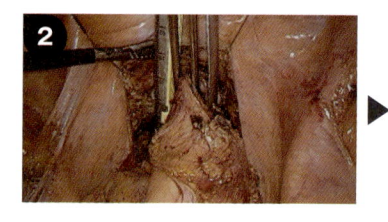

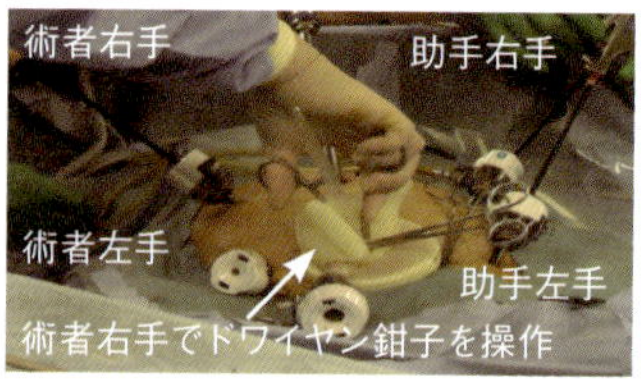

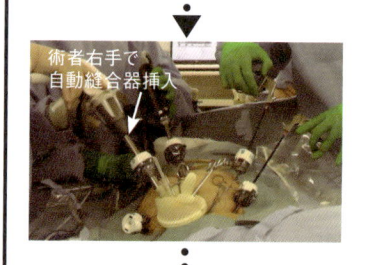

| 切離・吻合

5 1回で切離できるように，右側ポートから挿入した鉗子で腸管を腹側に挙上することもある。

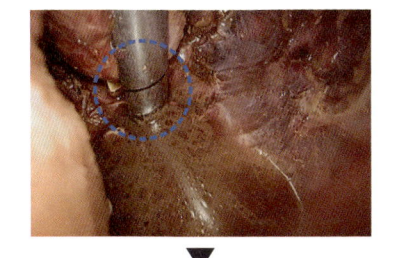

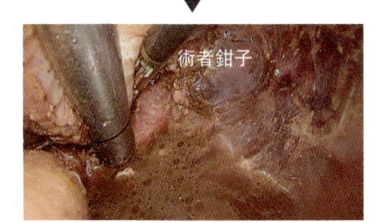

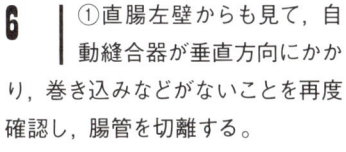

6 ①直腸左壁からも見て，自動縫合器が垂直方向にかかり，巻き込みなどがないことを再度確認し，腸管を切離する。
②〜④ステープルがかかっている場合は，腹腔鏡用剪刀で切離する（その場合は標本側寄りで切離）。1回で切離できないときは，再度自動縫合器で切離する。
⑤手袋をwound retractorから外し，切離腸管断端を体外に挙上する。

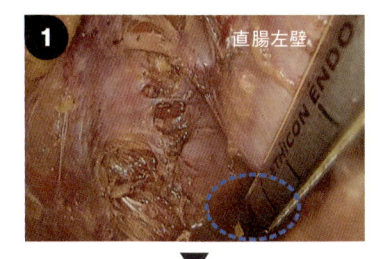

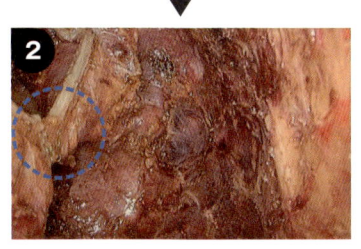

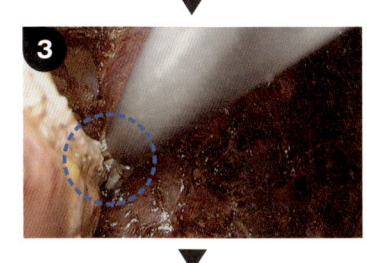

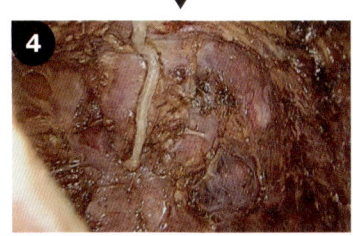

術者鉗子

直腸左壁

直腸切離完了

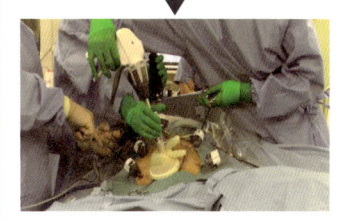

自動縫合器挿入，腸管切離

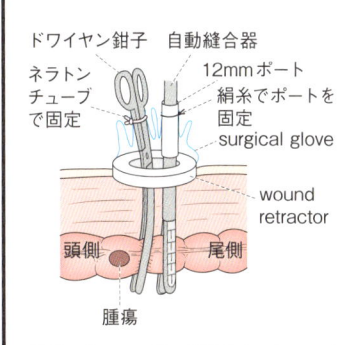

ドワイヤン鉗子　自動縫合器
ネラトンチューブで固定　12mmポート
絹糸でポートを固定
surgical glove
wound retractor
頭側　尾側
腫瘍

手袋の第2，4指の指先をカットし，ドワイヤン鉗子，12mmポートを装着。12mmポートから自動縫合器を挿入する。ドワイヤン鉗子，12mmポートはそれぞれネラトンチューブ，絹糸で手袋に固定する

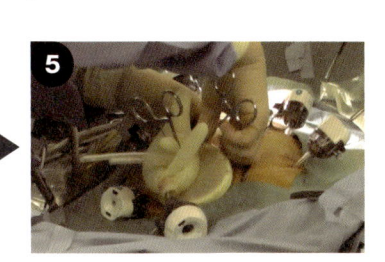

Cut 02
口側結腸を切離する

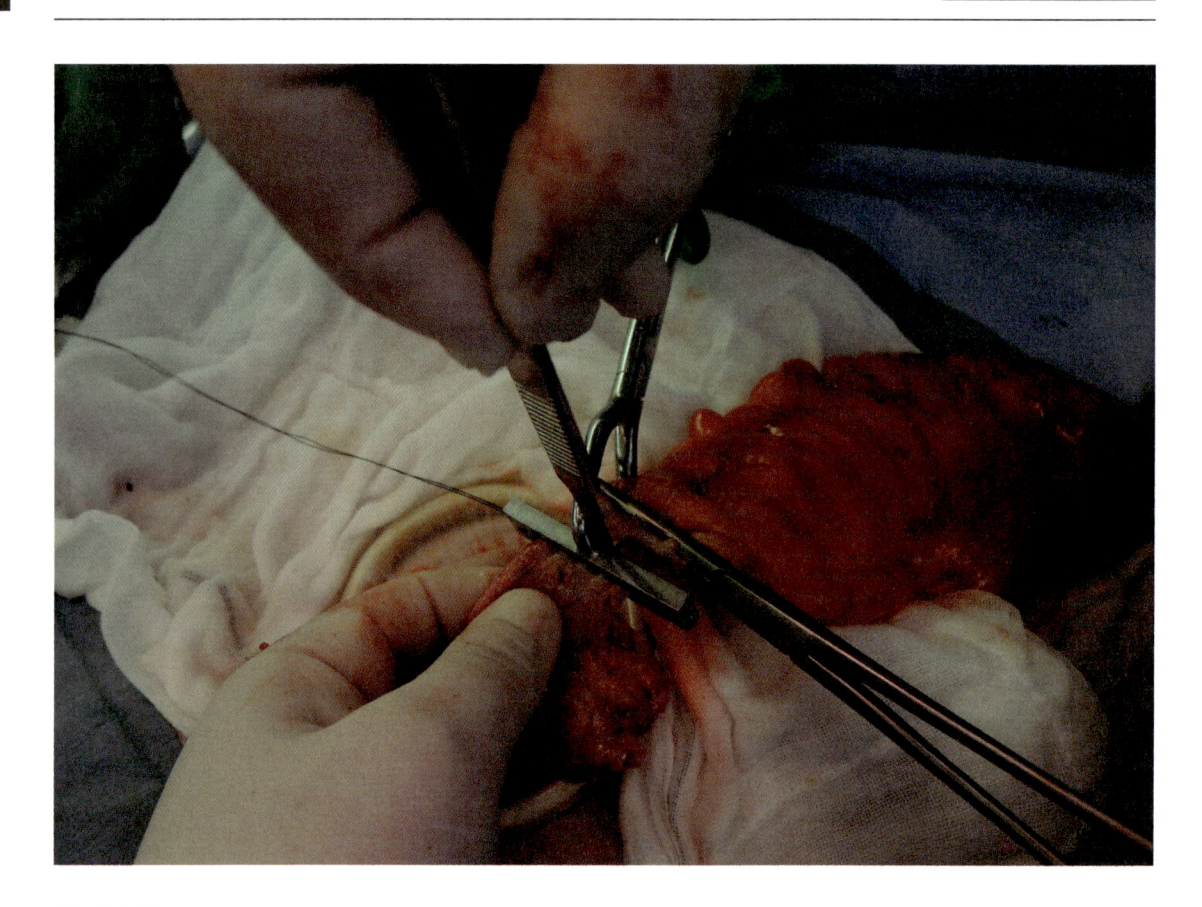

Start 75:50
End 79:20

Exposure

1 ①肛門側直腸切離を行う。
②気腹終了前に肛門側切離断端を術者の鉗子で把持しておく。

2 ①臍ポートの切開創を延長し，wound retractorを装着。腸管を体外に挙上する。
②〜③腫瘍より10cm口側で腸間膜を処理後，腸管を切離する。
④口側腸管断端に自動吻合器のア

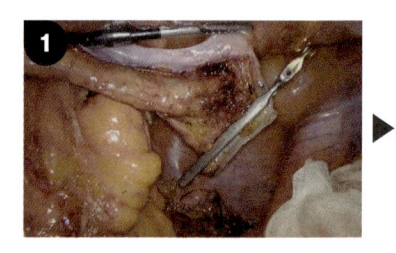

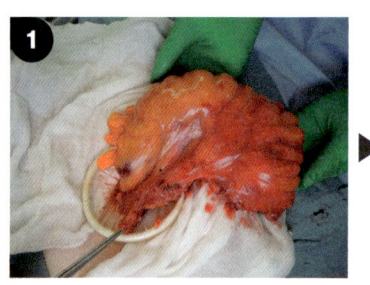

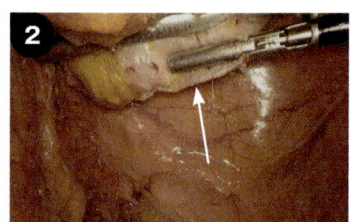

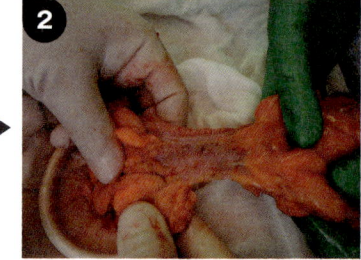

ンビルヘッドを装着し，口側腸管を腹腔内に戻す。

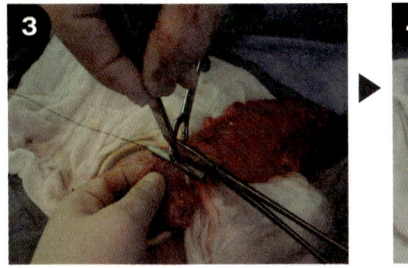

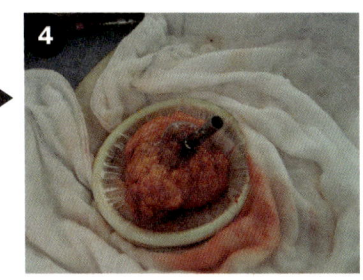

Check Point

- 口側腸管切離時に，腸管の血流がよいことを確認できたか（犠牲腸管を少し確保することもある）。

Pitfall

- 口側腸管が細いときの対処法。
  - ①腸管断端にブスコパンを散布し，腸鉗子でストレッチする。
  - ②小さいサイズの自動吻合器を使用する。
  - ③端側吻合にする。
- アンビルヘッドにパーストリングがかからないときは，巾着縫合をかけ直す。
- 口側腸管断端の脂肪は剥くか，剥かないか。
  - ○剥く場合のメリット→吻合の厚みを取る。吻合部出血の予防。
  - ○剥かない場合のメリット→血流確保。
    ※術者の好みで剥くとき，剥かないときがある。

Cut 03

吻合

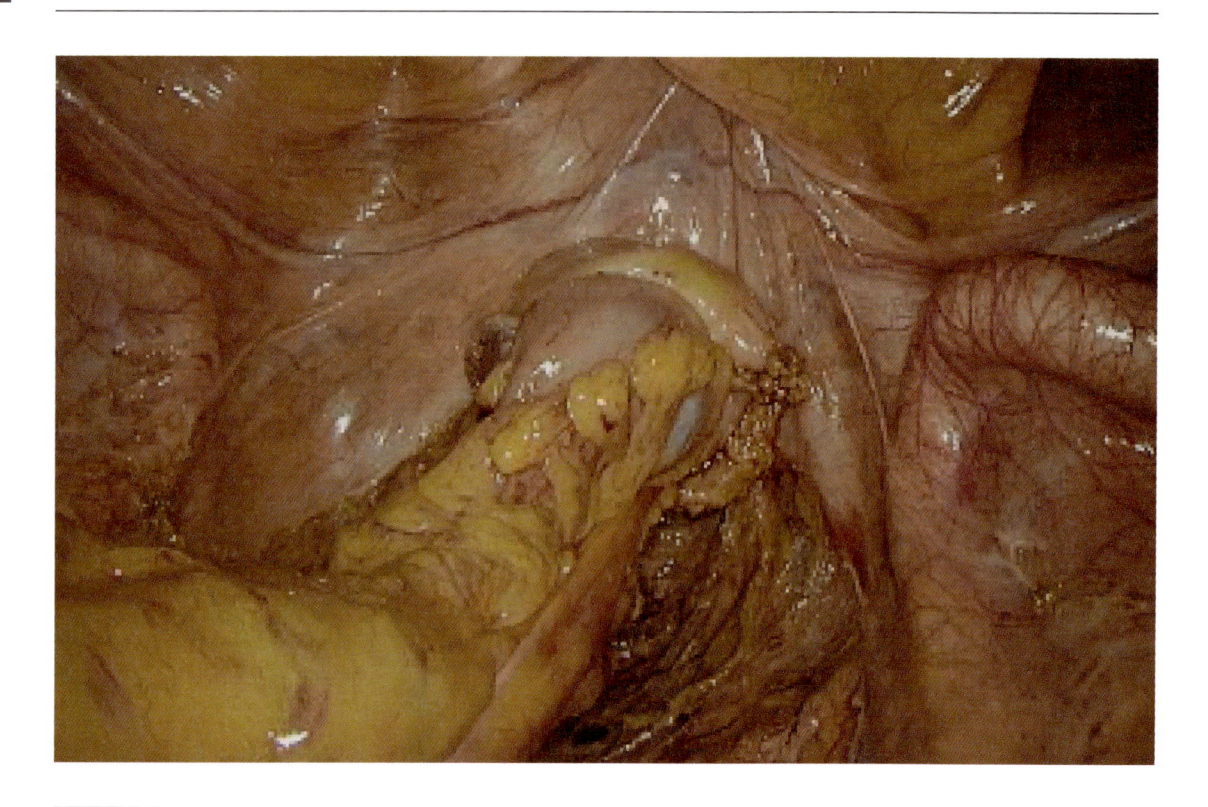

Start 72:09
End 75:20

Exposure

1 必要があれば助手の鉗子で直腸前壁の視野を確保する。

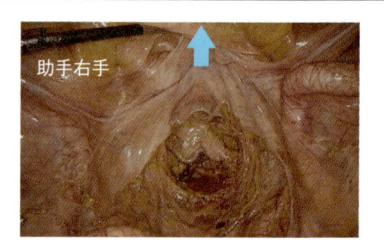

助手右手

2 アンビルヘッドを岬角手前に置いておく。このとき、口側腸管が十分授動できていることを確認する（口側腸管が仙骨前面に浮かずに置ける程度が目安）。

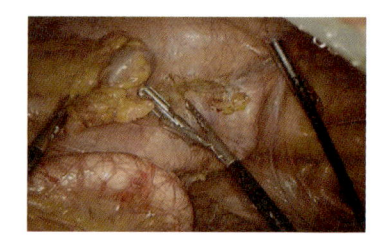

| 切離・吻合 |

Check Point

- センターロッドの貫通部位はstaple lineより離れすぎないようにする。
- なるべくstaple lineを打ち抜かない！
  → 理由：裂けることがあるため。
- 2回切りで腸管を切離している場合，サーキュラーステープラーの打ち抜く部位は？
  → Staple lineの交点近傍を貫通させる。

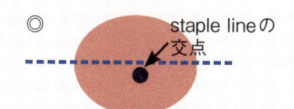

staple lineの交点とサーキュラーステイプラーのラインが交わらないようにする

- 吻合時に，スコピストは腸管の少し右側より吻合部を見せるようにするとよい。

3 ①肛門より自動吻合器を挿入する（ヘッドが肛門管内に入る程度まで）。
②仙骨前面に沿わせるように7～8cm進め，その後ヘッドを腹側に向け，さらに進める。
③Staple lineの近傍でセンターロッドを貫通させる。
④術者の右手で口側腸管のアンビルヘッド先端付近を把持，左手でアンビルヘッド近くの結腸垂または腸管の脂肪を把持し，センターロッドと確実に連結させる。このとき，術者の右手と左手で軸を合わせるように調整する。

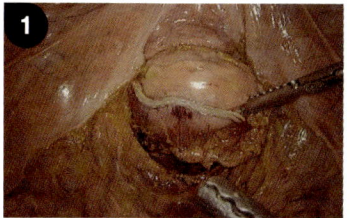

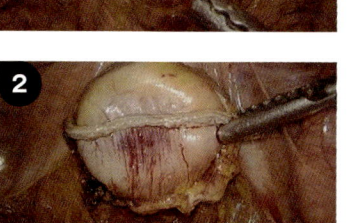

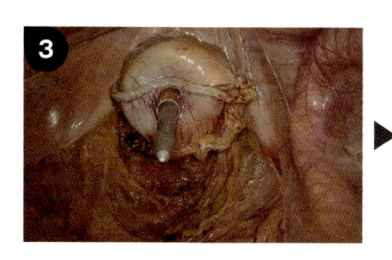

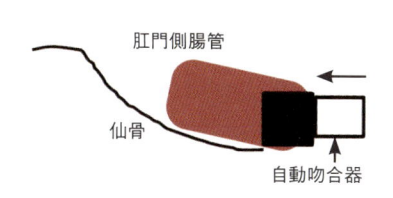

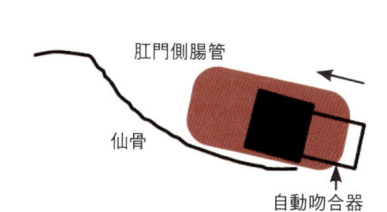

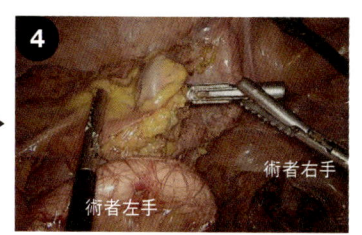

肛門側腸管
仙骨
自動吻合器

術者左手　術者右手

伊藤の目

自動吻合器の製品特徴

PROXIMATE INTRALUMINAL STAPLER ILS CDH

（ETHICON ジョンソン・エンド・ジョンソン株式会社）

特徴
- ギャップセッティングスケールを確認しながら，アジャスティングノブを締め込むことができる（アンビルと本体の間隔を最適化する。ステイプル形成高を調整できる）。
- ファイヤー後は，ノブを1/2～3/4回転だけ回してから抜去する（吻合部を伸ばしすぎない状態で簡単に抜去可能）。

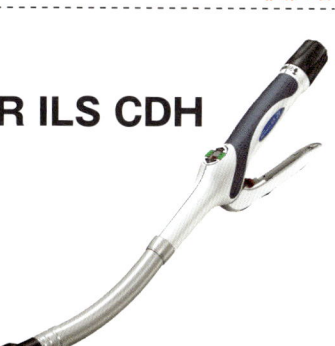

DST Series™ EEA™ ステープラー
（コヴィディエン ジャパン株式会社）

特徴
- 径に応じたステープル数により，安定した止血効果と耐圧効果を実現する。
- EEA本体の窓に緑ラインが出るまでウイングナットを締め込めばよい。
- ファイヤー後，カチッというまでウイングナットを2回転回して緩める（アンビルが倒れ，抵抗なくEEA本体を抜去できる）。

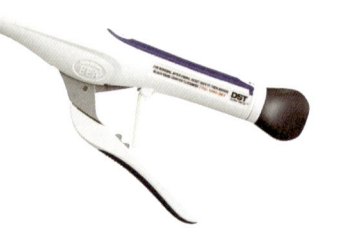

4 自動吻合器を連結する。（術者の右手と左手の動きをシンクロさせ）アンビルヘッド先端とセンターロッドを連結し，締め込む前に脾彎曲～吻合部までの腸間膜にねじれがないことを確認する。

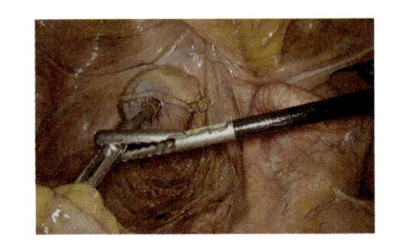

5 ①DSTで吻合する。右壁→後壁→左壁→前壁の順に，周囲組織の巻き込みがないことを再度確認する。
②吻合後，約15秒おいた後に自動吻合器を引き抜く。吻合部の緊張と出血がないことを確認する。
③ステープルリングの形状が全周に打ち抜かれていることを確認する。leak testは広く行われている。

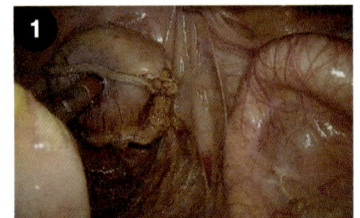

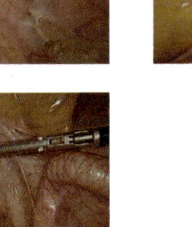

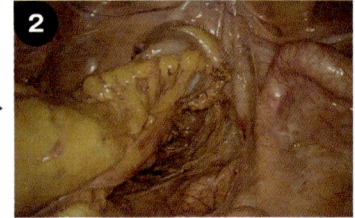

Check Point
- 肛門側腸管でセンターロッドは確実に最後まで（オレンジのラインが見えるまで）貫通しているか。
- 連結前に，口側腸管が十分授動できていることを確認したか。
- 連結時にアンビルヘッドが岬角に当たらないよう注意する。
- 連結に強い力が必要なときは軸が合っていないことが多いので，無理やり押し込まずに軸が合っているか確認する。

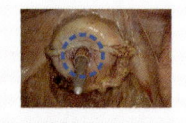

Pitfall
吻合部に緊張がかかっている場合は，腸管の授動を追加することもある。

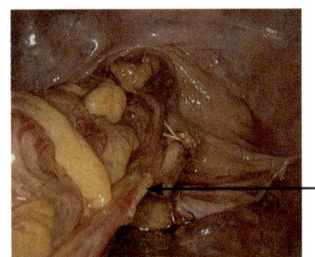

腸間膜に緊張がかかっている

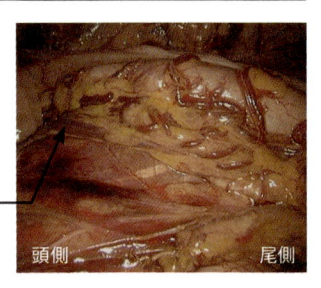

頭側　尾側

| 切離・吻合

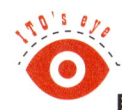

伊藤の目

自動縫合器・吻合器のファイヤー前に待ち時間は必要か

J Surg Res. 2015 Feb;193(2):652-7. doi: 10.1016/j.jss.2014.08.044. Epub 2014 Sep 3.
Obtaining secure stapling of a double stapling anastomosis.
Nakayama S[1], Hasegawa S[2], Hida K[1], Kawada K[1], Sakai Y[1].

Author information
[1]Department of Surgery, Kyoto University Graduate School of Medicine, Sakyo, Kyoto, Japan.
[2]Department of Surgery, Kyoto University Graduate School of Medicine, Sakyo, Kyoto, Japan. Electronic address: shase@kuhp.kyoto-u.ac.jp.

Abstract
BACKGROUND: Anastomotic leakage is a serious complication after rectal surgery. The aim of this study was to assess the effect of waiting time during firing of stapling devices on optimal staple formation.
METHODS: An endoscopic linear stapler (Echelon Flex 60 Endopath) with either a 60 mm blue or gold cartridge was applied to the cardiac and pyloric portions of 27 fresh porcine stomachs. Three different waiting times were used for the precompression and interstroke periods (0/0, 2/0, and 2/2 min). The staple line was divided into four portions (oral, anal and top, base), and the shape of each staple was evaluated. Optimal staple formation was also assessed using the circular stapler (CDH 29).
RESULTS: Mean thickness of the cardiac and pyloric portions was 2.4 ± 0.35 mm and 4.0 ± 0.4 mm, respectively. The waiting time improved optimal staple formation for the blue cartridge, especially when it was used for the pyloric portion. Staple malformation was observed more commonly in the top portion than in the base portion; however, the former was improved by an interstroke waiting time. Staple formation using the circular stapler was satisfactory and not influenced by the prefiring waiting time or tissue thickness.
CONCLUSIONS: Employment of a waiting time improves optimal staple formation when the endoscopic linear stapler is used for challenging tissue.
Copyright © 2015 Elsevier Inc. All rights reserved.

KEYWORDS: Anastomotic leakage; Complication; Stapler

PMID: 25277356 [PubMed - indexed for MEDLINE]

抄訳
○ 豚の胃27例を対象とし，鏡視下用リニアステープラー（Echelon Flex 60 Endopath）の60mm blue/goldカートリッジを使用した。
○ Precompressionとinterstrokeの際にそれぞれ0分または2分待ち，ステープル形成具合を評価した。
○ サーキュラーステープラー（CDH 29）使用時にも，ステープル形成具合を評価した。
○ Blueカートリッジの場合，待ち時間があるほうがより適したステープル形成を得られた。
○ サーキュラーステープラーの場合，ファイヤー前の待ち時間はステープル形成や組織厚にとくに影響を及ぼさなかった。

以上の理由より，製品メーカーとしては，
- 自動縫合器使用時にはファイヤー前に待ち時間を取る方法を推奨している。
- 15秒以上待ってもステープル形成はほとんど変わらないため，15秒程度を推奨している。
- 自動吻合器使用時には，待ち時間はとくに推奨していない。

Scene 10

ドレーン挿入から閉創まで

Cut
1. ドレーンを留置する
2. 整腸する
3. ポートを抜去する
4. 閉創する

腸管吻合後から手術終了までのプロセスについて解説する。Check Pointを確認しながらドレーン留置，整腸，ポートの抜去を行っていく。閉創では臍部小切開創，ポート創の径別に縫合方法を示した。巻末では消化管手術での真皮縫合とステープルによる閉創方法を比較した論文を取り上げた。

Cut 01

ドレーンを留置する

Start 75:20
End 75:50

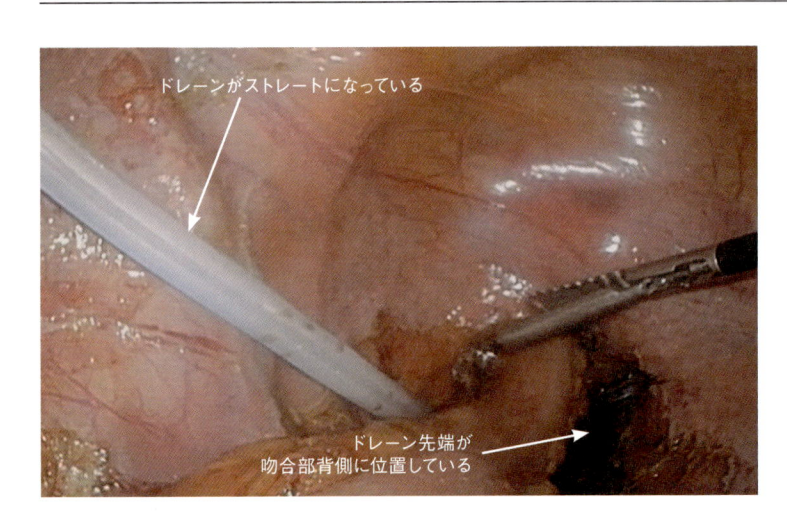

ドレーンがストレートになっている

ドレーン先端が吻合部背側に位置している

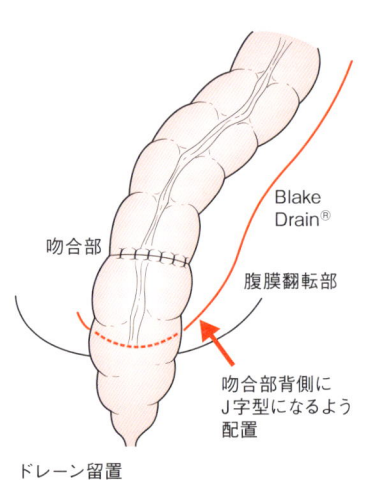

吻合部
Blake Drain®
腹膜翻転部
吻合部背側にJ字型になるよう配置

ドレーン留置

1 この手技ではドレーンは「Blake Drain®」，低圧持続吸引器は「J-VAC®ドレナージシステム」を使用している。ドレーン長を調節する。黒点から10cm（ドレナージ部分5cm）の位置でcutする。

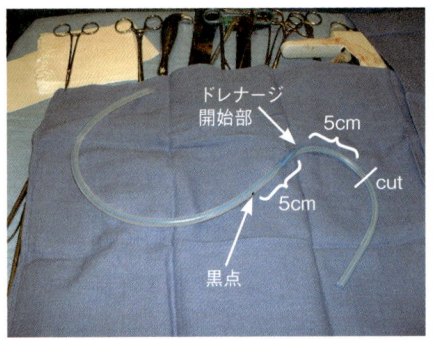

Blake Drain®

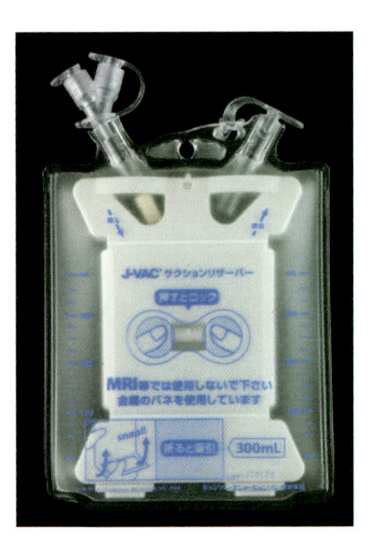

ドレナージ開始部
5cm
cut
5cm
黒点

J-VAC®ドレナージシステム

ドレーン挿入から閉創まで

Exposure

2 ①助手左手鉗子を右下ポートより体外に誘導する。

②〜③体外でドレーンを把持し，左下ポートと一緒に引き抜く。このとき，気腹が保たれるようにドレーンをペアン鉗子でクランプする。

④術者が腸管左側から吻合部背側にドレーンを誘導する。

⑤術者左手で腸管を腹側に上げ，吻合部背側のスペースを広げて，右手でドレーン先端を把持する。

⑥ドレーンが吻合部背側でJ字型になるよう右側に牽引する。

⑦ドレナージ部分が吻合部背側でかつ最底部に位置するよう鉗子で把持しておく。

⑧ドレーンを牽引してストレート化させる。ドレーンを縫合固定するまで鉗子で把持しておく。

Check Point

- ドレーン先端は吻合部背側に位置しているか。
- ドレーンはストレート化しているか。
- ドレナージの最も有効な溝の手前（黒点から5cmの位置）が最底部に位置しているか。

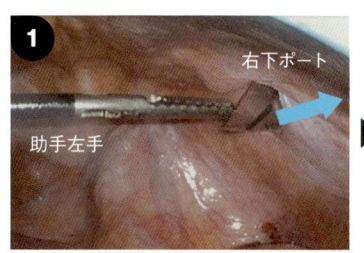

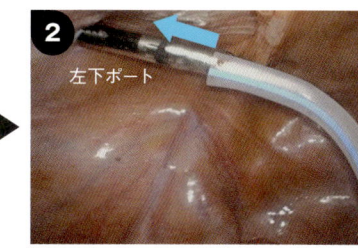

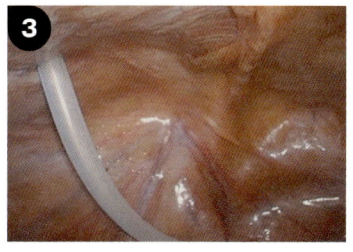

1 助手左手 右下ポート
2 左下ポート
3 左下ポートを抜去した状態
4 術者左手
5 術者左手 術者右手
6
7
8

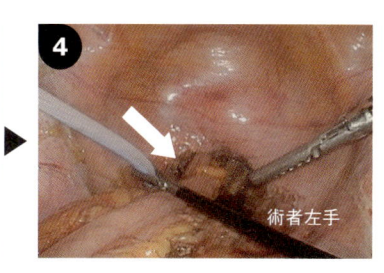

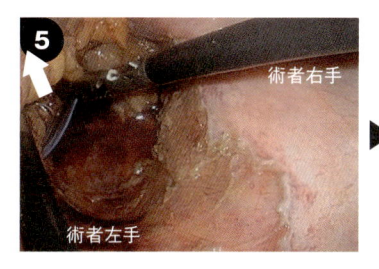

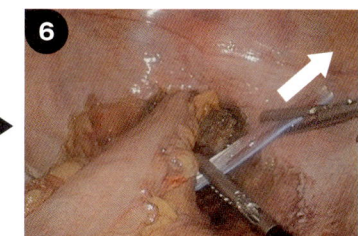

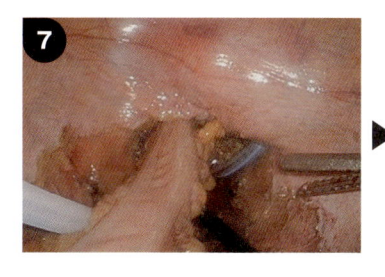

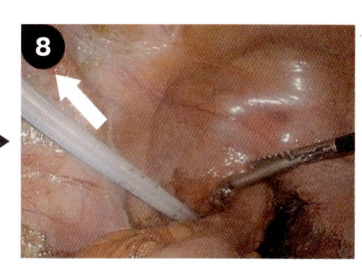

cut 02

整腸する

Start 75:50
End 79:14

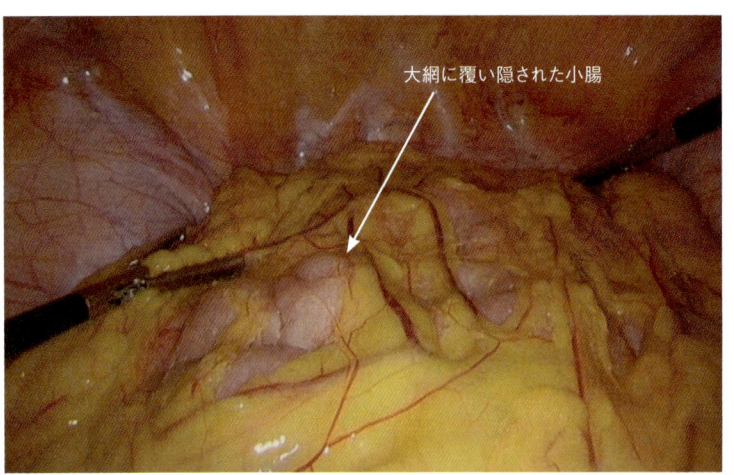

大網に覆い隠された小腸

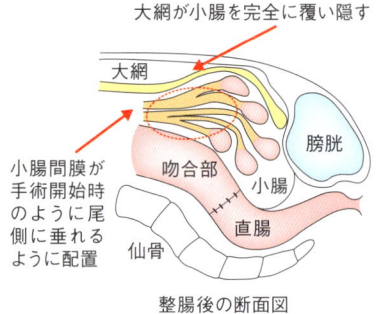

大網が小腸を完全に覆い隠す
大網
小腸間膜が手術開始時のように尾側に垂れるように配置
膀胱
吻合部
小腸
仙骨
直腸

整腸後の断面図

Exposure

1
①〜② 体位を水平位に戻し，回腸を骨盤腔内に落とし込む。
③〜④ 空腸の腸間膜を尾側方向にパタパタとめくるように移動させ，腸間膜を最初の状態にする。
⑤〜⑥ 小腸を覆うように大網を頭側から尾側に向かって牽引する。

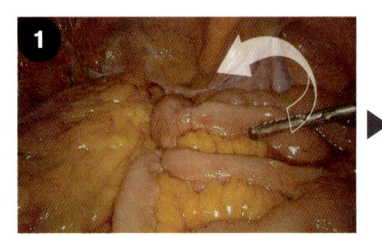

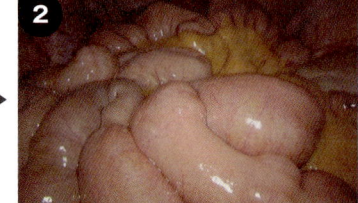

1

2
回腸が最初の状態に戻っている

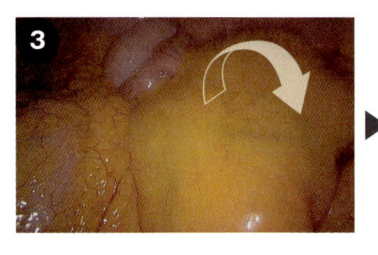

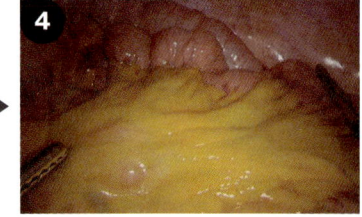

3

4
空腸が最初の状態に戻っている

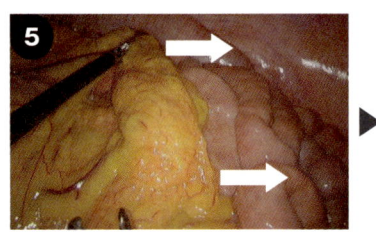

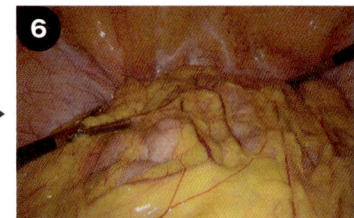

5

6
大網によって骨盤内の小腸が完全に覆われた状態

Check Point

- 整腸時，ドレーンを触らない。
- 最初の視野展開と逆の手順を行い，腸間膜を最初の状態に戻す。

| ドレーン挿入から閉創まで

Cut 03
ポートを抜去する

Start 79:14
End 79:20

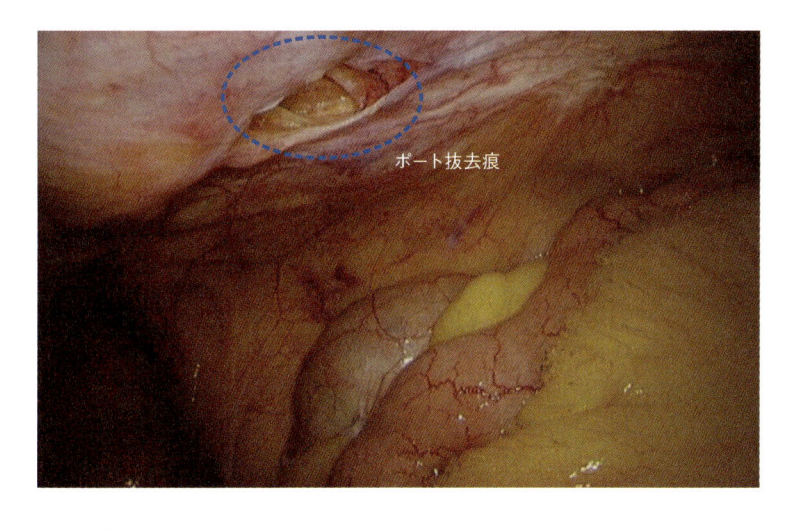

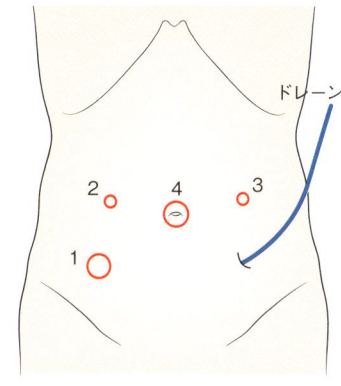

ポート抜去痕

ドレーン

ポート抜去の順番。挿入時とは逆に，出血のリスクの高い（径の大きい）ポートから抜去

Exposure

1 挿入時とは逆に，出血のリスクの高い（径の大きい）ポートから抜去する。
右下（12mm）→右上（5mm）→左上（5mm）の順に抜去し，最後にカメラポートを抜去する。

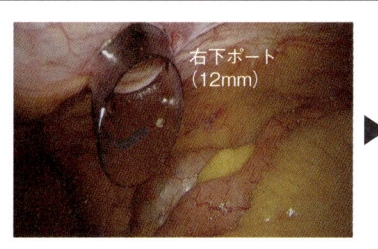

右下ポート（12mm）

12mmポートを抜去

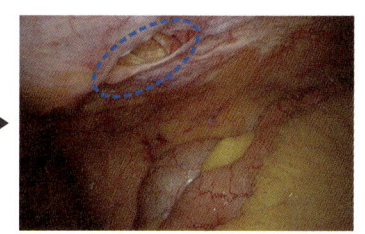

抜去後数秒間見て，出血がないことを確認

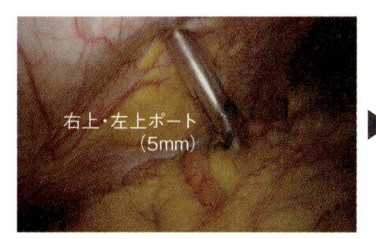

右上・左上ポート（5mm）

5mmポートを抜去

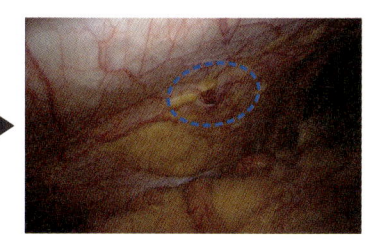

同様に止血を確認

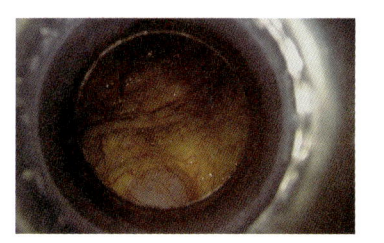

カメラポートの直下の止血を確認しながらカメラを抜き，カメラポートも抜去する

Cut 04
閉創する

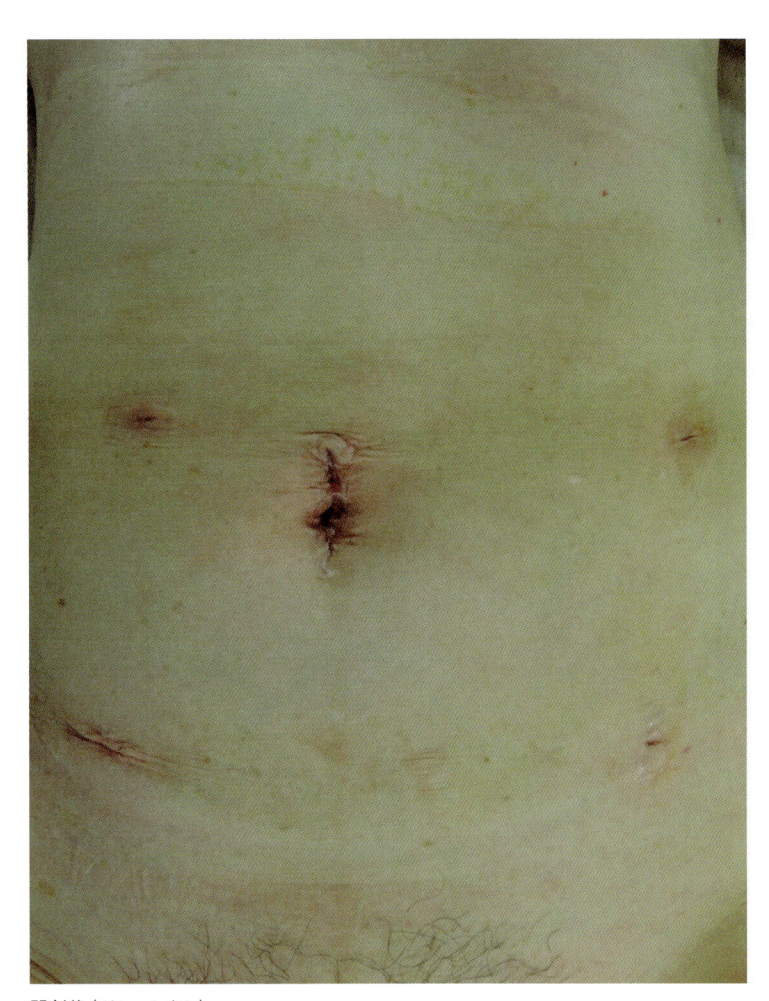

① **臍部小切開創**
 吸収糸モノフィラメントで腹壁結紮縫合（図「臍部小切開創断面」の青い線）＋真皮埋没縫合（同図の赤の矢印）。アンカーを置くと臍形成がよくなる（同図の1の箇所）。

② **右下12mmポート創**
 吸収糸モノフィラメント筋鞘結紮＋真皮埋没縫合

③ **左右上5mmポート創**
 吸収糸モノフィラメントで真皮埋没縫合

④ **皮下洗浄**
 生食500mlで洗浄

⑤ **皮膚**
 ダーマボンド®塗布

※恥骨上ポートの場合はヘルニア予防のため，3層で閉創する。

閉創後（ドレーンなし）

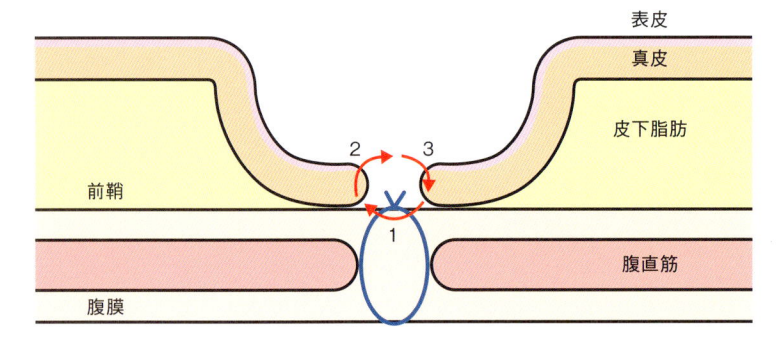

臍部小切開創断面

消化管手術の閉創方法についての論文

① **消化管手術における真皮縫合とステープルの第3相ランダム比較試験**（Tsujinaka T, Yamamoto K, Fujita J, et al. Subcuticular sutures versus staples for skin closure after open gastrointestinal surgery：a phase 3, multicentre, open-label, randomised controlled trial. Lancet. 2013；382：1105-1112.）
- 消化管全体：真皮縫合558例とステープル514例
- 消化管全体の術30日以内の創関連合併症：真皮縫合群8.4%，ステープル群11.5%（p＝0.709）
- 下部消化管のみ：真皮縫合176例とステープル101例
- 下部消化管手術の術後30日以内の創関連合併症：真皮縫合群10.2%，ステープル群19.8%（p＝0.0301）

② **大腸癌手術における真皮縫合とステープルのランダム化比較試験**（Kobayashi S, Ito M, et al. Randomized clinical trial of skin closure by subcuticular suture or skin stapling after elective colorectal cancer surgery. British Journal of Surgery. 2015；102：495-500.）
- 真皮縫合620例とステープル612例
- 術後30日以内の表層SSI発生率：真皮縫合8.7% VS ステープル9.8%（p＝0.576）
- 真皮縫合での術後30日以内の累積表層SSI発生オッズ比0.66（95%信頼区間0.45-0.97, p＝0.019）

索引

●●● 数字 ●●●

2D traction	20, 25
3D traction	20, 24, 61, 99, 107, 115
3D内視鏡システム	32
3次元視野展開方法	22
3ポート手術	24

●●● アルファベット ●●●

active blade	76, 81, 85, 110
best video	12
blunt dissection	12, 23, 24, 25, 26
break through	23
clip	80, 81, 82
counter traction	14, 97
CT画像	73
discussion	35, 36
dissection	12, 17, 18, 19, 23, 29, 34, 100
DST	130
emergency	82
exit hall	80
expert	19
exposure	17, 18, 19
fusion fascia	75, 90, 91
gently handling	14
grasping	25, 26, 34
Griffith点	55
IMA	17, 24, 41, 52, 58, 68, 75, 82
IMA根部	27, 52, 59, 68, 70, 78, 82, 86
IMA処理	17, 77
IMA処理後	17, 83, 88
IMA処理前	60, 68
IMV	42, 52, 58, 68, 70, 78, 83, 88
intersphincteric dissection	24
ISR	12, 105
kelly	14
LAR	105
LCA	27, 55, 70, 72, 78, 83
LCA分岐部	70, 72, 73, 79
LCS	21, 56, 71, 73, 80, 84, 92, 110
leak test	130
learning curve	13, 15
Left trunk合流型	55
linear dissection	24, 25, 29, 31
MCA	55
Monk's white line	57, 96, 97, 99
No.253リンパ節	27, 78, 82, 85
off the ground	24, 28, 33, 57, 96, 100, 105, 113
oncology	82
one-hand method	23, 24, 25, 56, 74, 91, 92, 93
oozing	13, 71, 89
open method	49
optical method	49
pedicle	70, 71, 88
point dissection	23, 24, 25, 29, 30, 31, 66, 100
quality評価	19
SD junction	88, 92, 93, 94
SDJ	96, 101, 102
sharp dissection	23, 24, 25, 26, 27
SMA	55
SMV・SPV合流部合流型	55
SMV合流型	55
Splenic v.合流型	55
SRA	68, 79, 85, 88
stage	27
staple line	129
suture	34, 137
S状結腸	14, 27, 35, 40, 60, 87, 92, 105, 111
S状結腸間膜	22, 105
S状結腸動脈	87
targeting	25, 26, 27, 34
TME	24
trainee	19, 25
Treitz靱帯	52, 56, 70, 74, 75
two-hand method	23, 24, 25, 33, 91, 93, 113
vessel sheath	27, 78, 79, 80, 81, 84, 85, 87
window	75
wound retractor	124, 125, 126

●●● あ ●●●

アイデア	37
アコーディオン状	119, 120
アシスト	51
頭のトレーニング	34, 35
圧挫	31
アフターサポート	18
アプローチ	25, 26, 55, 57, 96
アワアワ	106, 107
アンビルジョー	121
アンビルフォーク	119, 120
アンビルヘッド	127, 128, 129, 130
いいとこどり	13
胃癌手術	38
意識づけ	24, 25, 27
異次元	14
イソジン	119, 122, 124
板前修業	18
伊藤塾	14, 35, 39, 42
異文化交流	36
イメージトレーニング	37
医療機器開発	38
医療現場	18
陰圧式固定具	46
陰茎海綿体神経	31
右側臥位	45, 52
映画	17, 18, 21, 36
映像	18, 37, 38
鋭的剥離	23, 26
エキスパート	13, 33, 34
絵コンテ	17, 36
エネルギーデバイス	17, 21, 29, 36, 41, 47, 113
エビデンス	15
演劇	38
円座枕	44
横隔膜	50
横行結腸	52, 53, 55, 58, 59
横行結腸間膜	55, 58
奥襟	40, 42, 113
オタク集団	14
小野正人	14
音声	37, 38, 40
温存	27, 55, 56, 71, 77, 78, 85
温度上昇	31

●●● か ●●●

ガーゼ ････････････ 21, 54, 88, 95, 98, 99, 101
カートリッジ ･･････････ 119, 120, 121, 123, 124, 131
外傷 ･････････････････････････････････ 46
外側アプローチ ･･････････ 17, 24, 33, 57, 88, 94
回腸 ･･･････････････････････ 52, 53, 134
開腹 ･･･････････････････････ 12, 44, 49, 124
開腹手術 ･･･････････ 12, 14, 18, 23, 27, 30, 38
回盲部 ･･･････････････････････ 21, 42, 54
カウンタートラクション ･･････････ 12, 14, 23, 26, 62, 66, 91, 97, 100
拡大視野 ･･････････････････････････････ 28
各論的指導 ･････････････････････････････ 37
下行結腸 ･･････････････ 31, 57, 58, 83, 90, 96, 98
画像検査 ･･････････････････････････････ 55
画像情報 ･･････････････････････････････ 38
下腿 ････････････････････････････ 44, 45
下腸間膜静脈 ･･････････････････････････ 55
カット ････････････････････････ 18, 42, 125
合併症 ･･････････････････････ 15, 20, 46
可動性 ･･････････････････････････････ 54
下腹神経 ･･･････････ 31, 60, 63, 68, 78, 104
下腹神経前筋膜 ････ 60, 64, 65, 68, 69, 70, 71, 78
下腹壁動静脈 ･････････････････････ 50, 51
下部直腸癌 ････････････････････････････ 12
カメラポート ･･･････････ 48, 49, 50, 51, 135
カメラワーク ･･････････････････････････ 13
肝 ･･････････････････････････ 50, 52, 53
間欠的空気圧迫法 ･････････････････････ 46
鉗子操作 ･･････････ 13, 16, 32, 33, 51, 69, 70
患者 ････････････ 12, 15, 20, 40, 55, 106, 124
患者体型 ････････････････････････ 20, 55
簡略化 ･･････････････････････････････ 13
キートラクション ････････････････････ 106
既往症 ･･････････････････････････････ 15
機械台 ･･････････････････････････････ 48
技術改善 ･････････････････････････ 16, 27
技術指導 ･･････････ 32, 37, 39, 40, 41, 42
技術段階 ････････････････････････････ 15
技術的制約 ･･････････････････････････ 18
技術的相違 ･･････････････････････････ 36
技術認定 ･････････ 13, 19, 35, 39, 41, 42
技術発展 ････････････････････････････ 38
技術力 ･････････････････････････････ 26
技術レベル ･･･････････････････････････ 37
鬼手仏心 ･･･････････････････････････ 14
基礎研究 ･･･････････････････････････ 27
機能障害 ･････････････････････････ 28, 31
気腹 ･･････････････････ 49, 120, 124, 126, 133
基本手技 ･･････････････････ 14, 24, 26, 28, 96
基本操作 ････････････････････････････ 14
吸引 ･･････････････････････ 46, 47, 50
吸引器 ･････････････････････････････ 132
窮屈感 ･････････････････････････････ 18
教育実践 ･････････････････････････････ 36
教育ツール ･････････････････････････ 36, 37
教育目標 ･････････････････････････････ 15
狭骨盤 ･････････････････････････････ 24
虚血 ･････････････････････････････ 120
技量 ･････････････････････････････ 15, 37
筋鉤 ･････････････････････････････ 49
緊張 ･･･････････ 14, 20, 24, 28, 30, 130
緊張構築 ･･･････････････････････････ 20

筋トレ ･･･････････････････････････ 34
筋膜後鞘 ･･････････････････････････ 49
筋膜前鞘 ･･････････････････････････ 49
空腸 ･･････････････････ 52, 53, 74, 134
クオリティ ････････････････････････ 28
具体化 ･････････････････････････ 13, 41
クランパー ･･････････････ 119, 120, 122
クランプ ････････ 119, 120, 122, 123, 124, 133
クリップ ･････････ 13, 27, 78, 80, 95, 109
クロス ･･･････ 56, 69, 85, 86, 88, 90, 106
クロス法 ･････････････ 111, 112, 113, 115
継続的指導体制 ･･･････････････････ 37
頸部血管 ･････････････････････････ 45
外科医 ･･･････････ 12, 14, 18, 28, 34, 37
外科技術 ･････････････････････････ 36
外科教育 ･･････････････････ 18, 36, 37
外科手術 ･･････････ 12, 14, 19, 28, 34, 35
外科知識 ･････････････････････････ 37
劇場 ･･･････････････････････････ 38
血管外膜 ･･････････････････ 27, 78, 80
血管処理 ･････････ 17, 23, 27, 42, 78, 80, 90
血管壁 ････････････････････････ 84, 85
結紮 ･･･････････････････････････ 13
結腸癌 ･････････････････････････ 12
結腸間膜 ････････････････････ 56, 57, 59
結腸枝 ･･････････････････ 68, 76, 79, 88
結腸垂 ･･････････････････････ 13, 129
血流 ････････････ 45, 55, 78, 120, 127
血流障害 ･････････････････････････ 55
牽引方向 ････････････････････ 22, 25, 26
牽引力 ･･････････････････････ 25, 26
言語化 ･･････････ 13, 14, 18, 36, 38, 41, 42
絹糸 ･･････････････････････････ 124, 125
検証作業 ･････････････････････････ 25
岬角 ･････････････････････ 61, 128, 130
交感神経 ･････････････････････････ 27
交通 ･･････････････････････ 96, 98, 101
後腹膜 ･･････････ 21, 22, 56, 73, 75, 92, 100
後腹膜下筋膜 ･････････････････ 55, 56, 57
後壁処理 ･････････････････････ 108, 116
肛門管剥離 ･････････････････････････ 12
高齢 ･･･････････････････････ 51, 60, 67
コーチング ････････････････････････ 26
コード ･････････････････ 40, 46, 47, 48
国立がん研究センター東病院 ･･･ 12, 13, 14, 35, 36
個人スキル ･････････････････････ 39, 41, 42
個人力 ･････････････････････ 17, 19, 25, 37
骨盤 ････ 21, 24, 31, 45, 60, 105, 110, 112, 134
骨盤神経叢 ････････････････････････ 31
固定器具 ････････････････････････ 46
固定部位 ････････････････････ 29, 31, 32
誤認 ･･････････････････････････ 72, 73
コメント ･････････････････････････ 13, 36
コンセプト ････････････････････････ 14
コンソール ････････････････････････ 32
コントロール ･･･････ 22, 25, 30, 66, 69, 81, 106
困難例 ･･････････････････････････ 21, 34
コンパートメント症候群 ･･･････････････ 46
コンポーネント ･･････････････････ 52, 53, 54

●●● さ ●●●

サーモグラフィ ････････････････････ 31
砕石位 ･･････････････････････････ 44

Index

再発 ・・・ 15
細分化 ・・・・・・・・・・・・・・・・・・・・・・・・・・・・・・・ 17, 41, 42
細胞密度 ・・・・・・・・・・・・・・・・・・・・・・・・・・・・・・・・ 30, 31
細胞 ・・ 30
作業説明 ・・・・・・・・・・・・・・・・・・・・・・・・・・・・・・・・・・・・ 18
作業分解 ・・・・・・・・・・・・・・・・・・・・ 15, 17, 18, 34, 36
裂く ・・ 23
作用点 ・・・・・・・・・・・・・・・・・・・・・・・・・・・・・・・・・・・・・・ 31
サンプリング ・・・・・・・・・・・・・・・・・・・・・・・・ 27, 78, 85
シーリング ・・・・・・・・・・・・・・・・・・・・・・・・・ 24, 84, 113
シーリングデバイス ・・・・・・・・・・・・・・・・・・・・・ 24, 113
シーン ・・・・・・・・・・・・・・・・・・・・・・・ 17, 20, 36, 41, 101
ジェントリーハンドリング ・・・・・・・・・・・・・・・・・・・ 14
ジェントル ・・・・・・・・・・・・・・・・・・・・・・・・・・・・・・・・・・ 52
指揮者 ・・・・・・・・・・・・・・・・・・・・・・・・・・・・・・・・・・・・・・ 37
子宮 ・・・・・・・・・・・・・・・・・・・・・・・・・ 21, 61, 108, 123
止血 ・・・・・・・・・・・・・・・・・・・・・・・・・・・・・・・・・・・ 13, 135
止血能力 ・・・・・・・・・・・・・・・・・・・・・・・・・・・・・・・・・・・・ 24
自己技術 ・・・・・・・・・・・・・・・・・・・・・・・・・・・・・・・・・・・・ 37
自己トレーニング ・・・・・・・・・・・・・・・・・・・・・・・・・・・・ 13
師匠 ・・・・・・・・・・・・・・・・・・・・・・・・・・・・・・・・・ 14, 18, 34
次世代型内視鏡手術教育 ・・・・・・・・・・・・・・・・・・・・・・ 17
視聴覚教材 ・・・・・・・・・・・・・・・・・・・・・・・・・・・・・・・・・・ 38
膝関節 ・・・・・・・・・・・・・・・・・・・・・・・・・・・・・・・・・・・・・・ 44
師弟関係 ・・・・・・・・・・・・・・・・・・・・・・・・・・・・・・・・・・・・ 18
指導医 ・・・・・・・・・・・・・・・・・・・・・・・・・・・・・・・・・・・ 18, 25
指導者 ・・・・・・・・・・・・・・・・・・・・・・・・・・・ 19, 37, 39, 41
指導的立場 ・・・・・・・・・・・・・・・・・・・・・・・・・・・・・・・・・・ 35
シナリオ ・・・・・・・・・・・・・・・・・・・・・・・・・・・・ 17, 21, 36
シニアレジデント ・・・・・・・・・・・・・・・・・・・・・・・・・・・・ 35
芝居 ・・ 36
指標 ・・・・・・・・・・・・・・・・・・・・・・・・・・・・・・・・・・・ 15, 19
脂肪 ・・・・・・・・・・・・・・・・・・・・・・・・ 27, 63, 101, 127, 129
脂肪組織 ・・・・・・・・・・・・・・・・・・・・・・・・・ 27, 64, 65, 78
視野確保 ・・・・・・・・・・・・・・・・・・・・・・・・・・・・・・・・・・・ 115
写真 ・・・・・・・・・・・・・・・・・・・・・・・・・・・・・・・・・・・・ 18, 38
視野展開 ・・・・・・・・・・・・・・・・・・・・ 13, 17, 37, 105, 134
シャフト ・・・・・・・・・・・・・・・・・・・・・・・・・・・・・・・・・・・ 121
習熟 ・・・・・・・・・・・・・・・・・・・・・・・・・・・・・・・・ 15, 19, 34
自由度 ・・・・・・・・・・・・・・・・・・・・・・・・・・・・・・・・・・ 32, 33
重力 ・・・・・・・・・・・・・・・・・・・・・・・・・・・・・・・・・・・ 21, 29
手技転換 ・・・・・・・・・・・・・・・・・・・・・・・・・・・・・・・・・・・・ 34
手技方法 ・・・・・・・・・・・・・・・・・・・・・・・・・・・・・・・・・・・・ 14
手術環境 ・・・・・・・・・・・・・・・・・・・・・・・・・・・・・・・・ 34, 38
手術技能 ・・・・・・・・・・・・・・・・・・・・・・・・・・・・・・・・・・・・ 18
手術教育 ・・・・・・・・・・・・・・・・・・・・・・・・・・・・ 18, 37, 39
手術局面 ・・・・・・・・・・・・・・・・・・・・・・・・・・・・・・・・ 18, 20
手術時間 ・・・・・・・・・・・・・・・・・・・・・・・・・・・・・・・・ 12, 15
手術手技 ・・・・・・・・・・・・・・・・・・・・ 13, 18, 21, 26, 35
手術症例 ・・・・・・・・・・・・・・・・・・・・・・・・・・・・・・・・・・・・ 12
手術操作 ・・・・・・・・・・・・・・・・・・・・・・・・ 18, 20, 24, 40
手術台 ・・・・・・・・・・・・・・・・・・・・・・・・・・・・・・・・・・・・・・ 45
手術体位 ・・・・・・・・・・・・・・・・・・・・・・・・・・・・・・・・・・・・ 46
手術手順 ・・・・・・・・・・・・・・・・・・・・・・・・・・・・・・・・ 18, 41
手術ビデオ ・・・・・・・・・・・・・・・・・・・・・・ 13, 35, 36, 41
出血 ・・・・・・・・・・・・・・・・ 12, 20, 49, 63, 75, 81, 87, 130
術後 ・・・・・・・・・・・・・・・・・・・・・・・・・・・ 28, 31, 44, 137
術式 ・・・・・・・・・・・・・・・・・・・・・・・・・・・・ 39, 40, 41, 42
術者ポート ・・・・・・・・・・・・・・・・・・・・・・・・・・・・・・・・・・ 48
術者力 ・・・・・・・・・・・・・・・・・・・・・・・・・・・・・・・・・・・・・・ 26
術野 ・・・・・・・・・・・・・・・・・ 17, 21, 29, 30, 44, 48, 49, 99
術野展開 ・・・・・・・・・・・・・・・・・・・・・・・・・・ 21, 29, 30
授動 ・・・・・・・・・・・・・・・・ 24, 44, 55, 58, 96, 98, 128, 130
主役 ・・ 17

腫瘍 ・・・・・・・・・・・・・ 15, 20, 73, 77, 107, 114, 125
腫瘍学的進行度 ・・・・・・・・・・・・・・・・・・・・・・・・・・・・・ 34
腫瘍散布 ・・・・・・・・・・・・・・・・・・・・・・・・・・・・・・・・・・・・ 23
障害 ・・ 31
上行結腸 ・・・・・・・・・・・・・・・・・・・・・・・・・・・・・・・・・・・・ 31
小心者 ・・・・・・・・・・・・・・・・・・・・・・・・・・・・・・・・・・・・・・ 16
上前腸骨棘 ・・・・・・・・・・・・・・・・・・・・・・・・・・・・・・ 47, 50
小腸 ・・・・・・・・・・・・・・・・・ 21, 44, 50, 52, 61, 70, 75, 134
小腸間膜 ・・・・・・・・・・・・・・・・・・・・・・・・・・・・・・ 21, 53, 134
上腸間膜動脈 ・・・・・・・・・・・・・・・・・・・・・・・・・・・・・・・・ 27
情報共有 ・・・・・・・・・・・・・・・・・・・・・・・・・・・・・・・・・・・・ 38
漿膜 ・・・・・・・・・・・・・・・・・・・・・・・・・・・・・・・・・・ 110, 116
静脈壁 ・・・・・・・・・・・・・・・・・・・・・・・・・・・・・・・・・・・・・・ 84
症例 ・・・・・・・・・・・・・ 15, 21, 51, 55, 60, 67, 86, 113
症例報告 ・・・・・・・・・・・・・・・・・・・・・・・・・・・・・・・・・・・・ 12
上腕 ・・ 46
助演者 ・・・・・・・・・・・・・・・・・・・・・・・・・・・・・・・・・・・・・・ 21
職業 ・・ 15
助手ポート ・・・・・・・・・・・・・・・・・・・・・・・・・・・・・・・・・・ 48
シンクロ ・・・・・・・・・・・・・・・・・・・・・・・・・・・・・・・・・・・ 130
神経障害 ・・・・・・・・・・・・・・・・・・・・・・・・・・・・・・・・・・・・ 31
神経線維 ・・・・・・・・・・・・・・・・・・・・・・・・・・・・・・・・・・・・ 77
神経損傷 ・・・・・・・・・・・・・・・・・・・・・・・・・・ 20, 23, 107
神経麻痺 ・・・・・・・・・・・・・・・・・・・・・・・・・・・・・・・・ 44, 46
進行度 ・・・・・・・・・・・・・・・・・・・・・・・・・・・・・・・・・・ 15, 73
腎前筋膜 ・・・・・・・・・・・・・・・・・・・・・ 74, 88, 90, 96, 98
腎臓 ・・ 74
シンポジウム ・・・・・・・・・・・・・・・・・・・・・・・・・・・・・・・・ 12
スコピスト ・・・・・・・・・・・・・・・・・・・・・・・・・・・・・ 40, 129
ステープラー ・・・・・・・・・・・・・・・・・・・・・・・ 129, 130, 131
ステープル ・・・・・・・ 120, 121, 125, 130, 131, 132, 137
ステープル形成不全 ・・・・・・・・・・・・・・・・・・・・・・・・・ 121
ステープルリング ・・・・・・・・・・・・・・・・・・・・・・・・・・・ 130
ストレス ・・・・・・・・・・・・・・・・・・・・・・・・・・・・・・・・・・・・ 51
ストレッチ ・・・・・・・・・・・・・・・・・・・・・・・・・・・・・・・・・ 127
ストローク ・・・・・・・・・・・・・・・・・・・・・ 12, 13, 26, 41
スパスム ・・・・・・・・・・・・・・・・・・・・・・・・・・・・・・・・・・・・ 27
スパチュラ型電気メス ・・・・・・・・・・・・・・・・・・・・・・・・ 41
スペース ・・・・・・・・・・・・ 33, 52, 79, 88, 100, 118, 133
スポンジ枕 ・・・・・・・・・・・・・・・・・・・・・・・・・・・・・・・・・・ 44
性機能障害 ・・・・・・・・・・・・・・・・・・・・・・・・・・・・・・・・・・ 31
静止 ・・ 31
性腺血管 ・・・・・・・・・・・・・・・・・ 70, 88, 92, 98, 101, 103
精巣 ・・ 93
整腸 ・・・・・・・・・・・・・・・・・・・・・・・・・・・・・・・・・・ 132, 134
精嚢 ・・・・・・・・・・・・・・・・・・・・・・・・・・・・・・・・・・・・・・・ 123
整容性 ・・・・・・・・・・・・・・・・・・・・・・・・・・・・・・・・・・・・・・ 49
生理的癒着 ・・・・・・・・・・・・・・・・・・・・・ 92, 96, 102, 103
鑷子 ・・・・・・・・・・・・・・・・・・・・・・・・・・・・・・・ 14, 28, 30
接触深度 ・・・・・・・・・・・・・・・・・・・・・・・・・・・・・・・・・・・・ 27
接地面 ・・・・・・・・・・・・・・・・・・・・・・・・・・・・・・・・・・・・・・ 30
セッティング ・・・・・・・・・・・・・・・・・・・・・・・・・・・・ 44, 46
切離時間 ・・・・・・・・・・・・・・・・・・・・・・・・・・・・・・・・ 19, 31
切離操作 ・・・・・・・・・・・・・・・・・・・・・・・・・・・・・・・・ 20, 41
切離部位 ・・・・・・・・・・・・・・・・・・・・・ 29, 30, 31, 118, 122
仙骨 ・・・・・・・・・・・・・・・・・・・・・・・・・・・・・ 128, 129, 134
潜在的能力差 ・・・・・・・・・・・・・・・・・・・・・・・・・・・・・・・・ 34
先進施設 ・・・・・・・・・・・・・・・・・・・・・・・・・・・・・・・・・・・・ 14
センターロッド ・・・・・・・・・・・・・・・・・・・・・・・・・ 129, 130
剪刀 ・・・・・・・・・・・・・・・・・・・・・・・・・・・・・・・・・・・・ 80, 81
粗 ・・・・・・・・・・・・・・・・・・・・・・・・・・・・・・・・・・・・・ 30, 31
造影CT ・・・・・・・・・・・・・・・・・・・・・・・・・・・・・・・・・・・・ 79
送気 ・・・・・・・・・・・・・・・・・・・・・・・・・・・ 46, 47, 48, 63
臓器牽引 ・・・・・・・・・・・・・・・・・・・・・・・・・・・・・・・・・・・・ 16

臓器損傷	49, 51	テクニック	28, 33, 41, 97
層構造	20, 24, 27	手順書	39, 40, 41, 42
総合的の能力	34	徹底レクチャー	15
操作分解	19	手のトレーニング	34
送水	46, 47	デバイス	19, 23, 31, 42, 71, 74
総腸骨血管	21	手袋	124, 125
総論的技術指導	37	転移	50, 77
総論的指導	37	電気メス	14, 30, 56, 69, 75, 100, 109, 115
組織間隙	23	伝承	14
組織緊張	20, 22, 24	テンション	30, 56, 60, 66, 69, 97, 103
組織牽引	20, 26	伝播	15, 18
組織損傷	14, 27, 100	橈骨神経	46
組織破壊	31	動作要素	34
組織把持	26	登場人物	17
組織量	25, 26, 29	到達速度	36
損傷	13, 29, 50, 65, 84, 92, 100, 120	到達度	15
		頭低位	21, 45, 52, 54

●●● た ●●●

		頭低位右側臥位	45
体位	40, 44, 45, 46, 134	頭部	44, 45
体位変換	21	動脈圧	46
体幹	44, 45	ドーム状展開	91, 93
体型	15	都会人	16
体側支持器	44, 45	ドライボックス	33, 34
大腿	44, 45	トラクション	24, 29, 33, 41, 61, 105, 110, 115
代替シナリオ	21	トレーニング	13, 19, 25, 28, 33, 34, 35, 37
大腸癌	13, 14, 137	ドレーン	17, 132, 133, 134, 135
大動脈	70, 72, 76, 77	ドレナージ	132, 133
大網	52, 55, 57, 58, 101, 134	ドワイヤン鉗子	124, 125
脱転	31, 57	鈍的剥離	23, 26, 69
脱毛予防	44		
ダメージ	14, 27		

●●● な ●●●

単孔式手術	20, 24	内視鏡技術認定医	19
チーム力	17, 19, 37, 39, 40, 41	内視鏡外科医	18, 19, 34
チェックポイント	39, 40, 41, 42	内視鏡外科	12, 18, 22, 25, 33
知見	36	内視鏡手術	12, 17, 32, 34, 101
恥骨	47, 105, 114, 118	内臓脂肪	21
恥骨上ポート	114, 115, 116, 124, 136	内臓肥満型	21
チューブ	46, 47, 48, 125	内側アプローチ	17, 24, 41, 57, 68, 88, 91, 101
超音波凝固切開	31, 42	生業	15
腸管	13, 53, 62, 75, 93, 113, 128, 132	日本癌治療学会	12
腸鉗子	114, 116, 127	日本内視鏡外科学会	13, 39
腸管切離	19, 119, 124, 125, 127	尿管	71, 75, 89, 92, 94, 101, 103
腸管損傷	14, 121, 124	尿膜管	51
腸管壁	40, 97, 113, 115	熱拡散	31
腸間膜	22, 31, 40, 53, 60, 72, 83, 90, 105	熱損傷	31, 75, 76
腸骨血管	21, 52, 53, 54	ネラトン	109, 124, 125
直線的アプローチ	25, 26	能力要素	25, 27
直腸癌	12, 31, 38, 114		
直腸間膜	13		

●●● は ●●●

直腸後腔	17, 22, 24, 60, 65, 99, 104	パースリング	127
直腸後壁	108, 111, 124	ハードル	32
直腸固有間膜処理	40	ハーモニック	24, 40, 110
直腸固有筋膜	41, 60, 63, 105, 113	排気	46, 47, 48
直腸周囲剥離	17, 104, 105, 106	排除	44, 50, 51, 52, 53, 54
直腸切離	125, 126	媒体	14, 18
直腸洗浄	119, 122, 124	排尿機能障害	31
直腸前壁	41, 42, 123, 128	バイポーラ	24
直腸腸間膜処理	17, 108, 109, 118	剥離鉗子	80, 81, 84, 113, 115
治療成績	15	剥離技術	19, 25, 33, 37
筑波大学	36, 39, 40, 41	剥離手技	23, 24, 25, 26, 28, 33, 60, 67
定型化	13, 18, 21, 38, 39, 41, 42	剥離層	56, 65, 90, 92
ティッシュパッド	40, 79, 80, 85, 92	剥離操作	13, 20, 23, 25, 28, 89, 106
堤防	21, 52, 53, 54		

Index

剥離組織	28
剥離デバイス	24
剥離場面	31, 41
剥離部位	21, 28, 31
ハサミ	23
把持点	31
パターン	41, 42, 78, 79
発育過程	36
発育段階	36, 37
バックグラウンド	35
発展途上	25
パラレル	69, 90, 105
パラレル法	113, 120
バリエーション	55
破裂	30
反復作業	14, 37
ピオクタニン	109, 110
腓骨神経	44, 46
腓骨頭	45, 46
ピットフォール	35
ビデオ	12, 26, 34, 40
ピボット	33
肥満症例	24
標準化	18
標準的視野展開法	21
病変	50, 122, 123
ビルロート医師	38
脾彎曲	55, 58, 91, 97, 99, 101, 130
ピンチ	34
ファイヤー	121, 123, 129, 130, 131
フィードバック	28
武器	25
腹腔鏡下ISR	12, 42
腹腔鏡下S状結腸切除術	15, 17, 22, 27, 35, 37, 40
腹腔鏡下S状結腸切除	14
腹腔鏡下大腸癌手術	13
腹腔鏡下大腸切除術	12, 39, 41, 42
腹腔鏡下胆嚢摘出術	12
腹腔鏡下直腸切除術	15
腹腔内	32, 33, 49, 50, 51
腹直筋	50, 136
腹壁	33, 49, 50, 51, 136
腹膜切開	42, 99
腹膜翻転部	41, 42, 61, 108, 109, 132
ブスコパン	127
ブタ	31, 34
フリー	20, 21
ブレイク	36
ブレード	31
プレゼンテーション	37
付録DVDビデオ	26
ブロック	70
吻合器	45, 126, 127, 129, 130, 131
ペアン鉗子	133
閉創	17, 132, 136, 137
ヘモロック	78, 81
ヘラ型	24, 27
ヘラメス	24, 41, 69, 73, 80, 91, 103
勉強会	12, 14, 17, 25, 35, 36, 42
縫合	13, 132
膀胱	108, 134
縫合器	119, 120, 121, 123, 124, 125, 131
縫合結紮	33
縫合不全	120

放電熱	30, 31
ポート	32, 48, 105, 114, 119, 122, 133, 135
ポート挿入	44, 47, 48, 49, 50, 51, 120
ポート抜去	51, 135
補助的組織展開	21

●●● ま ●●●

マーキング	108, 110
前立ち	14
膜構造	24
密室	38
耳かき	41, 42
目のトレーニング	34
メリット	18, 49, 113, 127
メルクマール	47, 56, 68, 69, 75
目標設定	36, 37
モチベーション	15
モニター	22, 32, 33, 38, 40
物語	17
モノポーラ	24, 27
モノポーラヘラ型電気メス	27

●●● や ●●●

役者	17, 21, 36
役割	12, 17, 21, 22, 24, 25, 26, 27
野蛮人	14, 16
癒着	20, 50, 54, 57, 96, 102, 103
要素分解	14, 25, 26
腰内臓神経	76, 77, 78, 80, 81, 87, 88
腰内臓神経結腸枝	76, 77, 80, 81, 88, 89, 90

●●● ら ●●●

卵巣	61, 93
ランダム比較試験	137
ランドマーク	63, 91, 101
乱暴者	16
リアルタイム	38
リスク	46, 50, 51, 54, 84, 87, 120, 135
リリース	120, 121, 123
臨床	15, 22, 34
臨床現場	15
リンパ管	71, 89
リンパ節	24, 27, 67, 77, 78, 86, 87
リンパ組織	85, 87
レジデント	12, 14, 18, 24, 25, 27, 35, 37
レジデントカリキュラム	35
レビテーター	45
録音	37, 38
録画	37, 38
ロボット支援手術	32

●●● わ ●●●

| 若手外科医 | 35 |
| わき役 | 17 |

あとがき

　近年の大腸癌治療の進歩は，著しいものがある。特に結腸癌における腹腔鏡下手術は，目覚ましい発展が認められている。S状結腸癌では，ほとんどの手術が腹腔鏡手術で行われるようになった。

　1990年代の腹腔鏡手術導入当時は，言葉が悪いがこんなおもちゃのような器具で開腹手術と同様の手術が十分に実施できるかどうかと懸念されていた。しかしその不安は見事に払拭された感がある。これには，臨床解剖や手術法の共通の理解，および手術に使用するデバイスの発達も大きく関与している。しかも低侵襲性であり，手術瘢痕も小さく整容の面でも優れている。入院期間も短縮し，医療経済の面においても有用であると考えられる。

　しかし腹腔鏡手術においてもその定型化は重要であり，誰が手術を実施しても同様の結果が得られなければならない。このため当センター大腸外科では，スタッフとレジデント，および他施設の医師が実際の手術および手術後のカンファレンスに集合し，夜遅くまで熱心な討議が行われている。そして共通の理解のもとに，常に反省と改善対策が取られてきた。本書の内容は，このような苦労のもとに完成した結晶である。手術の基本手技と安全性や根治性を含めた各項目においては，スタッフとレジデントによる共通の認識内容とその詳細が記載されている。また腹腔鏡手術における認定資格取得のためのコツとピットフォールについても容易に理解されるよう解説されている。本書ではS状結腸癌を対象に解説されているが，他の部位の大腸癌手術においても参考になるであろうと思われる。これから大腸外科医を目指す若い世代の消化器外科医にとって，座右の書とならんことを期待するものである。また同時に現在の腹腔鏡手術は，手術に対する一つのアプローチの方法であり，一つの通過点であることも念頭においていただきたい。根底には，常に脈々と流れる外科学の本質が存在することを認識しておく必要がある。通過点にばかりこだわっていると，新たな外科の学問は生じないであろう。

　最後に，この時期にこのような企画提案と本書の発刊にご尽力とご援助いただいた金原出版株式会社に厚くお礼申し上げる次第である。

2015年　春
国立がん研究センター東病院
齋藤典男

認定資格取得のための
腹腔鏡下
S状結腸切除術
徹底レクチャー

2015年4月16日　第1版第1刷発行
2021年6月20日　　　　第2刷発行

編　著　伊藤 雅昭
　　　　　いとう　まさあき

発行者　福村 直樹

発行所　金原出版株式会社

〒113-0034　東京都文京区湯島2-31-14
電話　編集　(03) 3811-7162
　　　営業　(03) 3811-7184
FAX　　　 (03) 3813-0288　　　　　　©2015
振替口座　00120-4-151494　　　　　検印省略
http://www.kanehara-shuppan.co.jp/　　Printed in Japan

ISBN 978-4-307-20341-8　　印刷／横山印刷　製本／永瀬製本所

JCOPY〈出版者著作権管理機構 委託出版物〉
本書の無断複製は著作権法上での例外を除き禁じられています。複製される場合は，そのつど事前に，出版者著作権管理機構（電話 03-5244-5088，FAX 03-5244-5089，e-mail：info@jcopy.or.jp）の許諾を得てください。

小社は捺印または貼付紙をもって定価を変更致しません。
乱丁，落丁のものはお買上げ書店または小社にてお取り替え致します。